明日から役立つ
認知症のかんたん診断と治療

著 平川 亘 誠弘会 池袋病院 副院長,脳神経外科部長

推薦のことば

　これは認知症診療に非常に役立つ画期的な実践書だ．著者は豊富な認知症診療の経験を生かし，ドネペジル，ガランタミン，リバスチグミン，メマンチンをうまく使い分けている．このような症例にはこの薬を選ぶべきだと，実に明快だ．しかもそこには微妙なさじ加減がある．症例によって，病型によって，あるいはステージによって，抗認知症薬にこれほど最善の効果を上げる適量があるとは驚きだ．それが単なる印象として述べられているのではなく，しっかりとしたデータで裏付けられているところがすごい．難しい話は一切なく，患者さんを少しでも良くすることに絞られている．さらに抗認知症薬としてまだ認可されたものではないが，最近話題のシロスタゾールについても著者の研究結果から使い方が述べられている．かかりつけ医にとってこれほどわかりやすい本は他にはないであろう．

　また，患者さんやご家族，介護や看護にあたられている方々にとっても大変参考になるに違いない．これを読まれたご家族から，はたして今受けている治療が最善なのかどうかと，厳しい質問を突き付けられそうである．専門医も一度は目を通しておいたほうがよいかもしれない．

2017年3月　順天堂大学大学院客員教授　田平　武

序

　この本は認知症の専門書ではありません。この本だけでは認知症のすべてを理解することはできません。しかし，認知症についてだいたいのことはわかるはずですし，高齢者の認知症であれば9割の患者さんを良くすることはできます。

　私は脳神経外科医です。認知症の専門家ではありません。けれども脳外科の手術を行いながら，脳卒中の救急患者さんを診ながら，外来では認知症の患者さんを長年診療してきました。現在も日に何十人もの認知症患者さんを治療しています。

　私は認知症の「診断」だけをする医者ではなく，1人ひとりの認知症の患者さんを試行錯誤しながら懸命に「治療」する医者です。診断は簡単でいいと思っています。要は患者さんが良くなればよいのです。

　今の病院に勤めるようになって18年。同じ病院で長年認知症の患者さんを診ているとわかることがあります。確かに認知症の治療は簡単ではありません。初めは軽いもの忘れだけだった患者さんが，徐々に認知症が悪化して，最後は寝たきりになってしまうことも多いのです。私は，そのような患者さんがどうにかして悪化しないように処方に工夫を凝らします。たとえ寝たきりになっても最期まで口からご飯が食べられるように努力します。正しい治療をすれば認知症治療薬で悪化を1年遅らせるどころか，何年でも良い状態で維持することができます。それは難しいことではありません。

　脳を若返らせることはできませんが，もの忘れはあっても家族などの介護者が介護しやすい状態で天寿を全うするまで維持することは可能です。

　この本の中心となる認知症の治療は，私が認知症の専門書で学んだ知識だけではありません。数多くの認知症患者さんの診療を通して得た，経験に基づいた知識が大半です。認知症の経過を最初から最後まで診ている

と，ガイドラインや治療指針には書いていないことが見えてきます。この診療経験1つひとつが貴重なものであり，多くのことを患者さんから学ばせて頂きました。我流と言ってもいいかもしれません。しかし，非科学的ではありません。

　私はすべての患者さんに改訂長谷川式簡易知能評価スケールなどの認知症検査を行い，すべての記録を取っています。この診療経験はデータ化し，研究結果として学会でも発表しています。この本ではそのデータに基づいた治療方法も書いています。

　認知症の専門の先生からは怒られるかもしれませんが，私は「この本の内容だけで，ほとんどの認知症患者は診ることができるし，良くすることができる」と思っています。

　認知症の専門の先生はこの本を必要としないかもしれません。でも，これから認知症を診ようという先生方，プライマリケアを専門とする先生方にぜひ読んでほしいと思います。

　認知症800万人時代はすぐそこまできています。プライマリケア医はもちろん，糖尿病や循環器の専門医も，消化器外科医も整形外科医も，認知症には縁がなかった大学病院の勤務医も，これからは皆が認知症を診ないといけなくなります。

　この本のタイトルには「かんたん診断と治療」とついています。世の中にあるどの本にも負けないくらい，最も簡単な認知症の診断と治療の本をめざして書きました。

　「かんたん」とは，「この程度の簡単さでも認知症は治療できます。患者さんを良くすることができます」という意味です。一見難しそうな認知症診療ですが，「この程度の知識」でも十分なのです。かんたんといっても適当という意味ではありません。より実践的で役に立つ内容であると思います。

　また認知症の診断と治療の一番簡単な本として，介護職の方々や，認知症患者さんのご家族の方々にも手にとってもらいたいと思います。

この本の後半には急性期病棟で常に問題となる「せん妄」や，寝たきり，そして意識障害の治療についても書いてあります。嚥下機能が悪化し食べられなくなった患者さんの治療方法も書いてあります。ですから大学病院や救急病院などの急性期病棟の先生方，在宅診療を専門とする先生方にもぜひ読んでほしいと思います。

　診断方法も治療方法もシンプルです。CTやMRI，脳血流検査の話もほとんど出てきません。専門用語は減らし，認知症についての基礎的，専門的な話は最小限にしました。

　難しい話は何も出てこないけれども，これを読めば目の前の患者さんを良くすることができる。この本はそういう本です。

2017年3月　　平川　亘

私の考え

認知症治療で一番大事なことは……

HDS-Rが2点上がるよりも,穏やかな生活が大事。
点数ではなく,患者さんと家族の笑顔を治療の指標にしましょう。

認知症を治すとは……

もの忘れはあってもいい。家族は,いつまでも可愛いおじいさん,おばあさんでいてほしい。
HDS-Rは18点でもいい。自分でご飯が食べられて,トイレに行けて,1人で留守番ができればいい。

老いは治せませんが,良くすることはできます。

本書でよく用いられる略語一覧

ATD	Alzheimer-type dementia	アルツハイマー型認知症
BPSD	behavioral and psychological symptoms of dementia	周辺症状，認知症に伴う行動および心理症状
DLB	dementia with Lewy bodies	レビー小体型認知症
FTD	frontotemporal dementia	前頭側頭型認知症
HDS-R	Hasegawa's dementia scale-revised	改訂長谷川式簡易知能評価スケール
MCI	mild cognitive impairment	軽度認知障害
MMSE	mini-mental state examination	ミニメンタルステート検査
PD	Parkinson's disease	パーキンソン病
PDD	Parkinson's disease with dementia	認知症を伴うパーキンソン病
SD	semantic dementia	意味性認知症
SD-NFT	senile dementia of the neurofibrillary tangle type	神経原線維変化型老年期認知症
VD	vascular dementia	脳血管性認知症

目次

I章 認知症の臨床かんたん診断 — 1
1. 認知症の病型 — 2
2. 高齢者の認知症の捉え方 — 11
3. 実践！ 認知症の臨床かんたん診断 — 21
   - **まとめ** 認知症の「臨床かんたん診断」 — 67

II章 失敗しない認知症治療とは — 69
   - 薬で認知症が悪化した？ — 70

III章 認知症治療薬の使いこなし — 89
1. ドネペジル（アリセプト®）の使いこなし — 90
   - **まとめ** ドネペジル（アリセプト®）の失敗しない使い方 — 101
2. リバスチグミン（イクセロン®・リバスタッチ®）の使いこなし — 104
   - **まとめ** リバスチグミン（イクセロン®・リバスタッチ®）の失敗しない使い方 — 131
3. ガランタミン（レミニール®）の使いこなし — 140
   - **まとめ** ガランタミン（レミニール®）の失敗しない使い方 — 150
4. メマンチン（メマリー®）の使いこなし — 161
   - **まとめ** メマンチン（メマリー®）の失敗しない使い方 — 169
   - 認知症治療薬4剤の失敗しない使い方 — 171
5. シロスタゾール（プレタール®）の使いこなし — 172
   - **まとめ** シロスタゾール（プレタール®）の失敗しない使い方 — 199
6. 認知症の行動・心理症状（BPSD）のコントロール — 202

IV章 認知症のかんたん治療〈外来編〉 — 209
1. かんたん治療のアプローチ — 210
2. 実践！ かんたん治療 — 220
3. 病型別の治療法 — 245

V章 認知症のかんたん治療〈病棟編〉 ——— 323
　　急性期病棟のせん妄と認知症治療 ——— 324

索 引 ——— 363

あとがき ——— 371

column

認知症と新薬の開発 ——— 20
国が認知症治療薬の少量投与を認めた！ ——— 87
ドネペジルの隔日投与法 ——— 99
歩行と意識に関わるリバスチグミンの作用メカニズム〈仮説〉 ——— 136
認知症治療薬3剤の性質を刃物にたとえると…… ——— 155
患者さん1人ひとりに合わせた認知症治療薬の使い方を ——— 156
コリンエステラーゼ阻害薬の切り替え時の注意点 ——— 158
薬の減量で行動・心理症状が治療できる ——— 253
脳血流の低下が認知症を悪化させる ——— 277
レビー小体型認知症の幻視 ── インタビューするように幻視を聞き出す ——— 282
レビー小体型認知症に対するグルタチオン点滴治療の効果 ——— 300
脳の手術後に遅発性に発症する認知症 ——— 313
特発性正常圧水頭症の治療について ——— 318
幻視で発症するせん妄の治療 ——— 340
グルタチオン点滴治療について ——— 351
　——歩けない患者さんが歩けるようになる。食べられない患者さんが食べられるようになる

付 録

認知症のかんたん診断と治療〈まとめ〉
かんたん診断と治療的 認知症の薬の使い分け

I章

認知症の臨床かんたん診断

1 認知症の病型

1 認知症の病型は4つを押さえればいい

認知症には数多くの種類があります。しかし，この本ではあえて4つの病型しか書きません。アルツハイマー型認知症（ATD）と脳血管性認知症（VD），レビー小体型認知症（DLB），そしてピック病で有名な前頭側頭型認知症（FTD）です（図1）。認知症の専門家でなければ，この4つの病型を知るだけでよいと思います。これだけで95％の認知症の患者さんの治療はできます。

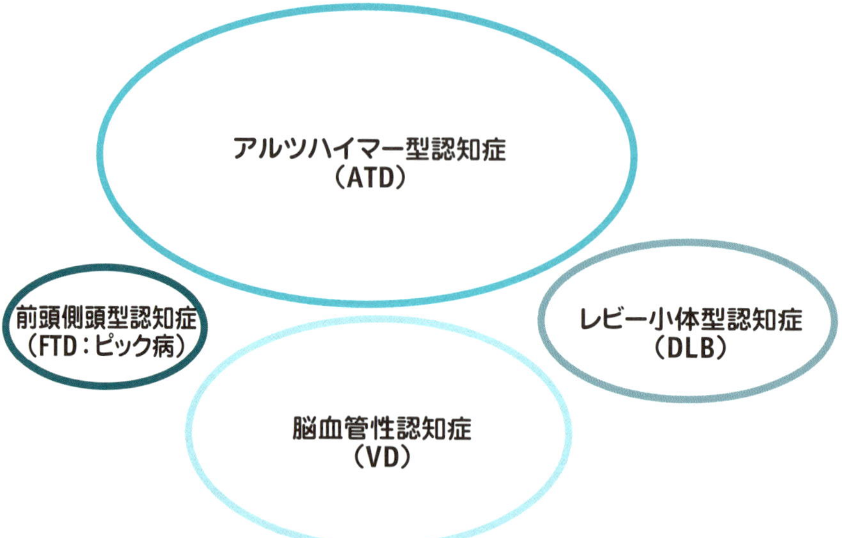

アルツハイマー型認知症
（ATD）

前頭側頭型認知症
（FTD：ピック病）

レビー小体型認知症
（DLB）

脳血管性認知症
（VD）

図1 ● 認知症の分類
円の大きさは頻度を表している。

この中で一番多いのがATDです。ATDとVDとの合併を混合型認知症といいますが、混合型認知症もATDとして考えます。後述しますが、ATDとVDの区別は簡単ではありません。高齢者では両者が併存していることが多くあります。

二番目に多いのがVD、三番目がDLB、そしてFTDです。

最近ではDLBをATDに次ぐ二番目の認知症（二番目に多い認知症）とする意見があります。しかし、DLBにはATDのような症状を認めるものがあります。いわばアルツハイマーの顔をした「隠れレビー」です。それらを含めるとDLBの数は多くなりますが、純粋なDLBはさほど多くないと思います（図2）。

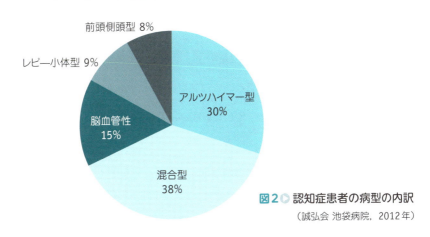

図2 ▶ 認知症患者の病型の内訳
（誠弘会 池袋病院, 2012年）

2 CTやMRIは必須ではない

症状で治療を開始する

現在の認知症診療ではCTやMRIなどの画像検査が必須のように言われています。大脳皮質や海馬の萎縮などが診断の根拠になることも多いのですが、筆者は画像診断は必須ではないと思っています。CTを見て、海馬が脳のどこにあるかわからなくても診断はできるのです。

筆者は大学病院に勤務しているときに、自分でMRI装置を動かして脳

の研究をしていました．今まで何万例もの画像診断をしてきました．いわばCTやMRIの専門家ですが，それでも画像だけで認知症の診断はできません．画像検査は診断の参考にしかなりません．認知症の診断で最も大事なのは患者さんの「臨床症状」です（図3）．

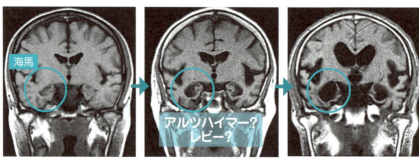

MRI（冠状断）

CTやMRIでは診断できない

＜筆者の考え＞
アルツハイマー型認知症では病期の進行に伴って海馬が徐々に萎縮していくが，海馬が萎縮していても，レビー小体型認知症など他の認知症であることがある．
認知症の診断は症状を第一にすべきであり，画像はあくまで参考程度である．

図3 ▶ 認知症の画像診断

　CTやMRIで海馬の萎縮がほとんどなくてもアルツハイマー型認知症（ATD）ということがあります．CTやMRIで明らかな海馬の萎縮があり，ATDらしい所見であっても，臨床的にはレビー小体型認知症（DLB）のこともあります．

　CTやMRIでDLBをATDと誤診して治療をすると，患者さんを良くするどころか悪くしてしまうこともあります．

　MRIを使った診断に「早期アルツハイマー型認知症診断支援システム（VSRAD）」がありますが，参考程度にすべきです．脳血流検査も同じです．過度に信用してはなりません．

　画像はあくまで参考程度です．脳梗塞や慢性硬膜下血腫，正常圧水頭症などを否定するのには役立ちますが，研究はともかく，実践的な認知症の診断にCTやMRIが必須だとは思いません．ですからCTやMRIを持たないプライマリケア医でも，患者さんの症状だけで認知症と診断して治療

を開始してよいのです。

認知症の診断で必要なのは，CTやMRIでわかる脳の「解剖」よりも脳の「働き」(図4)です。認知症診断では，下記のような簡単な脳の働きがわかれば十分です。

脳の認知能力とは高次脳機能とも言い換えられます。高次脳機能とは，記憶や学習，思考，判断などの認知と情動を含めた精神活動の機能の総称です。ATDなどの脳の変性疾患や脳卒中，脳外傷などで脳の機能が障害された場合に高次脳機能障害が起こります。

大脳には優位半球と非優位半球があります。通常は左側の大脳が優位半球です。

①前頭葉

前頭葉の働きは，一言で言うと問題を解いて計画を立てて行動を起こす能力です。前頭葉が障害されると，ぼんやりとして集中力がなくなり，意

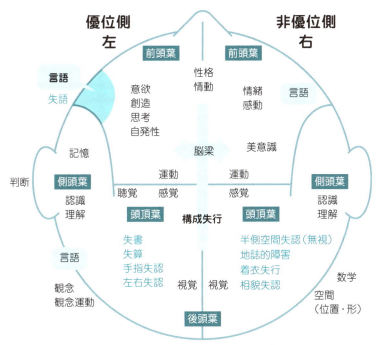

図4 ▶ 脳の働き(高次脳機能)：頭を上から見たイメージ
青文字は障害された場合の症状である。

欲がなくなったり，自発性がなくなったり，周囲に対して関心がなくなったりします。

　優位側である左の前頭葉が障害されると言葉の障害（失語）や，創造の能力が低下したりします。左の前頭葉が広範囲に障害されると意識障害になります。

　また前頭葉の障害では，感情のコントロールができなくなったり，状況に適した行動がとれなくなったりします。

　認知症に関係する前頭葉の障害としては**表1**があります。

表1 ▶ 認知症に関係する前頭葉の障害

障害される前頭葉の部位	症　状
内側面	覚醒と意欲の障害が出る
底面（眼窩面）	幼稚になる，衝動的になる，攻撃的（いわゆるキレやすい）になる，非道徳的になる（いわゆる「脱抑制の症状」）
背外側前頭野	ワーキングメモリーと称される，ごく最近獲得された情報の操作ができなくなる

②側頭葉

　側頭葉が障害されると音や形の記憶が障害されることがあります。左の側頭葉が障害されると記憶だけでなく言語の理解能力も低下しますが，日時や場所，人が誰だかわからないなどの障害（見当識障害）も起こります。

③頭頂葉

　頭頂葉が障害されると，計算ができなくなったり（失算），字が書けなくなったり（失書），左右がわからなくなったりします。服が正しく着られなくなる着衣失行も頭頂葉の症状です。

　その他頭頂葉の障害では，空間認知の障害や，道に迷うなどの障害（地誌的障害）などが起こります。認知症の検査で有名な時計描画ができなくなるのも主に頭頂葉の機能低下が原因です。

3 脳血管性認知症か？　アルツハイマー型認知症か？

　アルツハイマー型認知症（ATD）やレビー小体型認知症（DLB），前頭側頭型認知症（FTD）は，「大脳皮質」の変性疾患です。対して脳血管性認知症（VD）は，皮質白質を含めた「大脳全体」の疾患です。

　大脳皮質とはミカンでいうと皮の部分であり，白質とは実の部分です。この皮の部分（皮質）が機能不全になっていくのがATDをはじめとする変性疾患です。対してVDは皮と実全体の障害と言ってもいいでしょう。

　大脳は部位により役割が異なっているので，脳梗塞などで障害された部位により様々な症状が出ます。正確には認知症ではなく，高次脳機能障害と言ったほうがいい場合もあります。

　狭義のVDは脳梗塞の存在が必須となりますが，筆者は大脳皮質の変性よりも，動脈硬化など虚血による大脳の機能低下が原因と思われる場合には，VDと考えてよいと思っています。この場合，大脳皮質（皮の部分）だけでなく大脳の白質（実の部分）も含めて脳全体が痩せて（萎縮して）きます。

　それぞれの認知症の違いについては後述します。

4 脳の障害部位と病型

1）アルツハイマー型認知症で障害される部位（図5）

　アルツハイマー型認知症（ATD）は，大脳皮質の側頭葉と頭頂葉が変性し，萎縮します。側頭葉は記憶の中枢です。側頭葉の内側に海馬があります。頭頂葉は地理感覚や立体感覚（視空間認知）の中枢です。ATDの患者さんで記憶力が悪くなったり，道に迷ったりするようになるのは，側頭葉と頭頂葉の働きが落ちてくるからです。

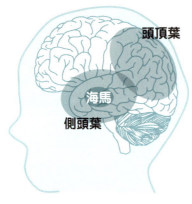
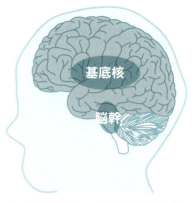

図5 ▶ 障害される部位（側頭葉，頭頂葉）：アルツハイマー型認知症

図6 ▶ 障害される部位（脳の変性は一定でない）：レビー小体型認知症

2) レビー小体型認知症で障害される部位（図6）

　レビー小体型認知症（DLB）での脳の萎縮は一定ではありません。大脳の後ろ半分から萎縮してくることもあれば，前半分（前頭葉側）から萎縮してくることもあります。まるでアルツハイマー型認知症（ATD）のように，側頭葉の萎縮が目立つこともあります。

　DLBとは大脳と脳の中心部分にある基底核と脳幹の神経核が「レビー小体」という物質で侵されていく病気です。このレビー小体が脳幹だけを侵す病気がパーキンソン病（PD）であり，主に大脳を侵すのがDLBです。ですからDLBとPDは兄弟ということになります。

　同じレビー小体病ですからPDからDLBに移行する場合もあります。PDの患者が齢をとると認知症になってくることもありますし，PDだと思っていた患者さんが実はDLBであることもあります。高齢のDLBの患者さんにはPDの症状を併せ持つ方が多く，両者には移行型がかなり多いようです。

3) 前頭側頭型認知症（ピック病）で障害される部位（図7）

　前頭側頭葉変性症（frontotemporal lobar degeneration：FTLD）の代表が前頭側頭型認知症（FTD）であり，昔からピック病と呼ばれてき

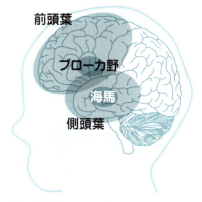
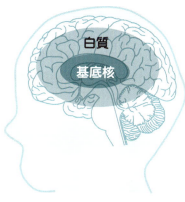

図7 ▶ 障害される部位（前頭葉，側頭葉）：前頭側頭型認知症（ピック病）

図8 ▶ 障害される部位（皮質白質を含めた脳の一部分あるいは脳全体，基底核）：脳血管性認知症

ました。FTD（ピック病）の場合，主に前頭葉と側頭葉が萎縮し，障害されてきます。前頭葉は性格，情動，判断の中枢なので，ピック病の患者さんは怒りっぽくなったり，悪いことをしたり，言ってはならないことを言ったり，非道徳的な言動がみられるようになります。

　また，前頭葉の左側面には言語中枢（ブローカ野）があり，ここが障害されると言葉が出にくくなることもあります（運動性失語）。

　アルツハイマー型認知症（ATD）であっても前頭葉が併せて障害されると，怒りっぽくなったり，舅・姑さんならお嫁さんに悪態をついたりするなど，まるでピック病のような症状をみせることもあります*。

＊このような場合，前頭葉タイプのATD（frontal AD）とか，ATDのFTDバリアント（亜型）と呼ばれたりします。

4）脳血管性認知症で障害される部位（図8）

　脳血管性認知症（VD）は皮質白質を含めた脳の一部分，あるいは脳全体の機能低下と言えます。

　大脳の皮の部分（皮質）には細かい血管がたくさんあります。脳の表面，皮質の部分は少し傷ついただけでも大出血します。

　対して脳の実の部分（白質）にはあまり血管がありません。手術の際に

メスで切ってもほとんど出血しないのが白質です。

　大脳皮質には数多くの神経細胞があります。最も大事なのが大脳皮質です。対して大脳白質はその皮質を支える基盤です。白質が大事でないとは言いませんが，血管が豊富な皮質は脳にとって非常に大事な部位です。

　また，大脳の奥には基底核という部位があります。視床や被殻と呼ばれる部位からなりますが，基底核は皮質と同じように脳にとっては重要な部位であり，神経連絡の中継点になっています。皮質と同じくらい血流も豊富です。ここは脳梗塞の好発部位であり，障害される部位によっては認知症になったり運動障害が出たりします。

　つまりVDは，白質と基底核を含めた大脳が虚血により，ある程度広範囲に障害され，機能が低下したときに発症します。虚血の原因は多くが脳の動脈硬化ですから，高齢になればなるほどVDになる可能性が高くなります。

◎

　このように，認知症は病型によって障害される部位が異なりますが，高齢になると皆が程度の差はあれ脳血管の動脈硬化のためにVDになるので，ATDとVDが合併（併存）していることは高齢者ではめずらしくありません。

2 高齢者の認知症の捉え方

1 高齢者の認知症はすべて混合型（併存型）である

1）神経の変性で始まるアルツハイマー，動脈硬化から始まる脳血管性認知症

　アルツハイマー型認知症（ATD）では35歳くらいから神経の変性が始まると言われています。対して脳血管性認知症（VD）は40歳を過ぎた頃から動脈硬化を原因として始まります。ATDの変性は徐々に進行しますが，VDは脳虚血発作を契機に階段状に悪化します。ATDもVDも，ある程度までは症状が出ませんが，ある一定ラインを超えると発症します。

　レビー小体型認知症（DLB）は若年でも認められますが，その数は少なく，多くの場合，80歳を過ぎた高齢者にみられます。

　前頭側頭型認知症（FTD：ピック病）は若年でも多くみられる認知症です。これらを理解するために図1を見て下さい。横軸は時間（年齢）です。

　認知症とは齢をとればとるほど複数の型が併存するようになるのです。混合型認知症とは正確にはATDとVDとの合併を言いますが，認知症は高齢になればなるほど混合型（併存型）になると考えられます。ここで言うVDは脳虚血（脳血流の低下）とも言い換えられますが，広義では脳血流の低下による脳機能の低下，認知機能の悪化はすべてVDと考えれば理解は簡単です。本書ではこの考え方が基本になります。

　ATDでありながら，加齢とともにVDが合併してくる。ATDとVDが併存した状態で，ATDの症状が前面に出てくることもあれば，ATDでありながら認知症とは気づかれず，繰り返す脳虚血発作によってVDの認知症症状が明らかになることもあるのです。

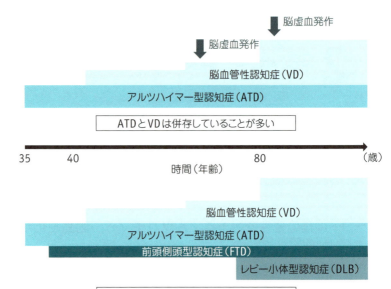

図1 高齢者の認知症は併存している：4病型の発症のタイミングと時間軸のイメージ

またさらに齢をとると，ATDとVDが併存した状態で，さらにDLBが合併してくることもあります。ATDやVDでありながら，幻視などレビー症状で発症することもあるのです。

ですから高齢者の認知症の病型診断というのは，今，どの病気が前面に出てきているのかを知ることが大事なのです。画像診断でATDの所見を呈しながら，臨床的にはDLBの場合があるのはこのためです。

2) 高齢者の認知症の発症イメージ

高齢者の認知症の発症イメージを**図2**に示します。アルツハイマー型認知症（ATD）と脳血管性認知症（VD），レビー小体型認知症（DLB）がそれぞれ併存し，発症ラインに到達した病型の認知症から発症するのです。**図3〜5**を例に説明します。

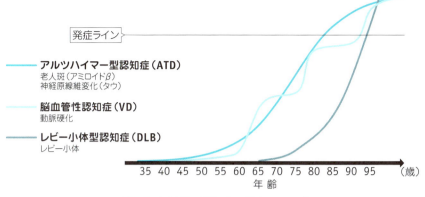

図2 高齢者の認知症の発症イメージ
発症ラインに到達した認知症から発症する。

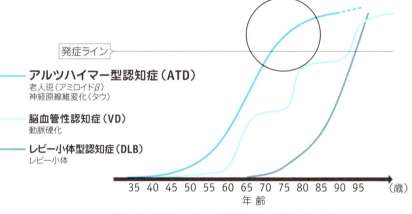

図3 アルツハイマー型認知症で発症するパターン
70歳を過ぎてATDで発症。その後，VDとDLBが合併してくるパターン。

① アルツハイマー型認知症で発症するパターン

図3はATDで発症するパターンです。DLBになるよりもVDになるよりも早く，ATDで発症するパターンを示しています。ATDの下にはVDとDLBが隠れています。

ATDでも，病気が進行して前頭葉の働きが低下すると易怒性や興奮などの前頭側頭型認知症（FTD：ピック病）のような症状が出ることがあります。

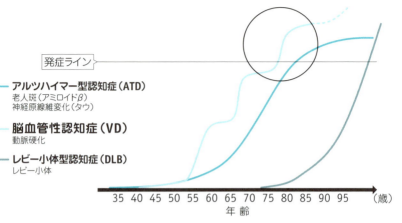

図4▶ 脳血管性認知症で発症するパターン
75歳を過ぎてからVDで発症。その後，80歳を過ぎるくらいからATDも合併してくるパターン。

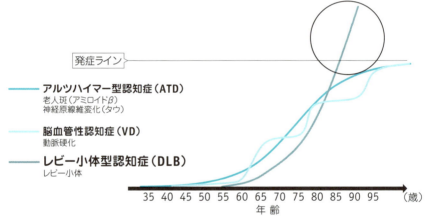

図5▶ レビー小体型認知症で発症するパターン
85歳頃にDLBで発症するパターン。その下にはATDもVDも隠れている。

②脳血管性認知症で発症するパターン

　もしATDになるよりも脳の動脈硬化が早く，先にVDになってしまった場合には図4のようになります。この場合，VDで発症しましたが，その下にはATDやDLBが隠れているのです。

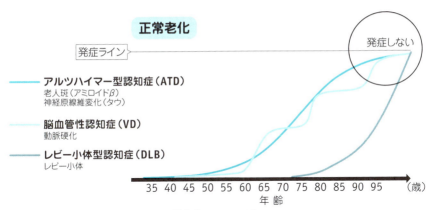

図6 ▶ 正常老化のイメージ
生存中に認知症を発症しないパターン。正常老化となる。

③ レビー小体型認知症で発症するパターン

また ATD，VD よりも先に DLB になるイメージが 図5 です。

DLB で発症しましたが，それより以前には軽い ATD があったかもしれないのです。

④ 正常老化のイメージ

正常老化とは，これらの認知症が発症のラインを超えない状態であると言えます（図6）。

⑤ 高齢者の認知症は混合型が多い

高齢者，特に 80 歳以上の高齢者ではすべての認知症が併存（混合）している可能性があります（図7）。FTD（frontotemporal dementia）はその名の通り前頭葉と側頭葉が障害される病気ですが，他の型の認知症でも高齢になると前頭葉が障害されたり機能が低下したりして FTD のような症状がみられるようになることがあります。純粋な FTD（ピック病）は若い年齢で発症するのですが，高齢者でも「まるでピック病」と言えるピック併存型の認知症を多く目にします。

このように高齢者の認知症は基本的にはすべてが混合型であり，2つ，あるいは3つ，4つの認知症が併存していると考えます。

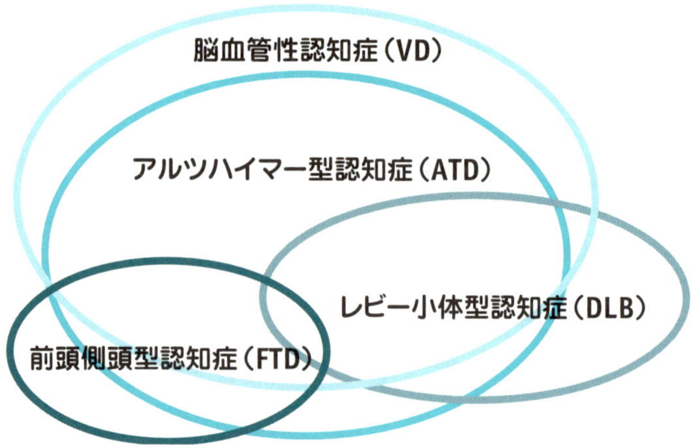

脳血管性認知症（VD）

アルツハイマー型認知症（ATD）

レビー小体型認知症（DLB）

前頭側頭型認知症（FTD）

図7▶ 高齢者の認知症は混合型が多い
高齢者ではすべての型の認知症が併存している可能性がある。

2 認知症のピック化とは

認知症に関わる前頭葉の働き

　認知症に関係する前頭葉の働きをわかりやすく表したのが**図8**です。「前頭葉の外側（背外側前頭前野）」には実行機能と注意の制御に関わる中枢があります。また「前頭葉底面，外側眼窩皮質（前頭葉眼窩部）」には反応抑制に関する中枢が，「前頭葉の内側になる眉間の奥（前帯状回）」には情動と意欲の中枢があります。

①実行機能・注意の制御

　実行機能（遂行機能）障害とは行動の段取りができなくなるという症状です。簡単な例ではテレビのリモコンの操作方法がわからなくなるなどがあります。料理ができなくなるのも実行機能の障害です。注意の制御が障害されると作業のミスが増えます。

②反応抑制

　前頭葉の眼窩部が障害されると人格が変わり，衝動的になり，短絡的で

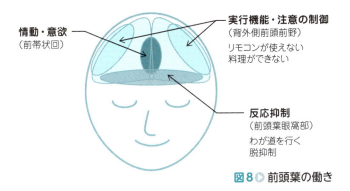

図8 ▶ 前頭葉の働き

唐突に反応するようになります。感情がコントロールされない「脱抑制」と呼ばれる状態になることがあります。

③ 情動・意欲

また，大脳の内側面，前帯状回が障害されると無気力状態になり，感情に乏しく，意欲がなくなります。重症になると無言無動になり，覚醒しているのに動かなくなったり，話をしなくなったりします。

◎

前頭側頭葉変性症（FTLD）では障害や機能低下の部位によりこれらの症状が様々な組み合わせで現れますが，アルツハイマー型認知症（ATD）でも，病気が進行して前頭葉の働きが低下すると易怒性や興奮などの前頭側頭型認知症（FTD：ピック病）のような症状が出ることがあります。これがATDのフロンタルバリアント（frontal ATD）です。同じくレビー小体型認知症（DLB）でもフロンタルバリアントがあり，病気が進行するとDLBなのかFTD（ピック病）なのかわからなくなることがあります。

若年者であれば正確な病型診断は可能です。しかし75歳以上の認知症患者さんでは病型診断が困難なことが多いのです。

治療を前提にして言うと，高齢者の認知症診断というのは，おおまかに区別できればいいのです。病理学的な病型診断と臨床診断が異なってもかまいません。大事なのは，今どの病型の認知症が前面に出ていて，どの症状をコントロールすればいいのかがわかることです（4頁 図3「認知症の画像診断」参照）。

3 若年性アルツハイマー病は高齢者の認知症とは区別する

　認知症には若年性認知症と高齢者の認知症があります。若年性認知症とは64歳以下の認知症であり，よく知られているのが若年性アルツハイマー病です。若年性アルツハイマー病は遺伝性のものがあり，進行が速いのが特徴です。

　この若年性アルツハイマー病と高齢者のアルツハイマー型認知症（ATD）は別物と考えられます。

　高齢者のATDは脳にとっての有害物質であるアミロイドβの沈着だけでなく，脳動脈硬化に由来する脳血流の低下など，様々な脳内環境の悪化を原因としています。脳の機能的な障害と脳梗塞などの器質的障害が併存していることもあります。図9のようなイメージです。

　若年性アルツハイマー病はいわば純粋なATDです。ドネペジル（アリセプト®）などの認知症治療薬はあまり効きません。対して高齢者のATDは複合的な原因によるATDであり，認知症治療薬に反応することが多いのです。

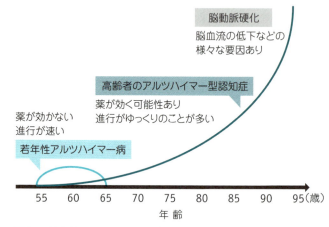

図9 ▶ 若年性アルツハイマー病と高齢者のアルツハイマー型認知症の違い

若年性アルツハイマー病は治療が難しいのですが，幸い我々が診るATDの患者さんはほとんどが高齢者です。当院では95％以上が高齢のATDです。つまり，ほとんどが良くすることができる（治すという意味ではないが，症状の悪化をある程度抑制することはできる）ATDだということです。しかも進行が遅いことが少なくなく，特に治療をしなくても，もの忘れ程度で推移することもあります。

4 認知症治療では，「症状のコントロール」が「認知症を治す」と同義

　認知症治療の現場で大事なのは，「今，目の前にいる患者さんをどうやって良くするか」です。病型診断にとらわれるのではなく，今困っている症状をどうコントロールするかが，実践的な認知症治療では一番大事だと考えます。

　脳の変性疾患である認知症は，根本的な治療はできません。脳を若返らせることはできませんし，老いに勝つこともできません。しかし，症状を良くすることはできます。

　たとえ記憶力が多少衰えても，患者さんを元気にし，興奮や妄想を取り除き，患者さんと家族・介護者を幸せにすることはできます。筆者は，それを「認知症を治す」と同義語だと思っています。

column 認知症と新薬の開発

　現在，アルツハイマー型認知症（ATD）は老人斑（アミロイドβ）が原因であるという仮説のもとに認知症新薬の研究が行われていますが，筆者は，高齢者のATDの原因はアミロイドβだけではないと考えています。もしかしたらアミロイドβは現象の一部であって，高齢者のATDでは主要な原因ではないのかもしれません。

　若年性アルツハイマー病こそがアルツハイマーであり，高齢者のATDは，ほとんどが真のアルツハイマーではないと思われます。

　80歳以上では高齢者タウオパチー（神経原線維変化型老年期認知症，嗜銀顆粒性認知症など）という，アミロイドβの蓄積とは異なる機序による認知症も隠れています。脳血管の動脈硬化，脳虚血も実際には今まで考えられている以上に認知症に関係しているのかもしれません。

　ですから新薬の開発は，アミロイドβとは離れて，もっと別のアプローチで考えないと難しいのではないかと考えています。

3 実践！認知症の臨床かんたん診断

かんたん 1 [第一段階] まずは前頭側頭型認知症とレビー小体型認知症から

「臨床かんたん診断」は，第一段階と第二段階の2つにわかれます。第一段階はアルツハイマー型認知症（ATD）とレビー小体型認知症（DLB）および前頭側頭型認知症（FTD：ピック病）を区別し，第二段階はATDと脳血管性認知症（VD）を区別するという手順です（図1）。

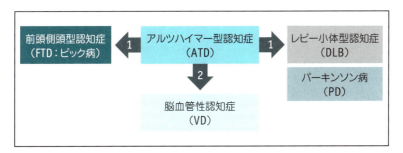

図1 ▶ 臨床かんたん診断
第一段階は，アルツハイマー型認知症とレビー小体型認知症・前頭側頭型認知症を区別し，第二段階はアルツハイマー型認知症と脳血管性認知症を区別する。

1）レビー小体型認知症と前頭側頭型認知症（ピック病）は症状で鑑別する

臨床かんたん診断の手順の第一段階は，まずレビー小体型認知症（DLB）と前頭側頭型認知症（FTD：ピック病）を選別することです。

この2つは患者さんの症状で鑑別しなければなりません。また，認知症の患者さんを治療するにあたり，一番大事なポイントがここだと言えます。

ピック病は，簡単に言うと元気があって怒りっぽい，興奮しやすい認知症です。純粋なピック病は若年者です。

対してDLBは，弱々しく元気がなくて，歩行はよちよち歩き（パーキンソン様），椅子に座ると身体が傾いている患者さんです。

この2つの認知症を，最初に鑑別しなければならない理由は，ATDやVDとは治療方法がまったく異なるからです。

① 前頭側頭型認知症（ピック病）にコリンエステラーゼ阻害薬は原則禁止

認知症治療薬で有名なコリンエステラーゼ阻害薬，ドネペジル（アリセプト®）を例に説明したいと思います。

コリンエステラーゼ阻害薬は，脳内に不足するアセチルコリン（Ach）を増やす薬剤です。脳内のAchが減ると脳の働きが低下し，記憶の中枢である海馬のAchが減ると記憶力が低下すると言われています。アリセプト®などのコリンエステラーゼ阻害薬は脳内のAchを増やすことで効果を発揮します。

ピック病にはアリセプト®を処方してはなりません。ピック病にアリセプト®を処方すると，怒りっぽい性格がさらに怒りっぽくなり，興奮するようになります。なぜならピック病では脳内のAchがあまり低下しておらず，容易にAch過剰状態となるからです。ピック病の患者は，もともと前頭葉の働きのバランスが崩れています。アリセプト®で前頭葉が好ましくない方向に賦活されることで，易怒性や興奮などの症状がさらに悪化してしまうのです（図2）。もしコリンエステラーゼ阻害薬を使うならごく少量が適正ですが，きわめてコントロールが難しいので，よほど使い慣れた医師でないと使用は困難です。

認知症イコールATDと診断し，ピック病なのにアリセプト®が処方されるケースが数多くあります。認知症だから，記憶力が低下しているからという理由で安易にアリセプト®を処方してはならないのです。より興奮するようになり，暴言や暴力が出現し，非道徳的な行動も悪化します。

もともと万引きをすることで有名なピック病ですが，アリセプト®投与をきっかけに万引きをするようになることもあります。

②レビー小体型認知症へのコリンエステラーゼ阻害薬使用は慎重に

　DLBは薬剤過敏性であることが特徴です（図3）。例えば風邪薬が効きすぎて寝てしまったり、さらには動けなくなることもあります。特に、高齢のDLB患者さんにアリセプト®を処方すると、薬が効きすぎて動けなくなり、食事すら摂れなくなることがあります。

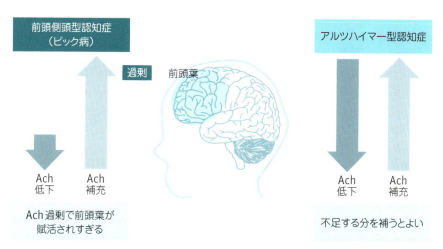

図2 前頭側頭型認知症（ピック病）にコリンエステラーゼ阻害薬は原則禁止
Ach：アセチルコリン

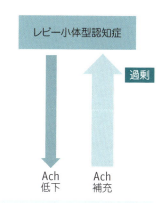

図3 レビー小体型認知症は薬剤過敏性である
Ach：アセチルコリン

DLBの場合，コリンエステラーゼ阻害薬はかなり少ない量から開始して慎重に増量しないと，容易に状態が悪化します．嘔気などの消化器症状だけならまだしも，歩けなくなったり，誤嚥をしたりするようになります．転倒して骨折したり，嘔吐して肺炎になったりすると生命の危険にもさらされます．DLBには決して常用量（添付文書が規定する治療量：規定量）のコリンエステラーゼ阻害薬を処方してはなりません．

2014年にDLBに適応となったアリセプト®ですが，治験は若くて元気なDLBの症例に対して行われています．対して我々が診るDLBはほとんどが高齢者のDLBです．若年者のDLBと高齢者のDLBは別物です．

◎

このような理由から，ピック病とDLBには気軽に認知症治療薬を処方してはなりません．決して少なくない認知症ですので，この2つは最初に鑑別しなくてはなりません．

ピック病とDLBの診断は画像検査ではできません．症状で診断しないといけません．画像診断は統計学的な研究では病型ごとの傾向がつかめますが，実臨床では患者の症状を上回る情報は画像診断にはありません．

2）前頭側頭型認知症（ピック病）の症状（表1）

①易怒性，興奮，暴言

前頭側頭型認知症（FTD：ピック病）の患者さんは，怒りっぽく，興奮しやすく，暴言や暴力をふるうなどの症状がよくみられます．いきなり怒り出す（激高する）こともあります（図4）．

表1 ▶ 前頭側頭型認知症（ピック病）の症状

1. 易怒性（急に怒る），興奮，暴言
2. 万引き，盗癖（非道徳的な行動）
3. 横柄，傲慢，自分勝手
4. 常同行動
5. 治療拒否（薬を飲んでくれないなど）
6. 生活上のだらしなさ（風呂に入らない，歯を磨かない，片づけない），収集癖，迷惑行為
7. 甘いもの好き，過食，異食
8. 普通の話が通じない

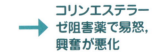

コリンエステラーゼ阻害薬で易怒，興奮が悪化

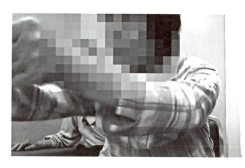

図4 前頭側頭型認知症（ピック病）の症状

72歳女性。拳を突き出していきなり怒り出すピック病の症例。

②非道徳的な行動

　非道徳的な行動をすることがあり，万引きなどで捕まることも知られています。人が見ているのに陳列棚からパンを盗るなどの見え見えの万引きもあれば，手さげ袋などを使って，監視カメラの陰になるところで，うまく商品を隠す巧妙な万引きをする患者さんもいます。監視員に捕まってもあまり悪びれる様子はありません。

　ゴミ出し日でない日にこそこそとゴミを出すおばあさんもいますし，隣家にゴミを捨てるおじいさんもいます。介護施設などでは人の食べ物を盗って食べるという困った患者さんもいます。

③横柄，傲慢，自分勝手

　横柄であり，傲慢さがあり，自分勝手です。簡単に言うとわがままです（わが道を行く）。人の目を気にせず大声で話をしたり，いきなり歌い出すこともあります。また，子どものようにはしゃぐこともあります。

④常同行動

　毎日同じ時間に同じコースで散歩をするなど，同じ行動（常同行動）を繰り返すこともあります。

⑤治療拒否

　診察室では机の上にある物を勝手に触ったり，いきなり診察室から立ち去ったりすることもあります。待ち時間が長いと帰ってしまいますし，薬を処方しても，なかなか飲んでくれません。

⑥ 生活上のだらしなさ，収集癖，迷惑行為

そのほか，前頭葉機能障害の症状として，風呂に入らない，歯を磨かない，片づけないなどの生活上のだらしなさ，収集癖などの症状があります。ゴミ屋敷の住人が有名ですが，ゴミを家の中に溜める，敷地内に不用品を溜める（図5）などの，近所の迷惑になる行為をする高齢者にもこのFTD（ピック病）が多くいると考えられます。

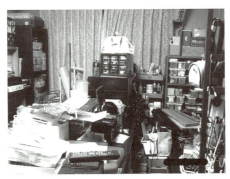

前頭葉が障害されると，片づけられなくなり，不用品を溜め込んだりするようになり，部屋が散らかっていても平気になる。
これは前頭側頭型認知症（ピック病）だけでなく，アルツハイマー型認知症などほかの認知症でも前頭葉が障害されると認められる。きれい好きだったのに散らかるようになったら，認知症の初期症状かもしれない。

図5 ▶ 前頭側頭型認知症（ピック病）の症状：部屋の中がゴミ屋敷状態

⑦ 甘いもの好き，過食，異食

また，甘いもの好き，過食，石鹸などを食べようとする異食などの食行動の異常症状もあります。

これらの前頭葉症状は，他の認知症[FTDタイプのアルツハイマー型認知症（ATD）など]でも，病気が進行して前頭葉が障害された場合にはみられます。甘いもの好きは前頭葉が障害された場合の特徴的な症状であり，あんパンやまんじゅうなどの餡ものや，アイスクリーム，飴などを欲しがります。また，甘い清涼飲料水を多量に摂取することもあります。

⑧ 初期には目立たず病識もない

ピック病では，初期にはもの忘れが目立ちません。そのため初期には認知症とは診断されないこともあります。またATDのように，時計描画テスト（45頁〜）などで失敗することも少ないので，運転免許の更新時の適性試験をパスしてしまうことが多いのです。ピック病はATDのように道に迷ったり，運転が下手になったりすることは少ないのですが，信号無視

をしたり，一時停止をしなかったり，車間を詰めすぎたり，交通マナーを守らないことが多いので，事故を起こすリスクが非常に高いのが問題です。

ピック病ではATD以上に病識がありません。このため，慣れないと治療は困難です。

3）前頭側頭型認知症（ピック病）以外の前頭側頭葉変性症

前頭側頭葉変性症（FTLD）には前頭側頭型認知症（FTD：ピック病）のほかに，意味性認知症（SD）と進行性非流暢性失語（progressive non-fluent aphasia：PNFA）という認知症があります（図6）。

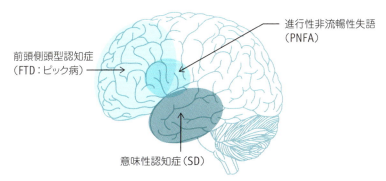

図6 ▶ 前頭側頭葉変性症の主に障害される部位
前頭側頭葉変性症にはFTD（ピック病）のほかに，意味性認知症（SD）と進行性非流暢性失語（PNFA）という認知症がある。

SDは言葉の意味がわからなくなる認知症です。また，PNFAは言葉が出なくなる失語タイプの認知症です。これらはもの忘れが始まっているように見えるので，間違ってアルツハイマー型認知症（ATD）と診断されてしまうこともあります。

しかし治療を前提にすればあまり難しく考えることはなく，FTD（ピック病）だけを見逃さなければ大きな失敗はありません。

大事なポイントは，ピック病にはドネペジル（アリセプト®）を処方しない。それだけです。

4）レビー小体型認知症の症状（表2）

　レビー小体型認知症（DLB）の患者さんは，見慣れてくると診察室に入ってくる様子だけでだいたい診断できるようになります。高齢であり，よちよち歩きで弱々しく，椅子に座ると身体が傾いています（図7）。表2のような症状が目立ちます。

表2 ▶ レビー小体型認知症の症状

1. 虚弱（見るからに弱々しい）
2. 体幹の傾き
3. 歩行障害（パーキンソン様の運動障害）・筋強剛（固縮）
4. 幻視
5. 夜中の大声，寝言（REM睡眠行動障害）
6. うつ症状（またはうつ病の既往）
7. 「いつの間にか低血圧」，失神（意識消失発作）の既往
8. 薬剤過敏性

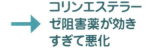
→ コリンエステラーゼ阻害薬が効きすぎて悪化

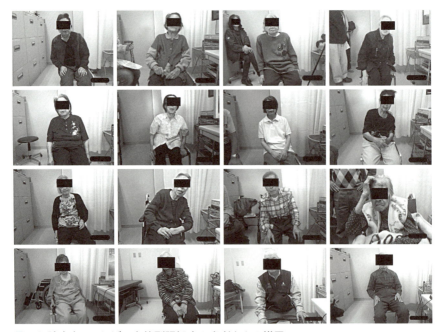

図7 ▶ 診察室でのレビー小体型認知症の患者さんの様子
高齢であり，弱々しく，ぼんやりしたり，身体が横に傾いているのが特徴。

① 虚　弱

　　DLBは弱々しいのが特徴です。パーキンソン様のよちよち歩きであったり，ぼんやりとしていることもあります。

② 体幹の傾き

　　図7を見てもわかるように，高齢で中等症以上の場合，ほとんどの患者さんが明らかに身体が横に傾いています。身体が横に傾くのは，脳内のアセチルコリン（Ach）が低下，あるいはAchとドパミンがアンバランスになっていることが原因のようです。

③ 歩行障害（パーキンソン様の運動障害）・筋強剛（筋固縮）

　　パーキンソン症状がある場合も，明らかでない場合もあります。また，パーキンソン病（PD）で特徴的な振戦（ふるえ）は原則的に少ないのが特徴です。

　　振戦よりも大事なポイントは，筋肉のこわばり［筋強剛（筋固縮）］です。これはPDの症状なのですが，医師が患者さんの手首を持ってゆっくりと前後に動かすと，歯車のようなカクカクとした抵抗感（歯車現象）があります（図8）。患者さんが自分自身で気づくことはありませんが，この筋強剛のために動きがぎこちなくなり，歩くときに腕の振りが悪くなります。この筋強剛がDLBの診断には非常に重要です。

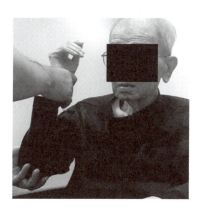

図8 ▶ 歯車現象

筋強剛（筋固縮）とは筋肉の緊張が高まっている状態で，パーキンソン症状の1つ。歯車現象とは筋強剛のために，診察で患者さんの腕を肘のところで曲げたり伸ばしたりしたときに，あたかも歯車を回転させるようにカクカクと間欠的，断続的に抵抗を感じることで，他動的に認められる所見であり，患者さんが自覚することはない。パーキンソン病の類似疾患であるレビー小体型認知症でもよく認められる重要な所見。

④幻　視

　DLBの特徴は，幻視です。純粋なDLBでは幻視は70％ほどに認められます。カーテンのしわや壁のシミを見て，人や動物がいる感じがするという「錯覚」もありますが，多くの場合は具体的なものが目の前に見える生々しい幻視です（図9）。

　アルツハイマー型認知症（ATD）でもたまに幻視が認められますが，DLBの幻視は，家の中に子どもがいるなどのきわめてリアルな幻視であるのが特徴です。見えるものはだいたいが人で，特に子どもが多く，それ以外には動物であったり，虫であったりすることが多いようです。

　人の場合，1人や2人の場合は大人であることが多く，5人，10人と数が多くなると，子どものことが多いようです。50人くらい部屋の中にいるという80歳代女性患者さんのケースでは，座敷からタンスの上，押し入れの中にも何十人も赤ん坊がいるという話でした。

　幻視で多人数が見える場合，薬の効果があると人数が減って，20人が4～5人になり，最後はいなくなるというケースが多いようです。

　動物の場合は，猫や犬などの身近な動物であることが多く，また虫の場合には5cmくらいの黒い虫であったり，蟻のような小さな虫であったりするようです。虫の色は黒から茶色，白など様々ですが，たいがいがダーク（暗い）色のようです。幻視は本人が訴えなくても，畳の上にいる虫を捕まえる動作や，服に付いた虫や糸くずを取ろうとする動作で，周囲が気がつくこともあります。

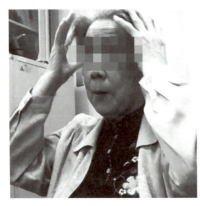

図9　レビー小体型認知症の症例：幻視

80歳女性，「毎日夜になると押入れの奥に開いた穴から，頭からストッキングをかぶった男が部屋に入ってくる」という幻視を語っている。

また，幻聴や，「身体に虫が付いている」「蛇がまとわりついている」という体感幻覚がみられることもあります。

　DLBの場合，神経系に作用する薬剤であるアマンタジン（シンメトレル®）の服用で容易に幻視がみられることが多いのですが，この場合は天井の模様を見て「虫がいる」という患者さんが多いようです。

　幻視が認められる時間は，夕方の薄暗くなった頃から夜間に多く，明け方になると「帰っていく」と表現されるように，認められなくなったりします。

⑤夜中の大声，寝言

　「REM睡眠行動障害」と言われる症状で，夜中の大声，寝言などが認められることもあります。

　DLBの初期にはこの寝言がきわめて多く，幻視はなくても寝言だけでDLBと診断できることがあります。

⑥うつ症状

　うつ症状も特徴であり，以前にうつ病の既往歴があったり，既に抗うつ薬を処方されていたりすることもあります。

　一般的に元気がないのがDLBの特徴ですが，表情が暗く，ぼんやりしているときと，そうでないときが明らかな患者さんもいます。この症状の動揺性もDLBの特徴で，改訂長谷川式簡易知能評価スケールなどの記憶検査をしても，点数が良いときと悪いときの差が大きいことがあります。意識の中枢である脳幹網様体の機能低下が関係しているのではないかと思われます。

⑦「いつの間にか低血圧」，失神

　レビー小体が脳幹や脊髄を侵すと自律神経が障害されるので，病気が進むと血圧が下がります。以前は高血圧で降圧薬を飲んでいたのに，いつの間にか収縮期血圧（最高血圧）が100mmHgを切るようになることもあります（「いつの間にか低血圧」）。

　低血圧発作は起立時だけでなく，坐位であっても起こります。突然の血圧低下は失神の原因にもなります。食事や入浴，トイレの後などに低血圧となり失神し，救急搬送されてくることもあります。

老人ホームなどの施設から失神で救急搬送され，脳梗塞，一過性脳虚血発作が疑われることが多くあります。もちろんCTやMRIでは脳に異常はないのですが，実はDLBであることは珍しくありません。

救急病院の医師にDLBの知識があればすぐにわかると思いますが，多くの場合は「どこにも異常はありません」と帰宅させられることが多いようです。

⑧薬剤過敏性

DLBの患者さんは薬剤に対する感受性が高く，風邪薬でも効きすぎて動けなくなることがあります（薬剤過敏性）。

「臨床かんたん診断」の第一段階でまずFTD（ピック病）とDLBを鑑別するというのもこの薬剤過敏性があるからであり，保険上適応があるからと安易にドネペジル（アリセプト®）を処方すると，薬が効きすぎて具合が悪くなり，最悪の場合には動けなくなり，誤嚥を起こして死に至ることがあるのです。急性コリン中毒です。

筆者はこれまでに他医で処方されたアリセプト®で動けなくなり，転倒・骨折し，あるいは肺炎になり入院されたDLBの患者さんを何十人も診てきました。若い元気なDLBであれば常用量（規定量）のアリセプト®が使えることがありますが，高齢のDLBでは，常用量（規定量）のアリセプト®が使えることは稀です。

アリセプト®に限らず他のコリンエステラーゼ阻害薬でも同様であり，DLBに対する認知症治療薬の使用はきわめて慎重でなければなりません。

◎

ここまで解説してきた認知症の「臨床かんたん診断」の第一段階を図10に示します。

第一段階として，症状からDLBとFTD（ピック病）を鑑別し，安易にコリンエステラーゼ阻害薬を投与しないことの意義を理解して頂けたかと思います。

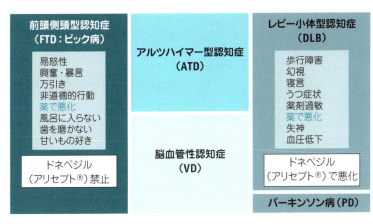

図10 「臨床かんたん診断」の第一段階
レビー小体型認知症と前頭側頭型認知症を症状で鑑別し，安易なコリンエステラーゼ阻害薬の投与を慎む．

2 [第二段階] 臨床アルツハイマー診断

1）臨床アルツハイマー診断の前提となる考え方

　前頭側頭型認知症（FTD：ピック病），レビー小体型認知症（DLB）を臨床症状で除外したら，次は臨床アルツハイマー診断です．アルツハイマー型認知症（ATD）と脳血管性認知症（VD）とを鑑別します．

　先述しましたが，「臨床かんたん診断」では，若年性アルツハイマー病は高齢者のATDとは別であると考えます（図11）．

　我々がよくみるATDはほとんどが高齢者であり，高齢者のATDはベースに動脈硬化（脳血流の低下）があります．過去に軽い脳卒中や頭部打撲などの既往があることもあり，その場合，脳髄腔に微量の血液が出ます．この血液（赤血球）も脳にダメージを与えます．ATDは齢をとればとるほど増えると言われますが，これらの様々な要因が合わさって起こるのが高齢者のATDなのです．

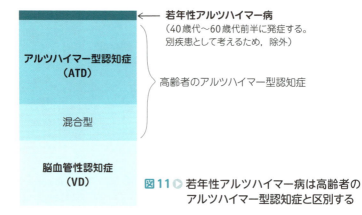

図11 ▶ 若年性アルツハイマー病は高齢者の アルツハイマー型認知症と区別する

　以下は，主に後期高齢者（75歳以上）のATDを対象にした考え方です。

2）アルツハイマー型認知症と脳血管性認知症の症状

①アルツハイマー型認知症の症状

a）記憶障害

　アルツハイマー型認知症（ATD）は記憶障害が主であり，道に迷いやすく，陽気なことが多いのが特徴です．初発症状としてはもの忘れが多く，置き忘れやしまい忘れが多くみられます．

b）振り向き現象

　質問をしてわからないと，すぐに家族のほうを向くのも診察室での特徴です〔振り向き現象（図12）〕．

c）言いわけ，取り繕い

　言いわけ，取り繕いが多いのも特徴で，質問に答えられないとたいがい言いわけをします．

　もの忘れがあり，今までできていたことができなくなる（実行障害）などの生活障害がある上に，この振り向き現象，言いわけがあれば，ほとんどの場合，ATDです．

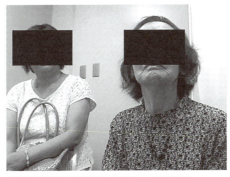
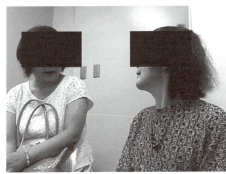

図12 ● 振り向き現象

アルツハイマー型認知症の患者さんは，質問に答えられないと，「あまり気にしてないから…」などと取り繕いや，言いわけをしたり，家族など同伴者のほうを振り向いたりすることが多い。この「振り向き現象」は，アルツハイマー型認知症に特徴的なサイン。
ただし，ほかの認知症でもアルツハイマー型認知症が合併している場合には振り向き現象が認められることがあるので，注意が必要。

② 脳血管性認知症の症状

　脳血管性認知症（VD）は，一見普通に見えることもあり，軽度の場合は記憶もよく保たれています。

　a)「まだら」な症状

　症状が良いところと悪いところがまだらにあるので，昔は「まだら痴呆（ぼけ）」と呼ばれていました。

　b) やる気の喪失，陰気，感情失禁

　やる気がなかったり，陰気なことが多く，時にすぐ泣いたりするなどの感情失禁がみられることがあります。

　c) 夜間徘徊，昼夜逆転

　夜になって"変な"ことをしだすことが多く，夜間徘徊，昼夜逆転が多いのもVDの特徴です。夜になると脳血流が低下するからとも言われますが，夜は静かになるために不安が強くなることも原因だと思われます。対してATDの場合，夜に徘徊することはほとんどありません。ATDで

夜中に徘徊する高齢者は，VDの合併であるか，ベースに脳血流の低下があることが多いのです。

また，VDの場合には質問に答えられなくても家族のほうを振り向くこともありませんし，言いわけをすることもありません。その代わり，質問に答えられないと困った顔をします。

◎

以上のように，概して臨床症状に違いがあるATDとVDですが，実際には両者の鑑別は簡単ではありません。高齢者では混合型（併存型）が多いからです。

3）アルツハイマー型認知症と脳血管性認知症は区別しなくてよい

専門家とは違う意見かもしれませんが，筆者はアルツハイマー型認知症（ATD）と脳血管性認知症（VD）は厳密に区別しなくてもいいと考えています。それは，治療にあまり違いがないからです（図13）。

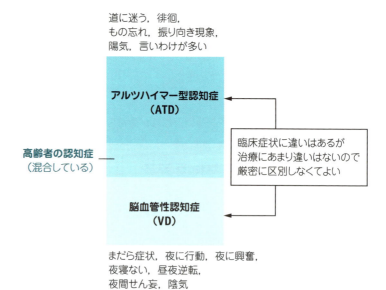

図13 アルツハイマー型認知症と脳血管性認知症は厳密に区別する必要はない

①アルツハイマー要素の大小で判断する

　高齢者では齢をとればとるほど脳内のアセチルコリン（Ach）が多かれ少なかれ低下します。ATDはAchが一定以上に低下して認知機能が低下していますが，VDでも高齢者はAchがある程度減少しているのです。

　画像診断で脳梗塞所見だけを見てVDと診断するのはよくないと思います。小さな脳梗塞が無数にあっても，臨床的にはATDであることはよくあります。

　両者の治療の差はないのですから，アルツハイマーの要素がどれだけ大きいか，小さいかだけがわかればいいのです。

　例外はありますが，アルツハイマーの要素が大きいことはAchの低下が大きいことを意味します。またアルツハイマー要素が小さいことはAchの低下が小さいことを意味します。アルツハイマー要素が小さいことは，正常老化であるか，VDであるか，ATDであってもまだ軽度であるというだいたいの目安になります（図14）。

　Achの低下が大きければ，Achを増やすコリンエステラーゼ阻害薬，すなわち認知症治療薬の効果が期待できます。またAchの低下が小さければ，認知症治療薬は少しだけ効けばいいと考えます。少し補充して，少し良くする。100点ではなく60点，少し効いた感じで十分と考えるのです。

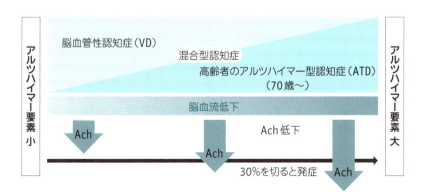

図14 高齢者のアルツハイマー型認知症におけるアルツハイマー要素
Ach：アセチルコリン

では，このアルツハイマー要素の大小をどうやって調べるのか？

脳内のAchの量を外来で調べることはできません。しかしプライマリケア医の実臨床で実施可能な，実に簡単な方法で予測することができます。筆者は忙しい外来ではこれだけで十分だと思っています。

4) かんたん臨床アルツハイマー診断の検査
　　──指模倣テストと時計描画テスト

かんたん臨床アルツハイマー診断の方法を図15に示します。アルツハイマー型認知症（ATD）は記憶の中枢である側頭葉と，視空間認知の中枢である頭頂葉が障害される認知症です。指模倣テストも時計描画テストも，ATDの特徴である頭頂葉の機能を主にみる検査です。

患者さんに抵抗がない検査は指模倣テストなので，筆者はまず指模倣テストから実施しています。

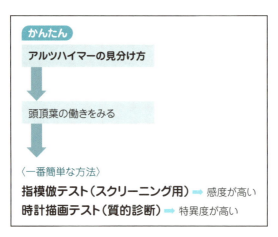

図15 ● かんたん臨床アルツハイマー診断

① **スクリーニング〈1〉：**

指模倣テスト〔OK-キツネテスト〕

〈OK-キツネテストの方法〉（図16）

①患者さんと対座します。

②「私の真似をして下さい」と言って，両手を出して親指と人差し指で丸をつくって見せます。OKマークです。

③次にOKマークからキツネの形をつくります。人差し指と小指を立て，親指と中指・薬指を合わせた"キツネ"の形にします。ただし，このとき，患者さんに「キツネ」と言ってはなりません。「私の真似をして下さい」とだけ言います。以後は説明しないで黙って真似をしてもらいます。

④次に，左右の手のキツネの耳を合わせます。

⑤その後手を元に戻して，今度は逆キツネをつくってもらいます。右手を180度回転させて，キツネの耳と耳とを合わせます。

〈OK-キツネテストの診断〉

まずOKマークはほとんどの人ができると思います。このOKマークからキツネにする段階で，人差し指と親指がくっついてしまったり，人差し指と中指がくっついたりしてキツネの形がつくれないと（図17），まず100％ATDです（図18）。

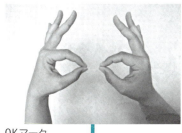

OKマーク

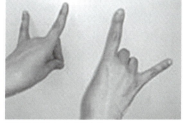

指でキツネをつくります

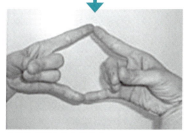

キツネの耳を合わせます

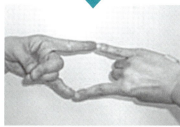

右手を180度回転させて耳を合わせます

図16　OK-キツネテストの方法

感度が高いのでスクリーニングに適している。高齢者でこれができたらアルツハイマー型認知症ではない。

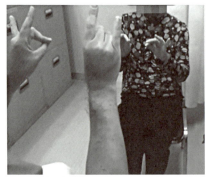 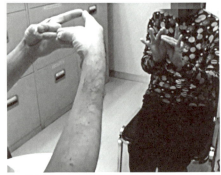

82歳女性，キツネの模倣ができず，人差し指と中指がくっついてしまっている。　いくら真似をしても同じ形（キツネ）がつくれない。

図17 OK-キツネテストでのアルツハイマー型認知症の症例①

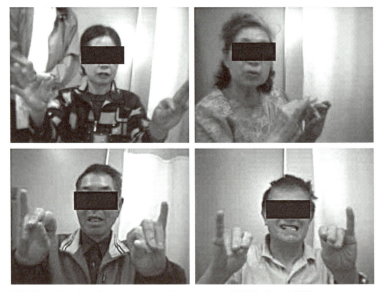

図18 OK-キツネテストでのアルツハイマー型認知症の症例②
頭頂葉機能の低下が明らかで，100％アルツハイマー型認知症と診断。

　　OKマークすらできなければ，重症のATDか，重症のレビー小体型認知症（DLB）や意味性認知症（SD）で質問の意味がわからないか，脳梗塞などにより重度の高次脳機能障害がある患者さんです。

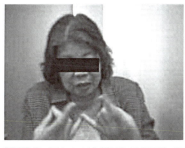 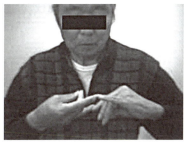

図19 OK-キツネテストでのアルツハイマー型認知症の症例③
頭頂葉機能の低下があり，80％アルツハイマー型認知症と診断。

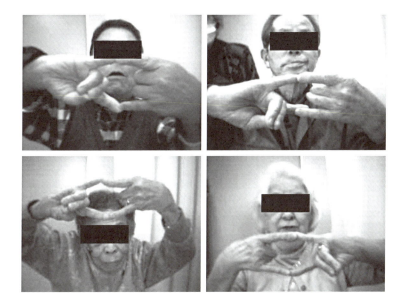

図20 OK-キツネテストで逆キツネができている症例
上段の2人の男性は脳血管性認知症，下段の2人の女性は正常老化。アルツハイマー要素は小さく，頭頂葉機能の低下はないと診断。

　キツネはつくれても耳と耳とが合わせられない場合も，ATDである可能性が高くなります。逆キツネになるとできない患者さんが増えますが，逆キツネができなければATDである可能性があります（**図19**）。
　高齢者でこの一連の指模倣がすべてできれば，ATDがまだごく軽度であるか，ほかの型の認知症であるか，正常老化である可能性が高いのです（**図20**）。

② **スクリーニング〈2〉：指模倣テスト〔鳩テスト〕**

〈鳩テストの方法〉

　次に指模倣テストのひとつ，「鳩テスト」です。

　鳩テストはOK-キツネテストよりも難しく，視空間認知が苦手な女性には難しい模倣です。「地図を読むのが苦手な女性」の場合，若くても，この「鳩」はできないことがあります。鳩の模倣ではATDの早期から異常が現れます。

　テストの方法は簡単です。両手を出して広げ，図21のように鳩をつくって見せ，それを模倣してもらいます。

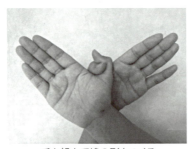
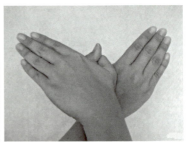

手を組んで鳩の形をつくる　　　患者さんから見たところ

図21　指模倣テスト「鳩テスト」
鳩はアルツハイマー要素があるとまったくできない。若い女性でもできないことがあり，高齢者では正常の患者でも難しい。このテストでアルツハイマー型認知症と診断するのは記憶障害と生活障害があることが前提。

〈鳩テストの診断〉

　いろいろな失敗パターンがありますが，重度のATDではまったくできず，軽度のATDでは手のひらの向きが逆になり，こちらを向くことが多いようです。

　また，中等度以上のATDや，DLBの場合は，手の組み方がおかしくなることが多いようです（図22）。

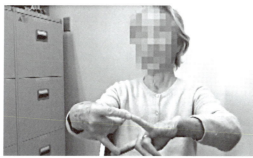
治療後に逆キツネができるようになった症例。

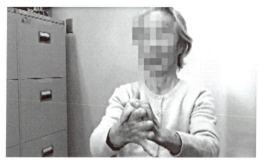
逆キツネはできるが，鳩は難しいのでできない。

図22 OK−キツネテストはできるが，鳩テストはできない症例
91歳女性，アルツハイマー型認知症（混合型認知症）。アルツハイマー要素があると，OK−キツネテストができても鳩テストはできない。

　指模倣テストは感度が高く，ATDのスクリーニングに適した検査です。ただし，記憶障害や生活障害，特に遂行機能障害（実行機能障害）などの認知症の症状があることが前提であり，これができないからといって即，認知症というわけではありません。しかし，きわめて有用です。
　検査は簡単。10秒でわかります。おまけに特殊な装置も不要です。プライマリケア医でも限られた診察時間で簡単にできます。

◎

　図23に，指模倣とアルツハイマー要素の関連を示します。脳内のアセチルコリン（Ach）が減少し，アルツハイマー要素が大きくなるほど，指模倣は下手になります。

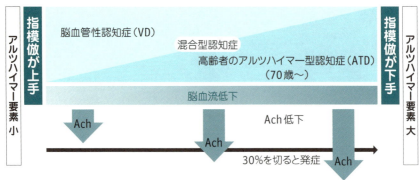

図23 指模倣とアルツハイマー要素の関連
アルツハイマー要素が大きくなるほど，指模倣は下手になる．
Ach：アセチルコリン

〈指模倣テストの評価・記録〉

　指模倣テストの評価は「できる/できない」，または「難しい」だけの評価でかまいません．「できる/できない」を○×，あるいは「少し異常あり」を△で記録してもよいと思います．指模倣テストの結果は，**表3**のように簡単に記録しておけばよいでしょう．

　アルツハイマー要素のない，たとえば前頭側頭型認知症（FTD）や脳血管性認知症（VD）の場合，記憶障害があっても，この指模倣テストはスムーズにできることが多いようです．

　指模倣が完璧にできれば以下の時計描画テストは省略しますが，もし指模倣ができなければ行います．

表3 指模倣テストのかんたん評価

テスト	患者の状態	判定	アルツハイマー要素
OK-キツネテスト	人差し指がくっつく	×	100%
	キツネ可，逆キツネだけ不可	△	80%
	すべてできる	○	あまりなし
鳩テスト	できない	×	あり
	できる	○	なし

③ **質的診断：時計描画テスト**

時計描画テスト（clock drawing test：CDT）は今では高齢者の運転免許の更新の際にも用いられる有名な検査です。主に視空間認知（頭頂葉機能）をみる検査ですが，頭頂葉機能の低下だけでなく前頭葉機能の低下具合も調べられます。臨床アルツハイマー診断でもスクリーニングに有用ですが，スクリーニングだけでなくアルツハイマーの質的診断が可能な検査です。

いろいろな行い方がありますが，筆者は以下のような方法で実施しています。3枚の紙と筆記具（鉛筆やボールペン）を使います（図24）。

〈時計描画テスト1枚目〉

まっ白い紙（用紙サイズはA4でもA5でもかまいません）に，「この紙に，マルを描いて時計の絵を描いて下さい」と言い，患者さんに描いてもらいます。ここで着目するのは円（マル）の大きさです。ですから円の大きさを指示してはなりません。書く位置も指示しません。白い紙の好きな位置に自由に円を描いてもらいます。

1枚目

白い紙に患者さんに好きな大きさの円を描いてもらい，さらに時計の絵を描いてもらう。

2枚目

1枚目で描かれた円よりも大きい円を検者が描いて，その中に数字を入れてもらう。

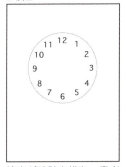
3枚目

検者が時計を描き，患者さんに10時10分の針を描いてもらう。

図24 ▶ 時計描画テスト

〈1枚目の診断〉

　小さな円を描くのは頭頂葉の機能が低下している証拠です。アルツハイマー要素が大きいということです。男性で直径3cm以下，女性では直径2.7cm以下の円を描けば間違いなくATDです。また，小さな円を描く患者さん（図25）は，広い空間の隅に円を描くこともあります。あまりに小さな円を描くと，時計の数字が入りません。

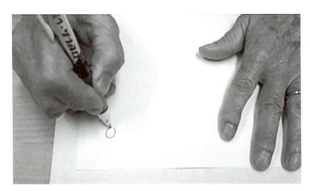

図25　時計描画テスト（1枚目）：小さな円
91歳女性，病歴5年以上のアルツハイマー型認知症。直径わずか1cmの円を描く。

　実はこの円の小ささは頭頂葉機能の低下の具合を反映しており，病歴の長さがわかります。円が小さいほどATDが進行しているのです。

　絶対ではありませんが，直径1cm程度の円を描けば，病歴がだいたい5年以上のATDです。図26のように，2～3cmの場合，病歴2年以上のATDと推測できます。

　逆にATDでも病歴が短かかったり，最近発症したATDの場合（軽度の場合）は，小さな円は描きません。中くらいの円か，大きな円を描きます。ですから，小さな円を描くとアルツハイマー要素が大きいのですが，大きな円を描いてもATDではないとは言えません。

　ちなみにVDの場合は大きな円を描くことが多いです（図27）。

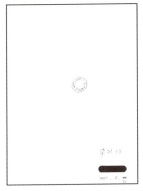
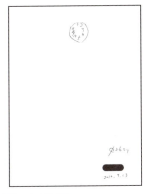

図26 時計描画テスト(1枚目):小さな円

円の直径が2.1cm(左,74歳男性),2.6cm(右,85歳女性)と小さい円を描く。アルツハイマー型認知症の症例。

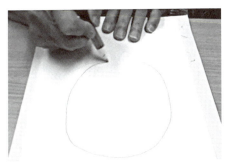

図27 時計描画テスト(1枚目):大きな円

88歳女性,脳血管性認知症。とても大きな円を描く。

〈時計描画テスト2枚目〉

　今度は白い紙に,1枚目で患者さんが描いたよりも大きな円を(患者さんの目の前で)検者が描きます。筆者の場合,患者さんが直径3cm程度の円を描いた場合には直径8cm程度の,比較的大きな円を描いた場合には紙ぎりぎりの大きさの円を描いています。患者さんには,その円に時計の文字(数字)を描いてもらいます。

〈2枚目の診断〉

　ここで着目するのは数字の配置です。頭頂葉機能が低下し,視空間認知が悪化すると,大きな円の空間をうまく認識できずに内側に寄った数字の配列になったり(**図28**),数字の位置が偏位したりします(**図29**)。

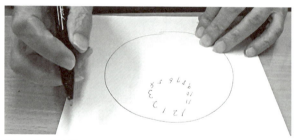

図28 時計描画テスト（2枚目）①
82歳女性，アルツハイマー型認知症。内側に寄った縦長の数字の配置になっている。

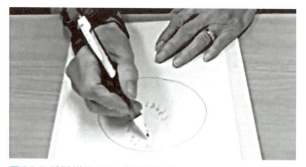

図29 時計描画テスト（2枚目）②
82歳女性，アルツハイマー型認知症。内側に寄った縦長の数字の配置，数字の偏位。

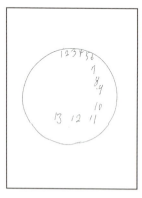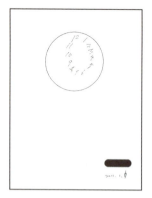

図30 時計描画テスト（2枚目）③
数字の偏位，12以上の数字がみられる（左，84歳女性）。内側に寄った縦長の数字の配置（右，76歳男性）。アルツハイマー型認知症。

12から6まで描いて、寄っていることに気づき、7から上に描くと、内側に寄った縦長の数字の配置になります（**図30右**）。これは頭頂葉の機能が低下している証拠です。

　また数字が偏位するだけでなく、数字が逆回転になったり（**図31**），並べたり（**図32**），12時のところが1から始まったり，13，14と12以上の数字を入れたりと、おかしな時計の数字になってしまうこともあります（**図30左**）。これは頭頂葉よりも前，優位側（多くの場合左側）の前頭葉の機能が低下しているためで、時計の概念が通常とは異なっているためです。

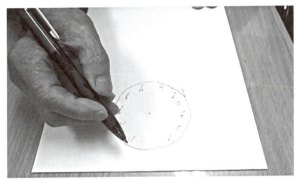

図31 時計描画テスト（2枚目）④
88歳女性，アルツハイマー型認知症。逆回転の時計を描く。

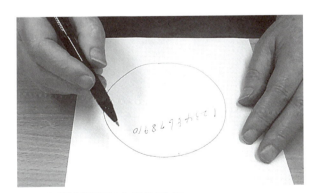

図32 時計描画テスト（2枚目）⑤
80歳男性，アルツハイマー型認知症。数字の配列の異常。

これらの数字の配列の異常は，ATDの初期では認められません。ですから，ちゃんとした時計が描けるからといってATDを否定はできません。ただし，明らかな数字の異常があったらアルツハイマー要素が大きい（中等度か重度），またはATDの病歴が長いと考えます。
　一方，VDの場合は普通の時計を描くことが多いです（図33）。

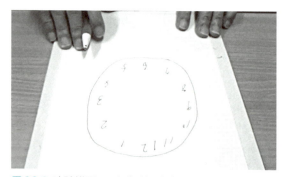

図33 ▶ 時計描画テスト（2枚目）⑥
88歳女性，脳血管性認知症。普通の時計を描く。

〈時計描画テスト3枚目〉
　今度は円と数字のみが描いてある時計に針を描いてもらいます。筆者の方法は，「今度は私が時計を描きますね」と言って，患者さんの目の前で白い紙に「丸を描きます」と言いながら円を描き，「時計の数字を描きます」と言いながら12時から11時までの数字を入れて見せます（図34）。時計

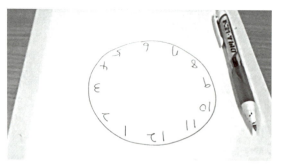

図34 ▶ 時計描画テスト（3枚目）①
検者が描いた時計に10時10分を示す針を描いてもらう。

であるというヒントを与える，時計の絵であることを確認させるのです。面倒であれば，前もって印刷しておいてもいいと思います。

そして，「では，10時10分を示す針を描いて下さい」とお願いします。

〈3枚目の診断〉

診断のポイントは，まず針の中心を円の中心に描ける（打てる）かどうかです．ATDで頭頂葉機能が低下，視空間認知が悪化すると中心が上にずれます（図35，36）。

次に針ですが，中等度以上のATDでは，針が10時50分や10時00分になったり，2本針ではなく1本針（図37）や3本針になったりと，針

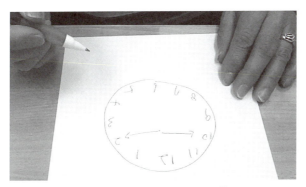

図35 時計描画テスト（3枚目）②：針の異常
87歳女性，アルツハイマー型認知症。針の中心がずれている。

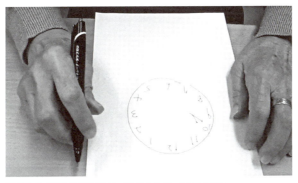

図36 時計描画テスト（3枚目）③：針の異常
88歳女性，アルツハイマー型認知症。針が極端に偏位している。

の異常が起こります。

　また重度のATDでは針が描けず（図38），「10 10」と数字をデジタル表記で書いたり（図39左），数字に印をつけるだけになったりします。もっと重度の場合，何も描けないという場合もあります。時計の概念が通常と違ってしまうのです。

　VDの場合，多くは10時10分の時計を描けます（図40）。

　時計の概念というのは頭頂葉よりも少し前の前頭葉（多くの場合優位側である左側）にあります。通常と異なる数字や針を描くということは，頭頂葉だけでなく前頭葉側にも広がった変性があるATDということなのです。

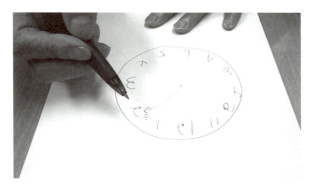

図37 ▶ 時計描画テスト（3枚目）④：針の異常
88歳女性，アルツハイマー型認知症。1本針を描く。

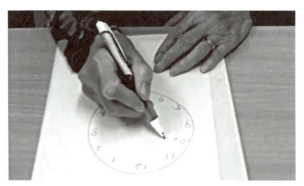

図38 ▶ 時計描画テスト（3枚目）⑤：針の異常
83歳女性，アルツハイマー型認知症。針が描けずに困っている。

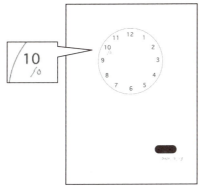

図39 時計描画テスト（3枚目）⑥
10（時）の数字の下に10（分）とデジタル表示のように書き込まれている（左：85歳女性）。針が10時50分になっている（右：67歳男性）。アルツハイマー型認知症。

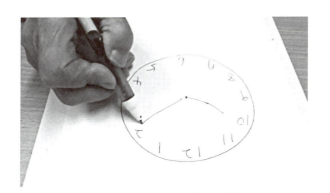

図40 時計描画テスト（3枚目）⑦：描画正常例
88歳女性，脳血管性認知症。点が円の中心にあり，10時10分の針が入れられる。

　重症のDLBでも時計は描けないことがあります。DLBでは意識障害を伴う（覚醒状態が悪化する）ことがあり，その場合には時計を描くという質問の意味すらわからないことがあります。また重症のDLBでは前頭葉の機能も低下していることがあり，その場合，時計の概念に異常をきたすので，円は描けても時計とは似ても似つかぬおかしな絵を描くことがあります（**図41**）。

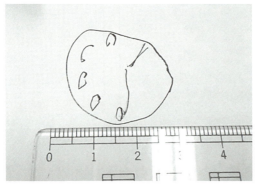

79歳男性，レビー小体型認知症。おかしな時計を描く。

図41 時計描画テスト（3枚目）⑧

〈時計描画テスト全体の評価〉
① **定性的な評価が可能**

　時計描画テストは指模倣テストと同じく，アルツハイマー要素のだいたいの大小を見るのに有用で，病歴の長さや重症度のおおまかな推定が可能な検査です。本来ならば定量的な評価がよいと思われますが，専門医でないプライマリケア医が診断をするのであれば，「描ける／描けない」といった定性的な評価でいいと思います。

② **病歴の長さ・重症度が推定できる**

　時計の円の大きさでだいたいの病歴の長さ・重症度がわかる，時計の概念がおかしくなっていれば頭頂葉寄りの前頭葉側まで広範囲に脳の機能低下が起こっていることがわかるなど，時計描画テストは，いわばATDの質的診断に役立つ検査だと言えます。

③ **うつ病との鑑別に有用**

　認知症と間違われやすい「うつ」では，多くの場合正常な指模倣が可能で，時計描画はほぼ全例で正常な時計を描くので，鑑別に有用です。

④ **前頭側頭型認知症（ピック病）の患者さんには無理に実施しなくていい**

　前頭側頭型認知症（FTD：ピック病）の場合，指模倣テストはしても，この時計描画テストは検査そのものを拒否することが多いものです。
「どうして，そんなことをしなくちゃいけないんだ！」と怒られること

もあります。ピック病の患者さんは検査にも治療にも非協力的です。

臨床症状で明らかにピック病と思われる場合，指模倣テストも時計描画テストも正常なので，無理に実施しなくていいと思います。

⑤軽度のアルツハイマー型認知症では異常は出ない

時計描画テストは指模倣テストより感度が低いので，軽度のATDでは異常が出ず，正常な時計を描きます。しかし時計描画で明らかな異常があればATDと言えます。病歴の浅い，軽度のATDでは正常な時計を描くことを頭に入れておけば，時計描画はアルツハイマー要素の推定に非常に有用です。

⑥治療効果の判定に有用

指模倣テストも時計描画テストも，治療後に改善することがよくあります。時計描画の場合，小さな円が大きくなったり，書けなかった数字が書けるようになったりすることがあります。治療前に時計描画を実施していれば，治療効果の判定にも役立ちます。

⑦**テスト結果からコリンエステラーゼ阻害薬の効果を予測できる**

図42に時計描画テストとアルツハイマー要素，Achの関係を示しました。アルツハイマー要素の大きさをみることの意義は，病型の診断に加え，認知症治療薬（コリンエステラーゼ阻害薬）の効果を予測するおおまかな目安にもなるということです。

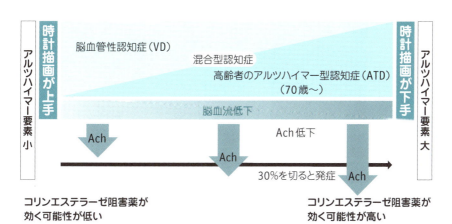

図42 ▶ 時計描画テストとアルツハイマー要素，アセチルコリン（Ach）の関係

つまり，指模倣テストと時計描画テストが下手であればアルツハイマー要素が大きい→脳内のAchがより低下している→コリンエステラーゼ阻害薬が効く可能性が高いのです。

一方，指模倣テストと時計描画テストが上手であれば，アルツハイマー要素が小さい→Achがあまり低下していない→コリンエステラーゼ阻害薬は効きにくい，という簡単な判断材料になるということです。

⑧ 他の型の認知症との鑑別に有用

ミニメンタルステート検査（MMSE）や改訂長谷川式簡易知能評価スケール（HDS-R）が20点以下の中等症以上の認知症と思われる患者さんで，この指模倣テストと時計描画テストがすべてできたらアルツハイマー要素はないと思ってよいです（図43）。

◎

筆者は様々な検査を行ってきましたが，プライマリケア医が日常診療で使うのは指模倣テストと時計描画テストの定性検査で十分だと考えます。

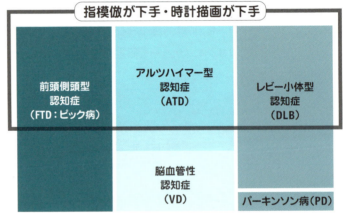

臨床かんたん診断の「第二段階」で注意しなければならないのは，前頭側頭型認知症（ピック病）やレビー小体型認知症（DLB）であっても，指模倣と時計描画が下手なケースがあるということである。高齢者ではアルツハイマー型認知症が合併していることが多いからである。このため，「第一段階」でまずピック病とDLBを除外する。

図43 ▶ 指模倣・時計描画が下手な場合に考えうる病型

アルツハイマー要素のスクリーニングには感度に優れた指模倣テスト，病歴の長さや重症度の判別など質的診断には時計描画テストです（**表4**）。

表4 アルツハイマー要素と指模倣テスト・時計描画テスト

指模倣テスト（OK-キツネテスト，鳩テスト）
アルツハイマー要素があるかどうかの診断 スクリーニング（ふるいわけ）に有用
時計描画テスト
アルツハイマー要素が大きいか小さいかの診断 正常でもアルツハイマー型認知症を否定できない

どちらも，異常があるかどうか（すごく変であるか，少し変か，または正常か）がわかればよい。

"高齢者の認知症はすべて混合型である"ことを前提に，アルツハイマー要素があるかどうか，また大きいか小さいかだけがわかればよい。

3 本当に認知症？ 軽度認知障害・もの忘れとの鑑別

1) もの忘れと認知症

誰でも齢をとれば記憶力が衰えます。多くの人は60歳を過ぎた頃からもの忘れを自覚し，判断力も低下します。加齢に伴うもの忘れは自然なものであり，認知症ではありません。

① エピソード記憶が障害されるアルツハイマー型認知症

アルツハイマー型認知症（ATD）を例にとると，症状の特徴はエピソード記憶（出来事の記憶）の障害です。数分前から数時間前という短期記憶（即時記憶）〜近時記憶が障害されるのが特徴で，食べた物を忘れるのではなく，食べたことそのものを忘れるという，エピソード全体を忘れる記憶障害です。

その一方で，何カ月前，何年前という古い記憶（遠隔記憶）は重症になるまでは比較的保たれています。

② 即時・近時記憶から障害されるアルツハイマー型認知症（図44）

　ATDの初期には即時・近時記憶から障害されますが，病期が進行すると若い頃や子どもの頃のことしか覚えていないようになります。近い記憶から順に忘れていくので，今住んでいる家を「自分の家じゃない」と言い，昔住んでいた実家を「自分の家だ」と言うようになったり，30歳のときに結婚した自分の奥さんがわからなくなっても，10代の頃の記憶は残っていたりするのです。正常老化によるもの忘れは，ヒントを与えると思い出すことが多いものです。エピソード全体を忘れるATDの記憶障害の場合，ヒントを与えてもなかなか思い出せません。

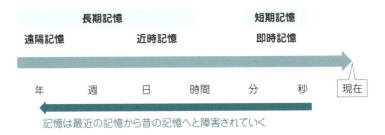

図44 ▶ アルツハイマー型認知症の記憶障害

③ 遂行機能障害があるアルツハイマー型認知症

　また認知症，特にATDでは遂行機能障害があるのも特徴です。

　遂行機能障害とは，生活に必要な動作を順序立てて段取りよくできなくなる生活障害です。これは記憶力だけでなく，思考能力や判断能力が必要になる作業であり，前頭葉の前頭前野の機能低下を反映します。

　例）料理の変化にみる認知症の症状（図45）

　女性の場合，料理を例にとって考えるとわかりやすいと思います。

　料理というのは材料を買ってきて，調理の段取りを考え，記憶力をもとに調理をするきわめて高次の脳の作業です。

　認知症の初期には料理のバリエーションが減り，いつも同じ料理をつくるようになり，そのうち出来合いのものを買ってくるようになり，時には

```
料理のバリエーションが減る。品数が減る
　　　↓
お札で買い物をする。小銭がたまる
　　　↓
料理が面倒になってくる。出来合いのものを買ってくる
　　　↓
料理の味付けがおかしくなる
　　　↓
鍋を焦がす（うつ病との違い）
　　　↓
まったく料理をしなくなる。料理ができない
```

図45 料理の変化にみる認知症の症状

鍋を焦がし，最後にはまったく料理をしなくなります。料理はしても味付けがおかしくなることもあります。

④ **うつ病と認知症の鑑別**

よく，うつ病と認知症の鑑別が重要になりますが，うつ病の場合は，もの忘れを非常に気にしています。認知症の患者さんはもの忘れを自覚していませんので，間違いを指摘されても否定します。また，うつ病の場合は生活障害が軽いことが特徴です。料理で鍋を焦がしたりしません。

記憶力が悪化すると冷蔵庫に同じ物がいっぱいあるようになりますが，実行（遂行）機能が悪くなると，料理そのものができなくなるのです。記憶力の低下だけでなく，できていたことができなくなるのが認知症です。

2）認知症の初期診断チェックポイント

認知症の初期診断チェックポイントには様々なものがありますが，筆者は表5の項目をチェックしています。

① **加齢によるもの忘れと認知症の違い**

加齢によるもの忘れと認知症の違い（図46），特にアルツハイマー型認知症（ATD）との違いは，もの忘れの自覚と遂行機能障害の有無にあります。

加齢によるもの忘れの場合は，主に記憶力の低下だけであり，本人にもの忘れの自覚があり，遂行機能障害はあまりありません。

表5 ● 認知症の初期診断チェックポイント

認知症の患者さんはすべて「できる」と答えるので，家族によるチェック項目が重要

もの忘れ	認知症	症　状
○	○	つい先ほどのことを忘れる。同じことを聞く
	○	今までできていたことができなくなる
	○	服が選べなくなる。身なりを気にしなくなる
	○	後片づけができなくなる。ゴミ屋敷になる
	○	慣れているところで，道に迷う
	○	薬の飲み忘れが増える。薬をなくす
	○	以前よりも怒りっぽくなる。被害妄想がある
	○	物事に対する興味，関心が薄れてくる

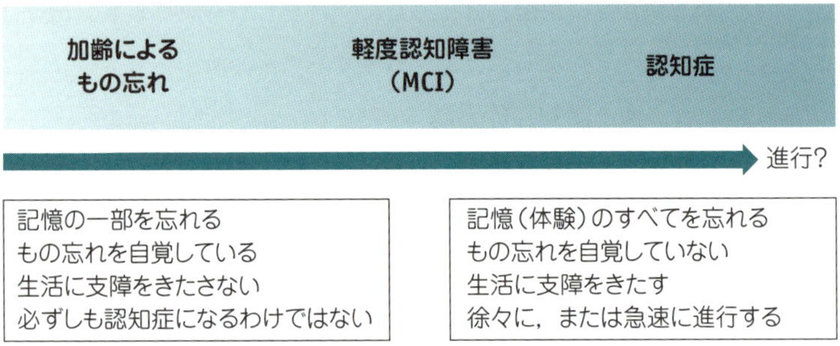

加齢による もの忘れ	軽度認知障害 （MCI）	認知症

進行？

- 記憶の一部を忘れる
- もの忘れを自覚している
- 生活に支障をきたさない
- 必ずしも認知症になるわけではない

- 記憶（体験）のすべてを忘れる
- もの忘れを自覚していない
- 生活に支障をきたす
- 徐々に，または急速に進行する

図46 ● もの忘れと認知症の違い

認知症であるかどうかは記憶力の悪化だけでは判断できない。生活に支障が出てきたかどうかで判断する。

対して，今までできていたことができなくなるのが認知症であり，洗濯機やリモコンが使えなくなったり，身だしなみを整えられなくなったり，道に迷って自宅がわからなくなったり，車の運転が下手になったりします。

② 病識があまりないアルツハイマー型認知症

またATDの場合，病識があまりないのもポイントです。もの忘れでは記憶力が悪化したことを自覚していますが，ATDでは自覚していません。ATDの患者さんは多くの場合，自分は「今まで通りできる」と思っており，できないことは「たまたま」と思っているのです。

③初期では気づかれにくい脳血管性認知症

同じ認知症でも脳血管性認知症（VD）の場合は，軽度ではこの病識が残っていることが多く，「自分は最近もの忘れが多くて，できなくなったことが増えた」と患者さん本人が自覚していることが多いものです。

覚えていることと覚えていないことがあり，できることとできないことが「まだら状」にあるので，一見すると普通に見えます。このためVDの場合，家族は「お父さんは最近記憶力が悪くなった」とわかっていても，認知症とは思っていないことが多いものです。また近所の人にも，「いつまでもお父さんはお元気ね」と言われるなど，初期ではおかしさ（異常）にまったく気づかれないことがあります。

④認知症チェックポイントでは易怒性を重視する

この認知症の初期診断チェックポイント（表5）の中で筆者が一番重視するのが「怒りっぽさ」です。実は認知症はもの忘れよりも生活障害よりも，易怒性などの行動・心理症状（BPSD）で発症することが多いのです。

普通に生活していても，年齢相応のもの忘れだと思っていても，易怒性だけが目立ってくることもあります。

BPSDについてはⅢ章-6で述べますが，怒りっぽくなったり（易怒性），疑い深くなったり（被害妄想）したら，それは認知症のサインかもしれません。これらは本人はまったく自覚していません。まず家族，介護者が気づく点です。ですから認知症の初期診断チェックポイントは家族がチェックした項目を重要視しないといけません。

3）軽度認知障害

①軽度認知障害は認知症ではない

加齢によるもの忘れと認知症の間に，軽度認知障害（MCI）という概念があることをご存知の方も多いと思います。

記憶力が悪化し，できていたことができなくなるのが認知症ですが，その手前の段階をMCIといいます。いわば正常と異常とのグレーゾーンですが，日常生活には支障がないことがMCIの前提ですので，認知症ではありません。ただし，まだ治療をする必要のない「認知症の前段階である」

という考え方もあります。

②軽度認知障害は治療対象になる？

近年ではMCIを放置すると必ず認知症になるというような言い方もされており，早期発見，早期治療を勧めるケースもあります。

しかし，MCIが必ず認知症に進行するわけではなく，またドネペジル（アリセプト®）などの認知症治療薬（コリンエステラーゼ阻害薬）を早期に開始することの有効性についても疑問の声が多くあります。

また85歳以上の高齢者では，アルツハイマー型認知症（ATD）ではなく神経原線維変化型老年期認知症（SD-NFT）と言われる，症状があまり進行しない軽度の認知症も存在します。このSD-NFTとMCIとの鑑別は非常に困難です。

MCIと診断したらどうするか？ という問題については明確な解答がないところです。筆者の場合はMCIにコリンエステラーゼ阻害薬を使うことはありません。コリンエステラーゼ阻害薬で，かえって患者の状態を悪化させてしまうことがあるからです。

もし記憶障害が確かであり本人も家族も困っているようであれば，筆者はシロスタゾール（プレタール®）を使っています。プレタール®の治療効果，認知症の予防効果についてはⅢ章-5で詳しく述べます。

4) 記憶力検査（改訂長谷川式簡易知能評価スケール：HDS-R）

記憶力検査として有名なものはミニメンタルステート検査（MMSE）と改訂長谷川式簡易知能評価スケール〔HDS-R（**図47**）〕がありますが，筆者は昔からHDS-Rを使っています。

その理由は，まず第一にMMSEに比べて検査時間が短いからです。忙しい外来で検査時間が少しでも短いことは大きなメリットです。

第二に，MMSEの最後にある図形把握の項目よりも，時計描画テストのほうが優れていると思うからです。指模倣・時計描画テスト，そしてHDS-Rを組み合わせるのが「臨床かんたん診断」ではベストだと思います。

HDS-Rの質問項目は**表6**のような点を見ています。

質問1		点 数
年齢は？	正解なら1点 （2年までの誤差は正解）	0 1

質問2		点 数
年，月，日，曜日	すべて正解なら4点	0 1 2 3 4

質問3		点 数
私達が今いるところはどこですか？	正解で2点 選択肢の中から正解すれば1点	0 1 2

質問4　3つの言葉の記憶		点 数
桜，猫，電車	すべて正解なら3点	0 1 2 3

質問5　計算		点 数
100−7は？ それからまた7を引くと？	正解で1点 正解で2点	0 1 2

質問6　数字の逆唱		点 数
6−8−2を逆から言うと？ 3−5−2−9を逆から言うと？	正解で1点 これも正解なら2点	0 1 2

質問7		点 数
質問4で覚えてもらった言葉（桜，猫，電車）をもう一度 ヒント：植物，動物，乗り物	ヒントなしで各2点 ヒントで正解は1点	0 1 2 3 4 5 6

質問8　5つの物品		点 数
物品を見せてから隠して，何だったかたずねる メガネ，ペン，手帳，はんこ，時計など		0 1 2 3 4 5

質問9　野菜の名前を10個		点 数
5個まで0点　6個から1点増　10個で5点		0 1 2 3 4 5

レビー小体型認知症で点数低下

アルツハイマー型認知症で点数低下

図47 ▶ 改訂長谷川式簡易知能評価スケール（HDS-R）の評価

全部で30点満点となる。レビー小体型認知症では質問5の「計算」と質問6の「数字の逆唱」が，アルツハイマー型認知症では質問7の「覚えてもらった言葉をもう一度（近時記憶）」の点数が低下することが多い。

（加藤伸司，他：改訂長谷川式簡易評価スケール（HDS-R）の作成．老年精神医学雑誌．1991；2（11）：1339-1347を元に作成）

表6 改訂長谷川式簡易知能評価スケール（HDS-R）の質問項目

1. **自己の見当識**　「年齢を問う」
2. **時間の見当識**　「年，月，日，曜日」
3. **場所の見当識**　「ここはどこか」
4. **作業記憶**　「3単語の直後再生」
5. **計算**　「引き算」
6. **計算**　「数字の逆唱」
7. **近時記憶**　「3単語の遅延再生」
8. **非言語性記銘**　「5物品の視覚的記銘」
9. **前頭葉機能**　「野菜語想起」

①HDS-Rの点数と評価

　30点満点の検査であり，20点以下では認知症の可能性が高いとされています。

　また認知症が確定している場合には，11～19点の場合は中等度，10点以下では重度の認知症と大まかに判定します。

②HDS-Rでのアルツハイマー型認知症の特徴

　質問に答えられないときの言いわけ（取り繕い），家族のほうを向き代弁を求める仕草（振り向き現象）はアルツハイマー型認知症（ATD）に特徴的な所見です。他の点数に比べ，「質問7」の桜・猫・電車（遅延再生）の点数が低いこともATDの特徴です。また前の質問項目の解答を後の質問で答える「保続」もATDでは多く認めます。

③HDS-Rでのレビー小体型認知症の特徴

　レビー小体型認知症（DLB）の初期では高得点を取るケースが多いのですが，HDS-Rの中では数字に関する失点が特徴的であり，中等度以上では「質問9」の野菜の名前の点数が低下する，それも検査のたびに点数が変化することがあるのが特徴です。

④HDS-Rでの脳血管性認知症の特徴

　脳血管性認知症（VD）の場合，遅延再生がATDよりも点数がよく，答えが遅いのが特徴です。そして病識があることが多いので，答えられない場合に申しわけなさそうにしたり，困ってしまったりすることが多いようです。

⑤ HDS-Rでの前頭側頭型認知症（ピック病）の特徴

また前頭側頭型認知症（FTD：ピック病）では，「どうして私がそんなことに答えなければいけないの！」と怒ってしまうことが多く，検査の実施そのものが困難です。

⑥ HDS-Rの短所

HDS-Rはきわめて簡便な検査方法ですが短所もあります．点数が高くても認知症を完全には否定できない，逆に点数が低いからといってその原因が認知症とは限らない，教育レベルで差が出る，などが問題です．

肝心なのは，記憶力以外での評価，臨床症状を含めた総合的な判断です．HDS-Rが28点で正常にみえても，日常生活での明らかな障害があり，時計描画テストで異常な絵を描けばATDである可能性が高いのです．

⑦ **検査時の留意点**

当然のことですが，MMSEでもHDS-Rでも，いきなり検査をされると気分を害する患者さんがいるものです．前もって世間話をするなどして，少し馴染んでから検査をしたほうがいいと思います．

筆者の場合は「指模倣→時計描画→HDS-R」の順番で検査をしますが，明らかに正常の場合は指模倣までしか実施しません．軽度で，時計描画は正常と予測される場合には時計描画は省きます．その代わり，今は正常でも2年後には認知症になっているかもしれませんし，今後のフォローアップの参考にもなるので，軽度だと思われてもできるだけHDS-Rは実施するようにしています．

またHDS-Rのような記憶力の検査は検者（実施する者）が異なれば点数に差異が生じます．これは仕方のないことです．そのため筆者は全例，自分自身でHDS-Rを実施しています．1999年のドネペジル（アリセプト®）の登場以降，全例です．今では1日40名を超える認知症の患者さんを診ていますが，HDS-Rの検査はだいたい半年に1回だとしても，1日に必ず何人かは行っています．かなり大変ですが，認知症診療には最低限必要な評価方法だと思っています．

慣れると，さほど苦痛ではないものです．プライマリケア医でも時間があればぜひご自身でHDS-Rを実施してみてもらいたいと思います．

5) 認知症の治療を開始するタイミング

「臨床かんたん診断」の手順では，まず症状で前頭側頭型認知症（FTD：ピック病）とレビー小体型認知症（DLB）を除外します。次に指模倣テストと時計描画テストで，だいたいのアルツハイマー要素の大小（アルツハイマー度）を調べます。そして可能であればHDS-Rのスコアを参考にして，総合的に診断します。

FTDまたはDLBの可能性が高い場合は，コリンエステラーゼ阻害薬の使い方にコツがあるので注意が必要です。詳しくはⅣ章「かんたん治療〈外来編〉」で述べます。この両者でなくアルツハイマー型認知症（ATD）か脳血管性認知症（VD）である場合には，病名はATDとしておいてコリンエステラーゼ阻害薬を少量から開始してよいと思います。

注意すべきはHDS-Rのスコアが良くても認知症であることがあるということです。

HDS-Rのスコアがある程度良くても，指模倣テストか時計描画テストで異常があれば，軽度のATDの可能性ありと判断します。ただし日常生活に明らかな支障がなければ，特に家族，介護者が困っていなければ治療はしません。

HDS-Rのスコアが良くて指模倣テストが正常，時計描画テストも正常の場合でも，家族が困っていれば認知症治療薬（コリンエステラーゼ阻害薬）を処方します。日常生活の支障の程度により，症状に合わせた治療を行います。記憶力が良くても易怒性や興奮などがある場合に，抑制系の薬を（Ⅳ章参照）処方するケースなどがこれにあたります。

いずれにしても治療を開始するのは，明らかな生活障害があり，本人または家族，介護者が困っている場合です。困っていなければ原則的に治療を開始しません。

参考文献
- 田平　武：かかりつけ医のための認知症診療テキスト 実践と基礎. 診断と治療社, 2014.

まとめ

認知症の「臨床かんたん診断」

認知症の「臨床かんたん診断」を下記にまとめました。

治療のための診断はこれだけでいいのです。これだけならCTやMRIがなくても診断できます。しかもコストがかかりません。無料です。

認知症の「臨床かんたん診断」の手順

① 症状で前頭側頭型認知症（FTD）とレビー小体型認知症（DLB）を除外
　➡ 他の型とは治療方法が変わってくるので，できるだけ最初に鑑別する

② 指模倣テストと時計描画テストでアルツハイマー要素の大きさ（アルツハイマー度）を診断
　➡ アルツハイマー型認知症（ATD）と脳血管性認知症（VD）を鑑別するが，治療方法にあまり差はないので，だいたいでよい

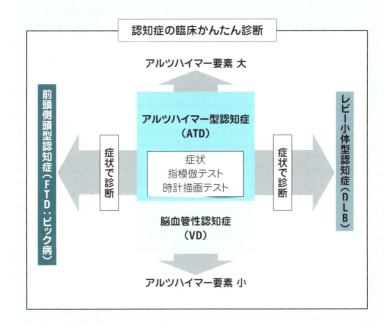

実際，数多くの認知症の患者さんを診ている筆者もこの「臨床かんたん診断」だけで診断し，CTやMRIなどの画像検査は，脳梗塞や慢性硬膜下血腫，水頭症がないかなど，参考程度にしかしていません。海馬の萎縮や大脳皮質の萎縮はみますが，あくまで確認する程度です。

　鑑別診断に一番大事なのは患者さんの臨床症状です。患者さんと介護者から十分な情報収集を行い，患者さんをよくみる（身体を触る）ことです。大学病院にしかないような高価な医療機器を使っても，臨床症状以上の情報を得ることはできません。MRIで高度の海馬の萎縮があってもレビー小体型認知症（DLB）であることは実に多いのです。

　実際，当院に来る患者さんをみると，大学病院でアルツハイマー型認知症（ATD）と診断されていても，明らかにDLBであることがよくあります。また，海馬の萎縮がまったくなくてもATDであることもあります。画像にだまされるのです。

II章

失敗しない認知症治療とは

薬で認知症が悪化した？

1 コリンエステラーゼ阻害薬登場の光と影

episode

　筆者が認知症を診るようになって30年近くになりますが，昔は認知症に対する薬はなく，せいぜい抗精神病薬を使って不穏や興奮を抑えるだけでした。1999年に治療薬であるドネペジル（アリセプト®）が登場するわけですが，効果は期待したほどではなく，むしろ1年を経過したあたりから，以前より認知症が悪化する患者さんが多いのではないかと思うほどでした。

もしかしたらアリセプト®を服用していないほうがよかったのでは？

　アリセプト®の発売から1年を過ぎたある日，こういうことがありました。90歳前のおばあさんが，食事が摂れなくなり入院されたのです。当時の内科主治医は家族に胃瘻の造設を勧めました。しかし，既に寝たきり。会話もできません。家族が胃瘻をためらうのも無理はありません。そのおばあさんはアリセプト®5mgを服用していましたが，既に薬を飲む意味はないだろうと考え，筆者はアリセプト®の中止を勧めました。

薬を止めたら良くなってしまった！

　薬を中止して3日後，信じられない光景を目にしました。
　寝たきりだったおばあさんが，起きて話をしているのです。水を飲ませてみると上手に飲めます。その日の夕方に食事を出してみました。すると自分で起きて，ご飯を食べ始めたのです。この出来事は衝撃的でした。そ

の後元気になり、歩いて自宅に帰りました。何カ月も歩いていなかったのに、です。既に末期と思われた認知症も良くなり、もの忘れはありますが、家族と笑って話ができるまでに戻ったのです。

◎

以降、当院に入院される内科や外科、整形外科の患者さんで、アリセプト®を服用しておられる方々をよく観察するようになりました。肺炎で入院した方、食事が摂れなくなった方、転倒で骨折した方など、高齢の患者さんにはよくアリセプト®が処方されています。

このような入院患者さんで、過量投与ではないかと思われる場合にはアリセプト®を中止するか、半分の2.5mgに減量してみることにしました。するとアリセプト®の様々な副作用が見えてきたのです(図1)。

副作用は怒りっぽさだけではない

高齢者にアリセプト®を投与すると、「①ふるえ(不随意運動)」が認められることがあります。また半年〜1年経って「②脚力が弱くなる」ことがあります。この副作用は80歳以上の高齢者ではかなり高率に認められます。もともと脚力が弱い、よちよち歩きの高齢者では半数以上で脚力が弱くなります。70歳代の比較的若い高齢者でも脚力が弱くなることがあります。転倒しやすくなり、骨折で入院されることがあります。また高齢者では、「③嚥下機能が悪くなる」こともあります。そのため誤嚥性肺炎で入院されることもあります。

レビー小体型認知症(DLB)の高齢患者さんの場合、ほぼ間違いなく脚力が弱くなります。1カ月で歩けなくなり、誤嚥から肺炎になることもあります。1年経って脚力が弱くなり歩けなくなっても、嚥下機能が悪くなっても、医者ですら薬のせいとは思いません。家族が薬のせいと知る由もありません。医者も家族も、齢のせいと思うはずです。

◎

これまで、アリセプト®を中止か減量することで、アセチルコリン過剰による意識障害が改善したり、それまで認められていた歩行障害が良くなることを数多く経験しました。薬の副作用なのに認知症の悪化と思われて

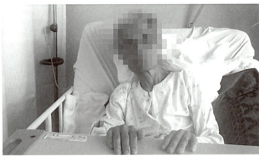

85歳女性，アリセプト®を服用し始めて半年。ご飯を食べなくなってしまい入院。笑うどころか会話をすることもできない。

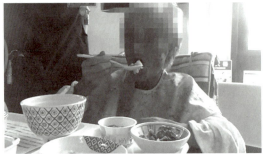

アリセプト®を中止しただけでご飯が食べられるようになった。食欲旺盛。会話もできる。

図1 アリセプト®服用半年で食事の摂取ができなくなったが，アリセプト®を中止後，食事が摂取できるようになった症例

いたり，脊柱管狭窄症や変形性膝関節症が歩行障害の原因と誤解されていたりするケースが非常に多いのです。

「怒りっぽくなることは稀にあるらしい」とは言いますが，稀どころではなく，筆者の経験では，易怒性や興奮は少なくとも30％以上でみられます。

そこで筆者は2004年から，アリセプト®の処方に工夫を加えることにしました。開始量は規定の3mgではなく1.5mgに，治療量も規定の5mgではなく原則2.5mgにしました。すると明らかに患者さんが良くなったのです。易怒性や興奮だけでなく，1年後，2年後の記憶力の低下が明らかに改善したのです。患者さんたちは元気になり，2年後も3年後も自宅で家族と暮らせるケースが増えました。

このことからわかるように，アリセプト®は長期にわたって患者さんを良好な状態で維持することが可能な薬剤です。しかし，使い方次第で患者さんの状態を良くも悪くもする，まさに光と影の両面を持った薬なのです。

2 認知症治療薬で出現した副作用

1) 認知症治療薬が脳内環境・身体機能に及ぼす作用

　脳の中にはアセチルコリン（Ach）のほか，ドパミン（DOA）やセロトニン（Ser）などの数多くの神経伝達物質が存在しています。認知症治療薬のコリンエステラーゼ阻害薬は，Achを増加させて効果を発揮する薬剤ですが，Achを増加させすぎるとDOAなど他の物質が減少してしまいます。これが，ふるえ（不随意運動＝パーキンソニズム）や歩行困難，嚥下機能の衰えなど，運動機能の悪化の原因です（図2）。

　高齢者ではこの脳内のDOA量がもともと減少しているので，Achを増加させると容易にDOA欠乏症（パーキンソニズム）になり，不随意運動が出たり歩けなくなったりするのです。パーキンソニズムが出ると今度はDOAを増やす薬，パーキンソン病（PD）の薬が処方されることがあります。しかし，DOAを増やすと今度は幻覚が出ることがあり，幻覚が出ると今度は抗精神病薬が処方されます。高齢者の多くがこの足し算処方で身体が弱くなり，動けなくなります。まさに悪夢のような治療です。

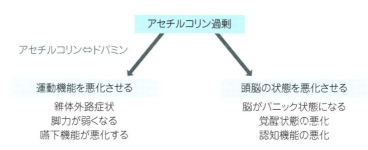

図2 ● 脳内のアセチルコリン過剰が身体機能にもたらす影響

2）認知症治療薬の副作用——易怒性，興奮，妄想

　易怒性や興奮，妄想も多く経験しました。「そういう目」で見ると実に多くのドネペジル（アリセプト®）の副作用がみえてくるのです。

　もともと怒りっぽい患者さんは，アリセプト®を服用するとほぼ100％怒りっぽくなります。また，もともとおとなしい患者さんでも，30％ほどは怒りっぽくなります。これらは年齢には関係ありません。ひどい場合には暴れて家族による介護が困難になることもあります。おじいさんがおばあさんに暴力をふるうようになったり，優しかったおばあさんが孫と今までにない口喧嘩をするようにもなります。

　妄想も出現します（図3）。お嫁さんに向かって「私の金を勝手に取っただろう！」「貯金を勝手に下ろしただろう！」「この泥棒猫！」などと暴言を吐いたり，被害妄想に陥ります。そんなことを言われたお嫁さんはおばあさんの介護ができなくなり，家を出て行き，家庭は崩壊します。

　怒りっぽくなると，それを抑えるために抗精神病薬が必要になります。アリセプト®の副作用で脚力が衰え，抗精神病薬でダメを押され，歩けなくなっている患者さんが世の中には少なくないと思われます。

　しかし，これらの治療は簡単です。アリセプト®を減量すればいいのです。一番簡単で確実な認知症治療です。足し算ではなく引き算の治療です。

　アリセプト®を半分の2.5mgにするだけで，多くの場合，易怒性も興奮も改善します。妄想もなくなることが多いのです。2.5mgでも興奮するようであれば一時中止にします。アリセプト®を減量すると認知機能が悪化

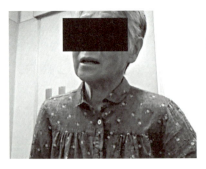

図3 ▶ アリセプト®5mgで易怒性，被害妄想が出現した症例

82歳女性，アリセプト®5mgで易怒性が出現。家に入って来た見知らぬ男2人に強姦されるという妄想も出現した。アリセプト®を減量後，妄想は消失。易怒性も改善した。「昔のお母さんに戻りました」と，娘さん。

する気がしますが，実際にはそういうことは稀です．アセチルコリンが過剰状態なのですから，減量してもちょうどよい状態になるだけなのです．

図4～6にアリセプト®服用中の副作用の症例を挙げました．アリセプト®減量あるいは中止後，いずれも状態が良くなっています．

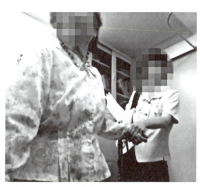

82歳女性，怒りっぽくて，万引きなど非道徳的な行動をする．介護する家族は大変．「田中角栄だろうが宮様だろうが平気なの！」と怒鳴り，横柄な態度をとる．

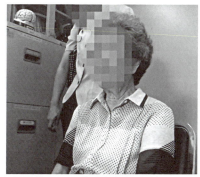

3週間後，アリセプト®を中止しただけで万引きをしなくなり，怒りっぽさもなくなり穏やかになった．おまけにおしゃれになり，化粧も上手にしている．認知機能も治療前と同じHDS-Rスコア22点であり，悪化していない．

図4 アリセプト®の服用中に万引きをするようになったが，服用中止後に穏やかになった症例

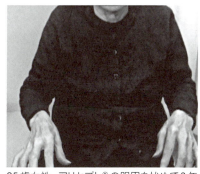

85歳女性，アリセプト®の服用を始めて3年経過し，最近手がふるえるようになった．箸が持ちにくくなったと言う．

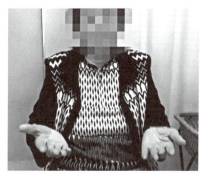

アリセプト®を中止したら3日で手のふるえが治まった．5mgから2.5mgに減量して継続．

図5 アリセプト®の服用から3年で不随意運動（手のふるえ）が出現し，服用中止後，3日で不随意運動が治まった症例

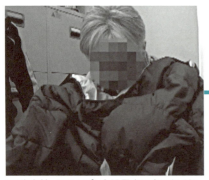
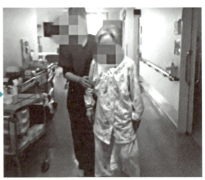

81歳女性，アリセプト®服用中に歩けなくなった。トイレは四つんばいで這っていく。食事も摂れない。

アリセプト®を中止して3日目には歩けるようになった。

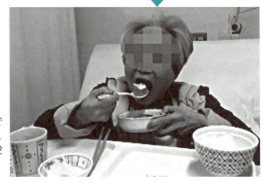

アリセプト®を中止しただけで食欲旺盛になり，元気になった。1カ月後，HDS-Rスコアは12点から18点に改善していた。

図6 アリセプト®の服用中，歩行・食事摂取が困難になったが，服用中止後に歩行可能となり，食欲が回復した症例

　重度の認知症の場合，一度アリセプト®を中止してみて頂きたいと思います。認知機能障害が良くなることがあります。

　また歩行障害があり，アリセプト®が処方されている場合には，一度，薬を半分に減量してみることをお勧めします。2週間でいいです。それで脚力が増すことがあります。

　認知機能が悪化するのでは？　と心配することはありません。2週間程度の休薬なら大丈夫です。それよりも歩けなくなることのほうが重大な問題なのですから。

3 ドネペジル少量投与の治療効果

1) ドネペジル少量投与の治療成績

筆者は以前からよく改訂長谷川式簡易知能評価スケール(HDS-R)で患者さんのデータをとっていたので，ドネペジル(アリセプト®)の常用量(規定量)と半量投与の治療のデータを比べてみました。すると驚くべき結果が得られました。なんと規定量の半分(2.5mg)での治療のほうが圧倒的に結果が良いのです。

少量投与では，HDS-Rスコア「＋3点以上の有効」が4％から23％に，「－3点以上の悪化」が50％から15％に減少しました(図7)。非常に良くなったのです。

評価対象はほとんどが1年以上治療を継続できた症例です。1年以上治療できた場合は，明らかに半量での治療のほうが結果が良いのです。

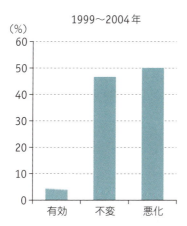
開始量3mg，維持量5mgで実施。治療前後の評価が可能であった58例の評価。

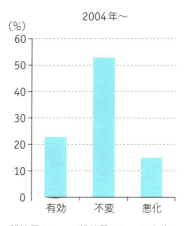
開始量1.5mg，維持量2.5mgで実施。治療前後の評価が可能であった52例の評価。
(2004年から少量投与を実施)

有効：HDS-R ＋3点以上の改善　悪化：HDS-R －3点以上の悪化　不変：どちらでもない

図7　ドネペジル(アリセプト®)の治療成績：HDS-Rでの結果

アリセプト®を規定量の5mgで治療していたときには，1年，2年と経過すると認知症が悪化し，あるいは身体が弱くなり，他院に入院されたり，施設入所となって通院されなくなったりする患者さんが多かった（図8）のですが，原則2.5mgで治療するようになり，1年，2年と元気に生活を維持できている高齢患者さん（図9）が増えたのです。認知症であっても，何年も通院してくれるようになりました。

今では5年以上元気な状態を維持している患者さんも数多くいます。もの忘れはありますが，認知症もさほど悪化してはいません。85歳以上の患者さんの場合，記憶力の低下がゆっくりな神経原線維変化型老年期認知症（SD-NFT）の患者さんもいると思われますが，規定の半量の維持量で有効に保てています。

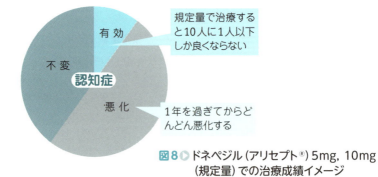

図8 ▶ ドネペジル（アリセプト®）5mg，10mg（規定量）での治療成績イメージ

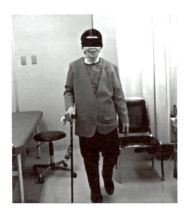

図9 ▶ アリセプト®減量後，歩行可能となり，HDS-Rスコアも改善した症例

91歳女性，治療前は1人で歩けない状態であった。しかし，10mgから5mgに減量して1カ月後，1人で歩けるようになった。2カ月後には，HDS-Rスコアも17点から20点に改善していた。

2) 考察──ドネペジル少量投与の治療成績

ドネペジル（アリセプト®）の少量投与がよいという報告はありません。むしろ重症例は10mgでないといけないとも言われています。筆者の研究結果は大規模臨床試験の結果とは明らかに異なるものです。なぜこうなるのかはわかりませんが，もしかしたら観察期間や年齢，体重，感受性の違いに原因があるのかもしれません。

①観察期間

多くの臨床試験は数カ月で評価されています。長くても1年程度ではないでしょうか。しかし患者さんを注意深く観察し，1年，2年経過後に評価すると，規定量の5mgよりも2.5mgのほうが成績が良いのです。規定の常用量を使い，過量投与になった場合には，むしろ患者さんの認知症を悪化させているのではないかと思われます。

②年　齢

大規模臨床試験は比較的若年の元気な患者さんが対象のようです。対して我々が治療する患者さんは高齢者が多く，当院では平均79歳です。半数は80歳以上で，85歳以上の患者さんも多くいます。70歳の元気な高齢者と，弱々しい90歳の高齢者が同じ投与量でよいとはとても思えません。

③体　重

よく海外の臨床試験のデータが持ち出されますが，欧米の高齢者は体重80kgぐらいの人が多いのです。日本人の場合，40kg以下のおばあさんもいます。

④感受性

薬の効き方（感受性）そのものも，欧米人と日本人（東洋人）とでは異なるのではないかと思います。特に神経に関係する薬の場合，海外の臨床試験の投与量データは日本人，東洋人にはそのまま当てはめられないのではないかと考えます。

◎

アリセプト®を使う場合，特に80歳以上の高齢者の場合は0.75mgから2.5mgの間で治療すれば，2年後も3年後も元気で家族と一緒に暮ら

せているケースが多いのです。認知症が治っているわけではないけれど，悪くはなっていません。何より幸せに暮らせています。

2.5mgで不十分だと思われたら，そのときには5mgに増やせばよいのです。しかし5mgに増やしてもあまり変化がないようであれば，2.5mgに減らします。少なめのほうがよいのです。

耐性と言ってもいいかもしれません。コリンエステラーゼ阻害薬を使い過ぎるとだんだん効果がなくなります。さらに増量すれば一時的にはよいでしょうが，そのうちにまったく効かなくなります。

そして過量投与を続けると，今度は脚力が衰えてきます。70歳の患者さんでも歩行が困難になることがあります。身体が硬くなり，動作も鈍くなります。

易怒性や興奮があるのなら，なおさらです。怒りっぽくて暴れるおばあさんよりも，優しくて愛嬌のあるおばあさんのほうが家族や介護者はよいに決まっています。

疑問の多い認知症治療薬の増量規定

1）現在の認知症治療薬の増量規定

2007年，ドネペジル（アリセプト®）10mgが登場しました。そして2011年にはリバスチグミン（イクセロン®・リバスタッチ®）やガランタミン（レミニール®），メマンチン（メマリー®）などの新しい認知症治療薬が登場しました。そこから状況は一気に悪化しました。認知症治療薬の副作用と思われる症状がみられる患者さんが急増したのです。

認知症400万人，予備軍を含めると800万人時代と言われるように，確かに認知症は増えたと思います。しかし，認知症の新薬が増えたことで一気に悪化する患者さんが増えたように思うのは気のせいでしょうか。

◎

アリセプト®10mgで歩けなくなる，動けなくなる患者。アリセプト®

だけではありません。イクセロン®・リバスタッチ®でもレミニール®でも同様の副作用があります。メマリー®でも歩けなくなり，食事ができなくなることがあります。すべての認知症治療薬に思わぬ副作用があります。

　認知症治療薬の治療量はアリセプト®が5mg，重度の場合は10mg。イクセロン®・リバスタッチ®が18mg。レミニール®は16mg（8mg＋8mg）あるいは24mg（12mg＋12mg）。メマリー®が20mgです（図10）。

　開始量はそれよりも少ない量ですが，これらは嘔気などの副作用を回避するために設けられた初期投与量であり，原則として治療量にまで増量することが求められています。これが認知症治療薬の増量規定です。

　アリセプト®には症状により適宜減量するという用法・用量の変更が数年前にありましたが，その情報は十分には周知されていません。イクセロン®・リバスタッチ®も，レミニール®も，メマリー®も，原則として治療量まで増量することが求められています。この増量規定をやみくもに患者さんに適用すると多くの問題が出てくるのです。

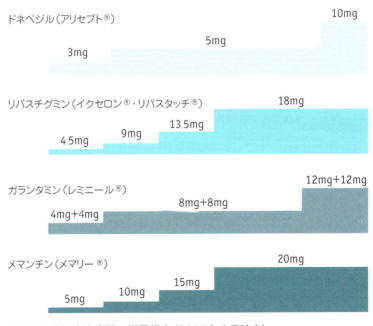

図10　認知症治療薬の増量規定（2017年3月時点）

2) 影響の大きい超レスポンダーの存在

認知症治療薬の効果のイメージを図11に示します。

コリンエステラーゼ阻害薬など認知症治療薬にはレスポンダー（効果が得られやすい患者さん）とノンレスポンダー（効果を得られにくい患者さん）がいます。

問題は超レスポンダーという，薬がとても効きやすい患者さんが数多くいることです。レビー小体型認知症（DLB）であることが多いのですが，アルツハイマー型認知症（ATD）の中にも超レスポンダーがいます。この超レスポンダーは少量の薬で著効するのですが，増量するに従って逆に認知機能が悪化するのです。極少量で効果がある患者さんほど，副作用も現れやすいのです。

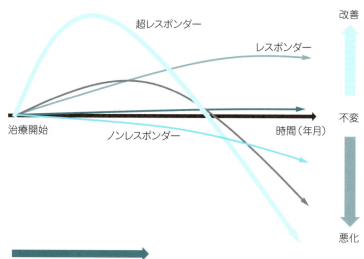

薬剤増量

ドネペジル（アリセプト®）3mg→5mg→10mg
リバスチグミン（イクセロン®・リバスタッチ®）4.5mg→9mg→13.5mg→18mg
ガランタミン（レミニール®）4mg+4mg→8mg+8mg→12mg+12mg

図11　患者さんの感受性の違いによる認知症治療薬の効果のイメージ

5 すべての認知症治療薬に副作用がある

　ドネペジル（アリセプト®）の副作用を実感して以降，患者さんの身体の変化をよく観察するようになったわけですが，そこから様々なことがわかってきました。

　認知症治療薬（コリンエステラーゼ阻害薬，NMDA受容体拮抗薬）の作用と副作用を一覧にしました（**表1**）。

表1 ▶ 認知症治療薬の作用と副作用

	作用		副作用					
	覚醒 意識↑	元気 記憶↑	嘔気 食欲低下 下痢	易怒 興奮 妄想	歩行障害 不随意運動	めまい ふらつき	眠気	頻尿 尿失禁 便失禁
ドネペジル （アリセプト®）	○	○	◎	◎	—			
リバスチグミン （イクセロン®・ リバスタッチ®）	◎	○	○	△	○	—	△	○
ガランタミン （レミニール®）	△	○	◎	△	△	△	○	○
メマンチン （メマリー®）	—	△	—	○		◎	◎	—

1）コリンエステラーゼ阻害薬の副作用

　コリンエステラーゼ阻害薬は，アリセプト®，リバスチグミン（イクセロン®・リバスタッチ®），ガランタミン（レミニール®）です。添付文書では消化器系の副作用などが多く記載されていますが，実際には**表1**のような副作用があります。

① ドネペジルの副作用

　ドネペジル（アリセプト®）はコリンエステラーゼ阻害薬3剤の中でも特に易怒性，興奮が認められます。易怒性や興奮だけでなく，嘔気や下痢，

脚力の衰え，不随意運動（ふるえ）や硬直が認められたり，嚥下機能が悪くなったりします。また，妄想の悪化や徘徊もあります。

　また認知症治療薬を服用している患者さんで頻尿や尿失禁で悩んでおられる方は実に多いのですが，これは家族・介護者にとっても切実な問題です。アリセプト®などのコリンエステラーゼ阻害薬を服用中の患者さんで頻尿や尿失禁で悩んでいる場合，頻尿治療薬の抗コリン薬が処方されていることがあります。アセチルコリン（Ach）を増やす薬を処方されていながら，抗コリン薬が処方されているのです。末梢のコリン受容体にはほとんど作用しないとも言われていますが，実はコリンエステラーゼ阻害薬を減量すると，頻尿や尿失禁，さらに便失禁も改善することがよくあるのです。アリセプト®だけではありません。イクセロン®・リバスタッチ®，レミニール®など他の薬でも同様です。便失禁の問題は介護者にとって切実な問題です。トイレや居室を便で汚されることは非常に大きなストレスになります。

② リバスチグミンの副作用

　リバスチグミン（イクセロン®・リバスタッチ®）は，覚醒させる作用は3剤の中で一番強いのですが，これもやはりアリセプト®と同じように過量投与で歩行が困難になるという副作用があります（図12）。しかもこの

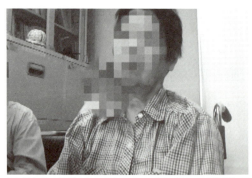

82歳女性。リバスタッチ®13.5mgから18mgに増量して1週間で歩けなくなり車椅子になった。

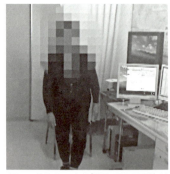

18mgから9mgに減量して3日で歩けるようになった。2カ月後にはHDS-Rスコアも5点から7点にアップ。認知機能も改善がみられた。

図12 リバスタッチ®増量後，歩行困難になり，減量で歩行可能になった症例

歩行が困難になる副作用は出現が早く，貼付開始後数日で現れます．貼付の翌日に脚力が弱くなることもあります．アリセプト®で歩行が困難になるのは数カ月から1年後と遅発性であるのと対照的です．

また易怒性や興奮，妄想は，アリセプト®よりも少ないのですが，認められます．眠気，傾眠が認められることもあります．

③ガランタミンの副作用

ガランタミン（レミニール®）は，脳を覚醒させる作用は弱く，易怒性，興奮も少ないのが特徴です．これは他の2剤に比べAchを増やす作用（コリンエステラーゼ阻害作用）が弱いからです．

比較的使いやすいレミニール®ですが，その代わり嘔気などの消化器症状は3剤の中で最も強力であり，歩行障害や不随意運動などの副作用（Ach過剰の症状）は少ないものの，めまい，ふらつき，傾眠などがあるので注意が必要です．

頻尿，尿失禁，便失禁（図13）などは3剤とも副作用としてありますが，レミニール®には便失禁と，常に便意を感じるという特徴的な副作用があります．

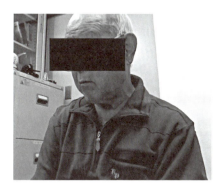

図13 ▶ レミニール®で失禁がみられた症例

82歳男性，レミニール®で尿失禁だけでなく便失禁もみられるようになった．レミニール®を8mg×2から4mg×2に減量して便失禁はなくなった．

④コリンエステラーゼ阻害薬のその他の副作用

表1には挙げていないのですが，コリンエステラーゼ阻害薬で意外と多い副作用が胃潰瘍です．コリンエステラーゼ阻害薬は嘔気などの消化器症状という副作用だけでなく，胃潰瘍をつくることが少なからずあるのです．外科医や消化器内科医の間では「アリセプト®胃潰瘍」は以前より知

られており，かなり大きな胃潰瘍ができていることもあるそうです。当院でもたまにコリンエステラーゼ阻害薬を処方している患者さんで胃が痛くなり，消化器科を受診される方がいます。処方するときに前もって説明をしているのですが，どうも「頭の薬」で「胃が悪くなる」というイメージがないせいか，胃が痛くなり下血して他の病院の消化器科で胃内視鏡検査をされる患者さんがいます。プロトンポンプ阻害薬などの消化性潰瘍治療薬との併用がよいとも言われますが，やはり注意したいところです。

また重篤な副作用としては不整脈の悪化があります。コリンエステラーゼ阻害薬は重度の徐脈の患者さんには禁忌なのですが，中等度の徐脈の場合には処方されることがあります。たとえ規定量以下であっても患者さんによってはコリンエステラーゼ阻害薬が過量投与になってしまうことはあるので，仮に重度ではない徐脈でも心停止，突然死につながる重大な副作用となりうる点に注意が必要です。

2) NMDA受容体拮抗薬の副作用

メマンチンの副作用

メマンチン（メマリー®）はコリンエステラーゼ阻害薬ではありません。脳神経細胞保護を目的にした認知症治療薬（NMDA受容体拮抗薬）で，病気の進行を抑える働きを持つ薬ですが，現在では易怒や興奮などの行動・心理症状（BPSD）の治療に使われることが多くなりました。

メマリー®の副作用として，開始量の5mgからたまに易怒，興奮などの症状がみられることがあり，また増量により，めまいやふらつきが認められることもあります。眠気が強く出て動けなくなることもあります。めまいやふらつきなどの副作用のため，治療量の20mgで維持治療できるのは全体の3割くらいのようです。

メマリー®の難しいところは，これらの副作用の出現が前もって予測できないことであり，ある程度予測できるコリンエステラーゼ阻害薬の副作用とは異なるところです。そのためプライマリケア医がメマリー®を使いこなすことはきわめて困難だろうと考えられます。

メマリー®は長期間，筆者の経験からは2年以上服用してもらえれば効

果を認めることもある薬なので，規定量にとらわれず服用可能な量で長期間継続してもらうのがよいと思います。

◎

　様々な副作用を挙げてきましたが，これらの副作用は各薬剤の添付文書にはほとんどみられません。これらの副作用はなぜ，大規模臨床試験や市販後調査では明らかになってこなかったのでしょうか。認知症患者を多く診ている医師には易怒性や興奮はよく知られた副作用です。

　これらの副作用は決して稀なものではなく，また副作用を指摘しているのは筆者だけではありません。多くの専門医は知っている事実です。

　認知症400万人，その予備軍を含めると800万人時代と言われるようになり，認知症とその治療薬に世間の注目が集まるようになりました。いたるところで認知症の講演や薬剤の広報が行われていますが，その割にはこれらの副作用に対する注意喚起の情報が少ないように感じます。今後もっと多くの情報収集をして知見を集積し，有効性だけでなく副作用についても広く情報を共有することが，これからの時代に必要だと思います。

column 国が認知症治療薬の少量投与を認めた！

　2016（平成28）年6月1日，厚生労働省から画期的な事務連絡が発出されました。各都道府県の国民健康保険団体連合会（国保連）の中央会と，社会保険診療報酬支払基金宛に，規定量未満の投与に対しても症例に応じて薬剤料を支払うようにという内容です。

　この事務連絡には，添付文書が規定する用量未満でも一律に査定するの

ではなく，診療報酬明細書（レセプト）に記載された投与理由などを参考に，医学的に判断すること，とあります。これは，すべての認知症治療薬（抗認知症薬）を対象にしたものであり，開始量から増量しないケースや，最低用量未満での使用も含まれるそうです。ドネペジル（アリセプト®）だけでなく，リバスチグミン（イクセロン®・リバスタッチ®），ガランタミン（レミニール®），メマンチン（メマリー®）でも，患者さんに合わせた少量処方が可能となったのです。

　アリセプト®などの認知症治療薬は，規定量で治療すると患者さんによっては興奮や歩行障害などの副作用が出て介護が困難になることから，これまでも一部の医師は規定量以下での治療を行ってきました。しかし，都道府県によっては，規定量に満たない少量投与では支払い請求を認めない（レセプトをカットされる）ことがあり，これが問題となっていたのです。診療報酬の支払いが認められないことが，少量処方を控える原因にもなっていました。

　この通達は，易怒性や興奮など認知症治療薬の様々な問題を国が認め，また少量処方を容認し，認知症治療薬の増量規定を事実上撤廃したということで大きな意味を持ちます。

> アリセプト®：2.5mgでも1mgでもOK！
> イクセロン®・リバスタッチ®：4.5mgでもOK！
> レミニール®：4mg×2でもOK！

　これでやっと個々の患者さんに合わせた認知症治療が可能となりました。規定量でも問題のない患者さんも大勢いるのですが，高齢者では副作用により患者さんの状態を悪化させたり介護を困難にするケースがかなりあります。患者さん1人ひとりをよく診て，副作用で困らないような処方を心がけましょう。そのためには認知症治療薬の様々な副作用を知り，見逃さないようにすることが大事です。

Ⅲ章
認知症治療薬の使いこなし

1 ドネペジル（アリセプト®）の使いこなし

1 ドネペジルの至適用量

　図1を見て下さい。これは当院で行ったドネペジル（アリセプト®）の最終治療量（2014年のデータ）です。治療期間は最低1年です。

　効いたら増やさない，副作用が出たら減量するという方法で治療した場合，最も多い最終治療量は2.5mgでした。ついで規定量の5mgですが，その次に多かったのが1.5mgです。当院では0.75mgも使うので，1.0mg以下で維持した症例もあります。全体の平均は3.11mgです。最終治療量が10mgであった症例は1例もありません。

　1年以上維持，あるいはさほどの悪化なく治療できているということは，いわば治療成功例です。治療成功例は少量投与が多いのです。

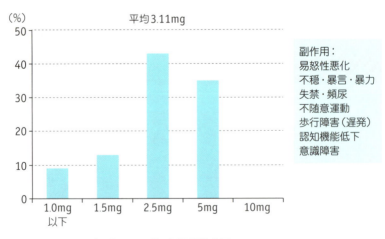

図1 ● ドネペジル（アリセプト®）最終治療量　　（誠弘会 池袋病院，2014年）

1999年にアリセプト®が発売になって以降，数多くの認知症患者さんに使用してきたわけですが，易怒性が悪化したり，興奮した患者さんは数知れず，初期の頃は認知症との戦いではなく，アリセプト®の副作用との戦いという感じでした。自験例では易怒性や興奮はアリセプト®を処方した症例の30%以上で認められます。もともと易怒性のある患者さんは100%悪化します。

　当初はチアプリド（グラマリール®）などの薬で抑えながら使っていましたが，それでもコントロールは難しく，本当に困っていました。家族も介護困難になり疲弊しますが，診察する医者も治療困難になり苦労します。

　しかし，アリセプト®を既に飲んでおられる患者さんの興奮の治療は簡単で，薬を止めるか減らすかすれば良くなる（図2）ことがわかったので，この点ではずいぶん家族や介護者に感謝されました。

　遅発性に現れる歩行障害や頻尿などの問題は前章で述べましたが，これらは減量するだけで簡単に解決する問題なので，わかってさえいればよいと思います。アリセプト®は，認知機能を改善させる前に興奮させ，知らず知らずのうちに歩行機能を減弱させ，日常生活動作（ADL）を低下させることがある薬だということです。

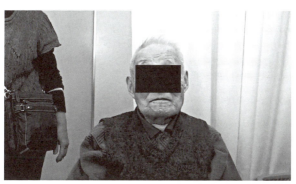

図2　アリセプト®を中止し，興奮が治まった症例

92歳男性，アルツハイマー型認知症，神経原線維変化型老年期認知症（SD-NFT）疑い。
アリセプト®5mgで興奮あり。アリセプト®を中止したところ，興奮は消失し，元の穏やかなお父さんに戻った。現在はシロスタゾール（プレタール®）50mg×2だけで治療している。半年後のHDS-Rスコアは6点から7点となり，悪化していない。

また，アリセプト®5mgを服用してもらい，少し認知機能が改善したかな？ と感じても，1年を過ぎると認知機能が悪化していきます。10mgに増量すれば，少し元気が出たかな？ と感じることはありますが，その後またどんどん悪くなります。そして最後はコントロールできない状態になってしまいます。

しかし，それでもアリセプト®は良い薬と言えます。"使い方を間違わなければ"良い薬なのです。

認知症は脳の変性疾患ですから治すことはできません。認知症の進行を止めることは今の医学ではできません。しかし患者さんを良い状態で，長く幸せに暮らせるようにすることは可能です。その方法は認知症治療薬の適量処方，多くの場合，少量投与です。

2 ドネペジルの少量治療

筆者は2004年以降，ドネペジル（アリセプト®）の開始量は規定の3mgではなく半量の1.5mgとしています。そして治療量は5mgではなく，原則2.5mgです。それで維持して不足するかなと感じた場合にだけ5mgに増量しています。

これだけで悪化する症例が半分以下に減ります。逆に認知機能が良くなる症例が何倍にも増えます。

治験のような半年後の評価ではありません。1年後，2年後の評価では半量での治療結果が良いのです。通常説明されている「悪化を7〜8カ月から1年くらい遅らせることができる」のではなく，少量投与であれば1年以上良い状態を維持できます（図3）。

アリセプト®10mgは使いません。10mgまで増量して，2年後，3年後まで良い状態で維持できたことは過去にありません（図4，5）。他医で治療され，10mgを飲んでいる患者さんは何人も診たことがありますが，10mgで維持し，2年後も良い状態であった患者さんを経験したことはありません。10mgに増量し，元気になったかな？と思うのは最初だけです。

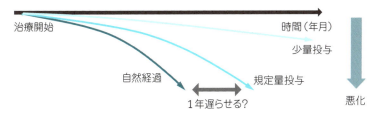

図3 ドネペジル（アリセプト®）の少量長期投与の効果のイメージ

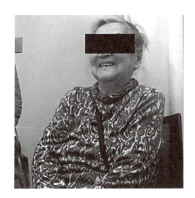

図4 アリセプト®で徘徊するようになった症例

90歳女性．アリセプト®10mgを処方され，徘徊するようになった．家を出て転倒し，怪我をしたため当院を受診．HDS-Rスコア8点．落ちつきがなく，表情は暗く，いつも何か思いつめているという。
アリセプト®を2.5mgまで漸減したところ徘徊はなくなり，笑顔が増え（左図），家族とよく会話をするようになった．1年後，HDS-Rスコアは8点で減量前と変わっていない。

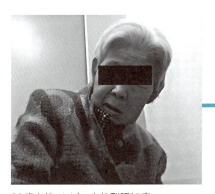
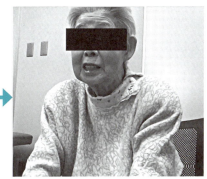

83歳女性，レビー小体型認知症。
前院でアリセプト®10mgを処方されていた。小規模多機能施設に入所。毎日薬を飲むようになってから，食事が飲み込めなくなり，歩行困難になり，失禁もみられるようになった。

当院に転院。アリセプト®を漸減。最終的にアリセプト®2.5mgまで減量した。HDS-Rスコアは減量前の15点から減量後は17点にアップしている。

図5 アリセプト®を10mgから2.5mgまで漸減し，症状が改善した症例

その後必ず記憶力が悪化し，ADLが低下していきます。これに易怒性や興奮，妄想を抑えるために抗精神病薬を併用した場合には，さらに認知機能は早く悪化します。身体機能も低下し，生命予後を悪くします。認知機能を改善することばかりをめざし，過量投与となり，逆に認知機能の悪化を早めてしまうのです。

認知症治療薬の副作用を抑えるために抗精神病薬を使うことは実にナンセンスだと思います。もし興奮や妄想，徘徊が認められた場合には，まず認知症治療薬を減量することが必要です。何より大事なのは，初めから過量投与にならないような処方をすることです。

3 ドネペジル・マイクロ治療

最近筆者はドネペジル（アリセプト®）0.75～1.5mgという極少量での治療も積極的に行っています。細粒を使いますが，85歳以上の高齢者のアルツハイマー型認知症（ATD），またはレビー小体型認知症（DLB）かもしれないATD，DLB，脳血管性認知症（VD）に対する治療です。

高齢者やDLBでは，このような少ない量でも良い治療成績が得られるのです。筆者はドネペジル（アリセプト®）・マイクロ治療と呼んでいます（図6）。

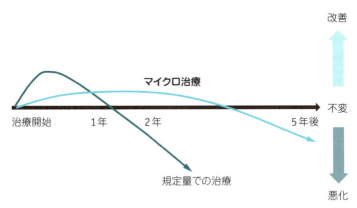

図6 ▶ ドネペジル（アリセプト®）・マイクロ治療の効果のイメージ

1）ドネペジル・マイクロ治療の投与量

　マイクロ治療とは，ドネペジル（アリセプト®）0.75mgまたは1.0mgで治療を開始し，原則1.5mgで維持する方法です。半年観察し，不十分だと思われた場合には2.0mg，最大2.5mgまで徐々に増量します。

　マイクロ治療では，アリセプト®は細粒を使います。きわめて微量であり，調剤しにくいので乳糖で5倍に賦形しています。

2）ドネペジル・マイクロ治療の考え方

① 原則高齢者に限定して実施

　この治療の目標は，認知症の患者さんが5年後も元気で幸せに暮らせることです。low-dose（低用量）過ぎて患者さんの認知症を悪化させるのではないかと思われるかもしれませんが，それは若年性アルツハイマー病の場合です。64歳以下の場合にはマイクロ治療は行いません。

　85歳以上のアルツハイマー型認知症（ATD）と診断された患者さんの中には，神経原線維変化型老年期認知症（SD-NFT）も数多く含まれていることが予想されます。SD-NFTはタウオパチー（アミロイドβは少なく，タウ蛋白質のみが蓄積する病気）の一種であり，記憶機能がゆっくりと悪化する認知症ですが，ATDとの鑑別は非常に難しいのです。このSD-NFTの患者さんは認知症治療薬の過量投与で容易に認知機能と日常生活動作（ADL）が悪化します。しかしマイクロ治療であれば，たとえSD-NFTであっても，悪化させることなく何年も良い状態を維持できます。

② 経過に合わせて処方量を調整

　また，認知症の患者さんの経過を何年もみているとわかることですが，高齢者の認知症は刻々と変化していきます。治療開始時にはATDであっても，5年後もATDであるとは限りません。1年を過ぎるとピック化してくることもありますし，2年後にはレビー化していることもあります。

　ドネペジル（アリセプト®）の治療量が多いままだと，初めは認められなかった易怒性や興奮，妄想などが悪化してくることもあります。また認知症の終末期には，寝たきりになることもあります。最後まで同じ量で治療

すると，いつの間にか患者さんを弱らせてしまうことが少なくないのです。

ドネペジルに限らず，コリンエステラーゼ阻害薬は，そのときの患者さんの症状によって処方量を変える，多くの場合は減量するというフレキシブルな考え方で治療したほうがよいと思います。

③ リスクを避けるための処方

アリセプト®を0.75mgで開始すれば，ATDと思った症例が仮に薬剤感受性の強いレビー小体型認知症（DLB）であっても思わぬ失敗がありません。アリセプト®5mgが問題なく飲めるDLBは一部の元気な若年のDLBであり，75歳以上の高齢者のDLBでは極少量のアリセプト®でないと治療はできません。

実際，リバスチグミン（イクセロン®・リバスタッチ®）が登場する以前，筆者はアリセプト®を0.5～2.5mgの間で微調整しながらDLBを治療していました。高齢者のDLBの場合，1.5mgでも副作用で悪くなることがあります。歩けなくなり，食事ができなくなります。しかし0.75～1.0mgで治療を開始すれば失敗はほとんどありません。少量治療を実施して5年以上を経て，まったく悪化しないDLBの患者は何人もいます。

筆者が勧めるDLBの第一選択はイクセロン®・リバスタッチ®ですが，皮膚症状などの理由で貼付薬であるイクセロン®・リバスタッチ®が使えないこともあります。その場合には，筆者はこのドネペジル・マイクロ治療を行っています。

また，仮に脳血管性認知症（VD）であっても，0.75mgの低用量で開始すればうまくいくことが多いのです。VDには，もともとさほどアリセプト®は効きません。脳内のアセチルコリン（Ach）があまり低下していないからです。むしろ過量投与になることで易怒性や興奮が悪化したり，認知機能が低下したり，脚力が弱くなったりすることもあります。コリンエステラーゼ阻害薬で治療がうまくいくよりも悪くなることが多いのです。脚力が弱くなればADLも下がります。そこで低用量での治療です。少しだけAchを補充して60点を狙うのです。高得点を狙うと失敗します。

表1にドネペジル少量治療とマイクロ治療，図7にドネペジルを用いた「かんたん治療」をまとめました。

認知症治療の目標は何でしょうか？ ミニメンタルステート検査（MMSE）や改訂長谷川式簡易知能評価スケール（HDS-R）のスコアを2点上げることでしょうか？

表1 ● ドネペジル（アリセプト®）少量治療とマイクロ治療

	少量治療	マイクロ治療（細粒使用）
対象	高齢者のアルツハイマー型認知症	●85歳以上の高齢者のアルツハイマー型認知症 ●レビー様のアルツハイマー型認知症 ●レビー小体型認知症 ●脳血管性認知症
開始量	1.5mg	0.75mgまたは1.0mg
維持量	原則2.5mg	原則1.5mg
増量・減量について	●不足すると判断された場合にのみ5mgに増量する（10mgは使わない） ●易怒性，興奮，歩行障害，頻尿，失禁の増加があった場合には減量する	●半年観察し，不十分だと思われた場合には2.0mgを経て2.5mgまで増量 ●過量と思われた場合には減量する

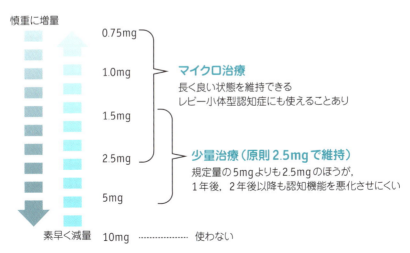

図7 ● ドネペジル（アリセプト®）を用いた「かんたん治療」

記憶力を少し改善するために怒りっぽくなったり，暴れたり，妄想が増えて家族や介護者が苦労するよりも，めざすべきは患者さん本人と家族，介護者の幸せな生活ではないでしょうか。ましてや添付文書に規定されている治療量では長期の効果は望めないのです。

アリセプト®は少量でも効果を認める薬です。しかも少量なら長期間の効果が期待できます。「効果がある」を「記憶力が良くなる」とイコールとすると難しいかもしれませんが，「効果がある」を「長く幸せな生活が送れる」という意味とするならば，アリセプト®の少量治療，マイクロ治療は間違いなく効果がある治療法です（**図8〜10**）。

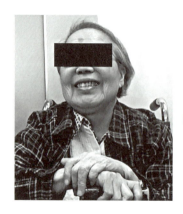

図8 アリセプト®5mgから0.75mgまで減量し，症状が改善した症例

90歳女性，アルツハイマー型認知症。アリセプト®5mgから徐々に0.75mgにまで減量し，易怒性，興奮は消失。HDS-Rスコアも14点から15点に改善。

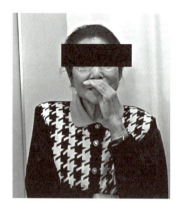

図9 アリセプト®1mg服用で3年経過後も悪化なしの症例

94歳女性，アルツハイマー型認知症，神経原線維変化型老年期認知症疑い。アリセプト®1mgで長期間元気。治療開始前のHDS-Rスコアは15点。3年経過後も15点と，悪化なしで経過している。

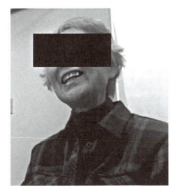

図10 アリセプト®の少量治療（0.75mg）での長期維持症例

73歳女性，アルツハイマー型認知症のフロンタルバリアント。アリセプト®0.75mgと極少量のクロルプロマジン（ウインタミン®）で3年以上治療できている。

column　ドネペジルの隔日投与法

　認知症治療でよく問題になるのは服薬管理です。面倒をみてくれる家族が同居していればよいですが，認知症のご夫婦2人暮らしというケースや，独居の場合には服薬管理が困難になります。

　家族や介護者がいない場合，1日2回の薬をちゃんと飲めるでしょうか？　貼付薬を間違いなく毎日貼り替えられるでしょうか？　なかなか難しいと思います。

　読者のみなさんも，薬を飲まずに溜め込んで，娘さんに注意されるのが嫌で，袋ごと薬をゴミ箱に捨ててしまうお年寄りのケースを経験したり，話に聞いたりしているのではないかと思います。

　中等度以上の認知症で独居の場合，まともな服薬管理はできません。介護保険を使ってヘルパーの訪問介護やデイサービスを利用されていればその日だけは薬を管理することができます。しかし毎日は無理ですし，1日2回服用の薬では困難です。

　そこでドネペジル（アリセプト®）の隔日投与法です。これは2日に1回，あるいは週に3日，あるいは4日だけアリセプト®を服用するという治療法です（図1）。

	月	火	水	木	金	土	日	
ドネペジル 5mg錠	○		○		○		○	週4
ドネペジル 5mg錠	○		○		○			週3

週3日，週4日の内服でもOK（偶数日内服などの隔日でもOK）。

図1 ▶ ドネペジル（アリセプト®）隔日投与法

たとえば奇数日だけアリセプト®5mgを内服して，偶数日には内服しない，あるいは月，水，金，日の週4日だけアリセプト®5mgを内服します。月，水，金の週3回でもかまいません。これで半量投与（2.5mg/日）と同等量になります。デイケアの利用が週3回であれば，薬をデイケア施設に預けて，その日だけ服用してもらう（飲ませてもらう）のです。

アリセプト®は半減期が長く，脳内の滞留時間がきわめて長い薬です。その特性を利用するのです。

規定の投与方法とは違いますが，治療できないのですから「背に腹は代えられない」のです。もちろん毎日確実に服用するのがよいのですが，自分で服用できないのであれば週に3回でもいいから確実に飲んでもらうのです。

筆者はこの方法で何人もの患者さんを治療していますが，比較的良好な結果が得られています。

まとめ

ドネペジル（アリセプト®）の失敗しない使い方

規定にとらわれない処方量を

　ドネペジル（アリセプト®）の初回投与量は規定では3mgですが，筆者は半量の1.5mgを推奨します。また維持量も規定の5mgではなく，半量の2.5mgで治療することを推奨します。規定の5mg，10mgを服用できるのは，元気な若年性アルツハイマー病の患者が主ですが，若年性アルツハイマー病でも過量投与でコンディションを落とすことがあります。

　2.5mgで不十分だと考えられた場合には5mgに増量すべきですが，易怒性などの副作用が認められた場合には，抗精神病薬を併用するのではなく，躊躇なくアリセプト®を減量すべきです。

　投与量を減らすと認知機能が悪化すると思われますが，実際にはさほど変わりません。過量投与になっている場合には，減量により逆に認知機能が良くなることが多いのです。

　認知症が重症化しても，筆者は10mgの使用は勧めません。10mgに増量して良いと感じる症例はきわめて少ないですし，少し元気になったと思っても，1年を過ぎるとさらに悪化します。この悪化のレベルは，少量投与で数年治療したレベルよりもさらに悪い状態です。

高齢者には慎重に──マイクロ治療を推奨

　80歳以上の高齢者であればさらに慎重に，最大2.5mg以下で治療することを推奨します。85歳以上で発症した高齢者の認知症は，アルツハイマー型認知症（ATD）ではなく，脳血管性認知症（VD）やレビー小体型認知症（DLB），あるいは神経原線維変化型老年期認知症（SD-NFT）などである可能性があります。これらの認知症は規定量では過量投与になることがほぼ必然なので，さらに慎重な治療が必要

です。筆者は原則1.5mgで維持するマイクロ治療を推奨します。マイクロ治療には細粒を使用します。

レビー小体型認知症には第二選択

最近適応が追加されたDLBですが，筆者はDLBにアリセプト®を使うことはまったく推奨しません。推奨するDLBの第一選択はリバスチグミン（イクセロン®・リバスタッチ®）であり，同薬が貼付薬であることのデメリットを除けばアリセプト®にメリットはありません。

幻視を消すのも，認知機能を良くするのも，イクセロン®・リバスタッチ®のほうが格段に効果があります。もし皮膚症状などでパッチが使えずアリセプト®でDLBを治療する場合には，0.75～2.5mgを目安に治療しましょう。

脳血管性認知症にも使える

少量投与であればVDにも使えます。高齢者では少なからずアセチルコリン（Ach）が低下しています。格段には良くならないまでも，少しだけAchを補充して，少し良くする（元気にする）ことを考えましょう。

認知機能が悪化しても必要以上に増量しません。VDの場合，脳内のAchはあまり減っていないので，必要以上に前頭葉を賦活すると，興奮したり，妄想がひどくなるだけです。使う場合には過少投与と思えるくらいの少ない量で，100点ではなく60点をめざしましょう。

前頭側頭型認知症（ピック病）には使用しない

これは非常に大事です。前頭側頭型認知症（FTD：ピック病）と考えられた場合，あるいは疑いがある場合には，アリセプト®は間違いなく症状を悪化させます。前頭葉を賦活させすぎて脳内のバランスを崩すのです。

ただでさえコントロールが難しいピック病です。認知症だからといってアリセプト®を処方することは絶対に行ってはなりません。前頭葉症状の悪化は犯罪や事故の原因にもなりかねません。

重症例ではドネペジルを止める

既に寝たきりになり，食事も摂れないような高齢の患者さんに，漫然とアリセプト®5mgあるいは10mgが処方されていることが多々あります。おそらく重症の認知症だからということで，良かれと処方しているのだとは思いますが，間違いなく状態を悪化させています。

このような場合には，すぐにアリセプト®を中止して下さい。中止することで，あれよあれよという間に状態が良くなることがあります。食べられないはずなのに，また食事ができるようになることもあります。筆者はこれまでに何十例も見てきました。もしそういった症例があった場合には，ぜひ試みて下さい。

徐脈と心不全に注意

アリセプト®には徐脈を悪化させる副作用があり，5mgでも突然死の原因になることがあります。重度の心不全を認める場合にも突然死の原因になりうるので，十分な注意が必要です。

ドネペジルは少量でも効果を認める

アリセプト®についていろいろ否定的な話ばかりしましたが，それでも今の認知症治療にアリセプト®はなくてはならない薬です。前頭葉を賦活する作用は強力であり，投与量さえ適量であれば患者さんをかなりの確率で良くすることができます。要は使い方次第です。

目先の効果にとらわれず，2年後，3年後の患者さんと家族・介護者の幸せを第一にうまく治療すれば，必ず素晴らしい薬であることがわかるはずです。

2 リバスチグミン（イクセロン®・リバスタッチ®）の使いこなし

1 認知症治療に変革をもたらしたリバスチグミン

episode

　認知症治療薬であるコリンエステラーゼ阻害薬は長らくドネペジル（アリセプト®）だけでしたが，2011年にリバスチグミン（イクセロン®・リバスタッチ®）とガランタミン（レミニール®）が発売になりました。イクセロン®・リバスタッチ®もレミニール®も，アリセプト®とはまったく異なる性格を持つ薬剤です。

　イクセロン®・リバスタッチ®の内服薬は嘔気などの消化器症状が強いため，わが国では血中濃度の上昇が緩徐となる貼付薬（パッチ）のみが発売許可されました。

　アリセプト®の場合，効果よりも易怒性や興奮などが問題となるケースが多いのですが，イクセロン®・リバスタッチ®はアリセプト®より易怒性や興奮が少なく，またパッチになったことで嘔気などの消化器症状もアリセプト®よりやや少ないのが特徴です。

　しかし，イクセロン®・リバスタッチ®の特徴はこんなことではありません。症例によっては劇的と言えるほど良くなるということにあります。

　イクセロン®・リバスタッチ®が著効するのはレビー小体型認知症（DLB）とアルツハイマー型認知症（ATD）でもレビー様の患者さんです。陽気で快活な患者さんよりも，どちらかというと陰気で暗く，少し弱々しい患者さんです。

　歩き方もよちよち歩きの患者さんの場合，脚力が増します。元気がない

患者さんが元気になるので当然，日常生活動作（ADL）は改善します。

改訂長谷川式簡易知能評価スケール（HDS-R）で10点以下の患者さん，HDS-Rすらできないような重症の患者さんが「まるで目を覚ましたように」良くなることもあります。家族が「昔のおばあさんに戻った！」と表現するような著効例もあります。

〈症例1〉

87歳のおばあさんの症例を紹介します（図1）。

長く1人暮らしでしたが，徐々に認知症の症状が現れました。料理ができなくなり，部屋の片づけができなくなり，身の回りのことができなくなりました。そのうち易怒性が出現。興奮しやすくなりました。見かねた娘さんが嫌がる本人を説得して，どうにか当院に連れてこられたわけですが，初診時には季節に合わない服を着て，髪はボサボサ。一見して認知症とわかる風貌でした。興奮しやすく，「どうして私をここに連れてきたんだ！」と怒っています。被害妄想はありますが，幻視などのDLBの症状はありません。歩行はややゆっくりでした。

診断はATD。処方はリバスタッチ®だけ。開始量は4.5mgです。

リバスタッチ®4.5mgだけを処方し，2回目にお会いしたのは1カ月後。筆者は初診時からのあまりの変化に驚きました。身なりは整い，髪も梳かし，何より化粧をしています。表情も穏やかで，受け答えも自然。一番驚かれているのは家族（娘さん）で，「本当に良くなりました。もう普通です」と話していました。

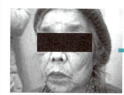 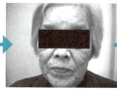 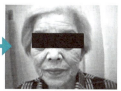

初診時　　　　　　1カ月後　　　　　　2カ月後

図1 ▶ リバスタッチ®が著効した症例①

87歳女性。初診時，認知症による易怒性，被害妄想があった状態から，リバスタッチ®投与後1カ月，2カ月後の変化。身なりも整い，表情が穏やかに変化している。

試しに HDS-R をしてみると，治療前の18点から23点に改善しています。しかし，驚くのはHDS-Rスコアの改善幅ではなく，生活障害の改善具合です。昔ほどではないけれど，最低限のことはすべてできるようになっているのです。

　治療開始後，1カ月で9mgに増量。そして2カ月後，3回目にお会いしたときは，もう「銀座あたりでお買い物をされているご婦人」と言えるような，綺麗にお化粧をし，髪をセットした，身なりの美しい上品なおばあさんに変わっていました。薬でここまで変わるのか？ と思うくらい驚いた症例でした。

　記憶力が良くなるのはもちろんですが，生活障害が改善し，易怒性も興奮も，抗精神病薬を使わずにリバスタッチ®だけで良くなっています。

　リバスタッチ®の治療量は18mgですが，もうこのまま9mgで十分であると思われました。

◎

　イクセロン®・リバスタッチ®がこのようなミラクルとも言える変化を起こすのは「覚醒の悪い」認知症です。「覚醒が悪い」というのは，「認知機能が悪い」という意味ではありません。「意識障害を伴う認知症」という意味です。

〈症例2〉

　図2の症例はもの忘れと生活障害を主訴に来院された患者さんです。HDS-Rスコアは20点。元気がなく家では何もせず，いつも「死にたい。死にたい」と言っていました。陰気で，少しぼんやりしています。診断はATD。もしかしたら隠れレビーではないかという印象です。

　リバスタッチ®4.5mgを開始して直後から変化が現れます。いきなり身の回りのことを自分でやるようになり，ふらつきやめまいといった訴え（不定愁訴）もなくなりました。

　2回目の外来は2週間後。明るく陽気で，よくしゃべります。あまりの変化に時計描画テストをしてみたところ，治療前はまったく時計が描けなかったのに，たった2週間で見事な時計を描きました。

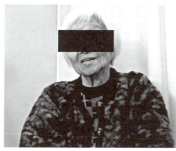

89歳女性, アルツハイマー型認知症。リバスタッチ®で元気になり, 5年近くしていなかった俳句もつくるようになった。それも俳句の先生が「添削できません！」というような素晴らしい俳句。以前は「死にたい。死にたい」とばかり言っていたのに, 最近は「もっと生きたい！」と言う。ふらつきやめまいといった不定愁訴もなくなった。

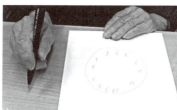

治療前はまったく描けなかったのに, リバスタッチ®4.5mgを貼って2週間後には見事な時計が描けるようになった。

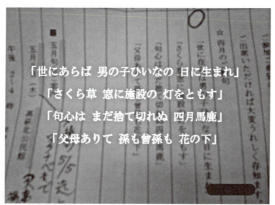

「世にあらば 男の子ひいなの 日に生まれ」
「さくら草 窓に施設の 灯をともす」
「句心は まだ捨て切れぬ 四月馬鹿」
「父母ありて 孫も曾孫も 花の下」

リバスタッチ®で治療開始2カ月後。素晴らしい俳句をつくって持って来られた。

図2 リバスタッチ®が著効した症例②

　そして治療開始から2カ月後。リバスタッチ®は4.5mgのままです。今度は素晴らしい俳句をつくって持ってきて下さいました。その俳句は, 句の会の先生が「素晴らしい！　私には添削ができません！」というくらいの完成度の高い俳句です。

　認知症になり, もう5年以上俳句をつくっていなかったのに, リバス

タッチ®を貼って良くなったとたんに，素晴らしい俳句をつくれるようになったのです。

　もし本当に認知症が進行して脳の働きが障害されているのであれば，俳句などつくれるはずはありません。俳句をつくる機能は廃絶しているはずです。これはどういうことかというと，つまり脳の「認知」と「覚醒」とは異なるということなのです。俳句の創作はかなり高次の脳の機能を必要とします。「認知」が障害されていては，とうていできません。この患者さんは認知症ですが，実は「認知」はさほど障害されておらず，「覚醒」が落ちていただけなのです。

◎

　認知症とは海馬など脳の神経細胞が脱落して，記憶などの脳の機能が不可逆的に低下する病気です。認知症治療薬（コリンエステラーゼ阻害薬）は脳の不足するアセチルコリンを補う薬であり，神経活動を活発にさせる薬ですが，記憶の神経を復活させる働きがあるわけではありません。海馬を修復しているわけではなく，脳を元気にさせているのです。

　コリンエステラーゼ阻害薬は「認知」の中枢に効いているわけではなく，前頭葉や脳幹の「覚醒」の中枢を賦活させてくれるから認知機能が良くなったように見えるのです。イクセロン®・リバスタッチ®が特にADL障害に効果があるというのも，実は「覚醒」を良くしているからです。

◎

　このことを如実に現すのが次の〈症例3〉です。もう何年も，会話さえできなくなってしまっていた認知症の患者さんです。会話すらできないので，当然HDS-Rスコアは0点（検査不能）でした。

〈症例3〉

　87歳女性，診断はDLBです。「家の中にお坊さんがいる」などという幻視があり，田んぼのスズメ追いを見て，「火事だ！　火事だ！」と騒ぐようになったそうです。

　もの忘れは10年以上前からありました。初めはATDだったのかもしれません。家族も，もの忘れのうちは「齢だから仕方ない」と思っていたよう

です。しかし最近になり幻視が出現。また，テレビのリモコンや家族の靴などを隠すようになり，困った家族が病院に連れてきたというわけです。

初診時の様子ですが（図3左），幻視はあるということですが，何を聞いても何もしゃべってはくれません。明らかに意識障害です。覚醒が悪い。歩行障害もあり，よちよち歩きです。

診断はATDのDLB化。覚醒が悪い認知症なのでリバスタッチ®を開始しました。2.25mg（4.5mgの半分）です。

2回目にお会いしたのは2週間後。イクセロン®やリバスタッチ®は効果も副作用も出現が早いので，DLBの場合は2週間後に再診としています。家族によると患者さんに変化が現れたのは2日後だったということです。表情が明るくなり，いきなり話をするようになりました。今まで眠っていたのが，目を覚ましたという感じだったそうです。

筆者が2週間後にお会いしたときには，発語はスムーズで，意味のある内容の会話を続けることが可能になっていました（図3右）。「元気になって良かった！ 良かった！」と言います。まったく別人です。

アリセプト®しかない時代も著効例はありました。ごくたまに，ものす

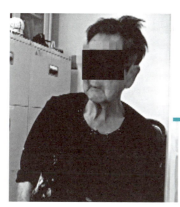
87歳女性，レビー小体型認知症。来院時は会話すら不能で発語なし。HDS-Rは実施不能。 ニコリともせず，何を聞いても何も言わない。 まったく反応がない状態。

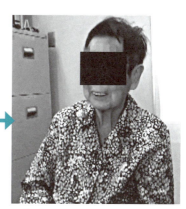
リバスタッチ®2.25mgを開始して2日後から会話ができるようになった。
2回目の受診でお会いしたのは2週間後。受け答えは実に正確で普通の会話ができる。

図3 リバスタッチ®が著効した症例③

ごく効果がある場合がありました。しかしイクセロン®・リバスタッチ®の著効例はその比ではありません。高齢者のDLBに限れば10スイング8ホームランという印象です。たとえATDでも、レビー様の元気のない患者に処方すれば確実に二塁打、三塁打、長打が狙えます。

イクセロン®・リバスタッチ®は「貼るアリセプト®」ではありません。使い方によってはものすごい効果を発揮する薬なのです。

ある患者さんの家族が言いました。
「先生、リバスタッチ®は魔法の貼り薬ですね！」

2 リバスチグミンの至適用量

1）＜研究＞リバスチグミンの最終治療量と有効率[1]

〈対　象〉

筆者は2011年のリバスチグミン（イクセロン®・リバスタッチ®）の発売開始からの1年半で、治療前後の評価が可能であった120例を対象に至適治療量についての研究を行いました。以下がその結果です。

〈疾患の内訳〉

内訳はアルツハイマー型認知症（ATD）84例、脳血管性認知症（VD）11例、レビー小体型認知症（DLB）20例、前頭側頭型認知症（FTD）5例です。全体の平均年齢は79.1歳。男女比は男性49例、女性71例でした。

治療は4.5mgから開始しましたが、39kg以下の低体重者は2.25mgから開始しました（4.5mgをハサミで半分に切ります）。

2回目の診察は原則的に治療開始2週間後とし、認知機能と全身状態を観察しました。その後は1カ月おきに受診して頂き、効果に乏しい場合には増量し、十分な効果を認めたら原則的に増量を中止しました。また副作用を認めた場合には減量しました。

〈結　果〉

　この結果，副作用なく使え，かつ効果を認めたイクセロン®・リバスタッチ®の至適治療量は9mg以下でした（図4）。

① 4病型の最終治療量と有効率

　病型ごとの有効率は，ATD 70.2%，VD 36.3%，DLB 95%，FTD 40%でした。DLBが一番効果を認めました（図5）。

　イクセロン®・リバスタッチ®の投与量と有効率との関係をみると，投与量が少ないほど有効例が多い傾向がみられました。

② アルツハイマー型認知症の最終治療量と有効率

　ATDでは4.5mg以下での有効が24例，9mgでの有効が28例，13.5mgでの有効が7例であり，18mgでの有効例はありませんでした（図6a）。

③ 脳血管性認知症の最終治療量と有効率

　VDでは4.5mg以下で4例の有効例がありましたが，9mg以上での有効例はありませんでした。9mgでは不変のみでしたが，全体的にはVDでも臨床的には良い状態で維持できました（図6b）。

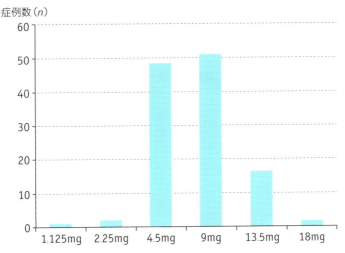

開始量は原則的に4.5mgであるが，症例により2.25mgから開始した。効果を認めたら増量を止め，副作用を認めたら減量した。

図4 ▶ リバスチグミン（イクセロン®・リバスタッチ®）の最終治療量

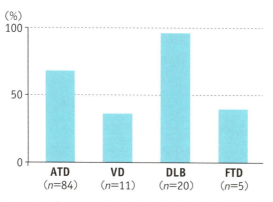

図5 ▶ リバスチグミン（イクセロン®・リバスタッチ®）の各病型ごとの有効率
ATD：アルツハイマー型認知症，VD：脳血管性認知症，DLB：レビー小体型認知症，
FTD：前頭側頭型認知症

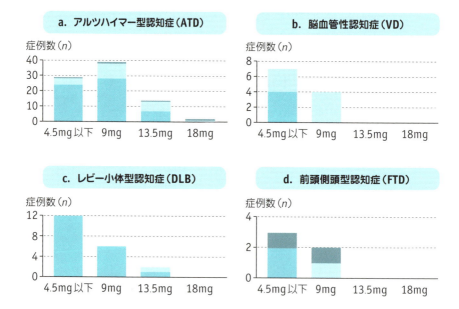

図6 ▶ リバスチグミン（イクセロン®・リバスタッチ®）の各病型での治療成績と投与量の関係

④ レビー小体型認知症の最終治療量と有効率

DLBでは最も良い治療結果が得られました（図6c）。

DLBの場合は，ほとんどの症例が9mg以下で有効で，治療前に幻視を認めたDLBは20例中17例でしたが，イクセロン®・リバスタッチ®治療後14例で幻視が消失していました。

一方で副作用が多かったのもDLBであり，嘔吐などの消化器症状をはじめ，運動障害（歩行障害）の悪化などにより13.5mg以上での長期治療は困難でした。

以上のように至適治療量は9mg以下です。病型別の有効率をみると一番効果があるのがDLB，ついでATDです。VDでも9mg以下で維持すれば効果を認めることがあります。

2) リバスチグミンの至適用量

図7は当院の最終治療量（2014年データ）です。

① 最多の最終治療量は4.5mg

リバスチグミン（イクセロン®・リバスタッチ®）の場合，最も多い最終治療量は4.5mgであり，ついで9mgです。4.5mgが一番多い理由は比較的重度の認知症の割合が高いことと，レビー小体型認知症（DLB）の患者

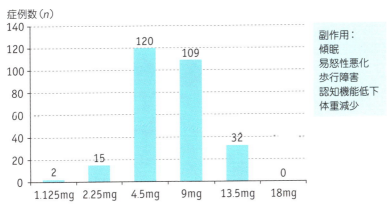

図7 ● リバスチグミン（イクセロン®・リバスタッチ®）の最終治療量

（誠弘会 池袋病院，2014年）

さんを多く含むことも関係しています。アルツハイマー型認知症（ATD）だけでみると最も多い使用量は9mgであり，ついで4.5mgとなります。

ATDでも，80歳以上の高齢者に副作用なく使えるのは最大でも規定量の半分，9mgまでです。13.5mg以上では有効率が下がり，18mgを1年以上使うと必ず記憶力も日常生活動作（ADL）も悪化します。

イクセロン®・リバスタッチ®18mgを半年以上貼付すると，その後減量しても記憶力は回復しません。ドネペジル（アリセプト®）では半年を過ぎていても10mgから5mg，あるいは5mgから2.5mgに減量することで記憶力の悪化を防げることが少なからずあるので，非常に重要なポイントです。

② **レビー小体型認知症に著効を示す**

DLBや体力の低下した患者さんでは，規定量の1/4，1/8の極少量，つまり4.5mgや2.25mgで治療すれば，まず副作用なく使えます。2.25mgでも過量であり，1.125mgで著効したケースもあります（図8）。最近では，やっと経口摂取可能なレベルのDLBの場合，1.125mgで治療するケースが増えています。

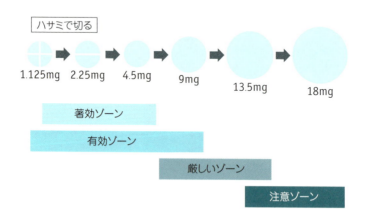

図8 リバスチグミン（イクセロン®・リバスタッチ®）の少量投与と効果の関係

イクセロン®・リバスタッチ®で幻視が消え，認知機能が改善するだけでなく，脚力が強くなって歩けるようになったり，嚥下ができなかった患者さんが食事摂取できるようになることもあります。DLBに対する有効性はアリセプト®よりも圧倒的にイクセロン®・リバスタッチ®のほうが良いのです。何十例救われたことでしょうか，イクセロン®・リバスタッチ®は若年でも高齢者でも，DLBの特効薬です。

3 リバスチグミンの副作用

1) 運動障害

① 治療開始後2週間以内に現れる多様な症状

リバスチグミン（イクセロン®・リバスタッチ®）の副作用の主なものは嘔気，下痢などの消化器症状のほか，歩行障害，起立障害，姿勢障害，易怒性，興奮，多動，傾眠などです。

副作用は多くが2週間以内に出現し，早い例では治療開始または増量の翌日から脚力が弱まります。特にパーキンソン様の歩行障害を認める場合，増量により9mgで20%，18mgでは全例で歩行，起立が悪化します。85歳以上の高齢者は歩行障害と日常生活動作（ADL）の低下のため，18mgでの治療継続は実質不可能です。

また長期治療例ではパーキンソニズム，認知機能の低下，頻尿，尿失禁の増加や，体重減少なども認められます。

悪心，嘔気などの消化器症状は減量または慣れにより改善しますので，あまり心配しなくていいと思います。

前章でも述べましたが，脳の中でアセチルコリン（Ach）とドパミン（DOA）は相反する関係にあり，Achが増えると相対的にDOAが減少します。これが不随意運動や運動障害の原因です。高齢者ではAchだけでなくDOAももともと低下しているのです。

②早期に認められる運動障害の悪化

　イクセロン®・リバスタッチ®による運動障害の悪化は，増量後数日というきわめて早期に認められます。ドネペジル（アリセプト®）の運動障害，錐体外路障害が数週あるいは数カ月単位で遅発的に出現する場合が多いのとは異なります。この理由はおそらくアリセプト®の半減期が長いことと，パッチ製剤となり血中濃度の上昇は穏やかになったものの，イクセロン®・リバスタッチ®が脳内に入る速度がアリセプト®よりも格段に速いと考えられることが関係すると思われます。

　高齢者の歩行や起立の悪化は「そういうことがある」という前提で診察しないと気づけません。患者さんをよく観察しないと見過ごしてしまいます。「足が弱くなっていませんか？」と聞くのがイクセロン®・リバスタッチ®を使う上で一番大事なポイントです。皮膚のかぶれが一番の問題ではありません。「今あるその運動障害」は認知症治療薬の副作用かもしれないのです。

　イクセロン®・リバスタッチ®だけではありませんが，運動障害の悪化や易怒性の悪化が，高齢だからとか，以前からある認知症の症状の悪化と理解され見逃されているケースは多いと思われます。

③増量で効果がなくなることもある

　イクセロン®・リバスタッチ®の投与量は多くの場合，9mgまでは問題ありませんが13.5mg以上で何らかの問題が認められることが多いのも事実です。開始4.5mgでも過量であり，2.25mg以下での維持量が好ましい症例も経験されます。

　著効例ほど少量で効果が得られます。そしてまた，著効例ほど少量で副作用が出現するのです。せっかく著効したのに，増量規定を守ることで治療から脱落させてしまうのは非常にもったいないことです。少量なら有効なのに，患者さんも家族も幸せになるのに，増量したことで無効になる，治療に失敗してしまうのですから。

　治療効果を上げるためには副作用を出さずに最大限の効果を得ることであり，そのためには患者さんをよく観察し，過量投与であると思われた時点で即座に減量することが大事なのです。

2) 体重減少

リバスチグミン（イクセロン®・リバスタッチ®）の過量投与で体重減少が起こる場合があります。これは嘔気などの消化器症状がなくても認められる副作用であり，栄養状態を悪化させ，長期的には患者さんの日常生活動作（ADL）を低下させます。最低半年に1回は経時的に体重測定を行い，過度の体重減少を認めた場合には薬を減量しましょう。

3) 血清コリンエステラーゼの異常低下

リバスチグミン（イクセロン®・リバスタッチ®）には，ブチリルコリンエステラーゼ（BuChE）を阻害する作用があります。BuChEは血清中のコリンエステラーゼ（ChE）であり，経時的に採血をして測定すると血清ChEの低下が認められます。

血清ChE値の異常低下を認める場合，過量投与により患者さんの健康状態を害していることがあります。短期的には問題はないのですが，1年以上の長期でみると，明らかな副作用がなくても体力を奪い，予後を悪くする原因になります。

イクセロン®・リバスタッチ®を使用する場合には少なくとも半年に1回は採血を行い，ChE値を測定し，異常低下を認める場合には減量したほうがよいと思います。

4) 徐脈と心不全に注意

ドネペジル（アリセプト®）と同じく，リバスチグミン（イクセロン®・リバスタッチ®）にも心抑制の副作用があります。高齢者では徐脈性の不整脈を認めることが多く，徐脈を悪化させ，突然死の原因になることがあります。同じく心不全を認める場合にも突然死の原因になりうるので，十分な注意が必要です。4.5mgでは問題がなくても，9mgで異常が起こることがあります。

5) 貼付管理のミスによる副作用

　　リバスチグミン（イクセロン®・リバスタッチ®）は貼付薬（パッチ）であるため，使用したかどうかが目で見てわかります。そこは長所なのですが，ときに複数枚貼ってしまうというミスがあります。

　　よくあるのが，昨日のパッチを剝がさずに，新しいパッチを貼ってしまう場合です。また，本人が既に貼ったのに，家族がそれを知らず新しいパッチを貼ってしまうことがあります。

　　筆者の経験では4.5mgを2枚，9mgを2枚貼付して，気分が悪くなり病院に連れて来られたということが何回かあります。また，イクセロン®・リバスタッチ®を磁気治療器（ピップエレキバン®）と間違って，両肩に2枚ずつ，4.5mgを4枚貼ってしまい，意識障害を起こし，救急車で搬入された方もいました。まさにコリン中毒です。

　　幸いパッチを剝がすことで半日で回復しましたが，コリンエステラーゼ阻害薬過量の恐ろしさをあらためて感じた症例でした。

　　このようなミスが絶対ないとは言えませんから，家族や介護者には十分な説明が必要です。

6) 皮膚障害

　　リバスチグミン（イクセロン®・リバスタッチ®）は貼付薬であるために，どうしてもかぶれなどの皮膚症状が出現します。保湿剤やステロイド薬などでスキンメンテナンスをすればある程度はコントロールできますが，赤く腫れ上がるような場合には使用を諦めざるをえません。どうしてもかぶれる場合には，半分に切って2箇所に貼る，または足の裏に貼るようにしていますが，それでも赤くかぶれることがあります。

　　スキンメンテナンスにかかる労力と費用は決して少なくはありません。初めのうちはよくても1年以上になると家族はスキンメンテナンスで疲弊してしまいます。この皮膚症状の問題は薬剤の成分ではなく，糊などパッチの基剤の問題と思われるので，薬剤製造元にはぜひ改良を行ってもらいたいと思います。

7) 超レスポンダーに注意

　著効した症例は，増量すると必ず悪化します。4.5mgで著効した症例は9mgまたは13.5mgで，2.25mgで著効した症例は4.5mgまたは9mgで必ず悪化します。

　どういうふうに悪化するかというと，まず脚力が衰え，その後認知機能が低下します。歩行障害は早ければ3日で，中には1日で悪化するケースもあります。いわゆる超レスポンダーですが，過重のコリンエステラーゼ阻害薬を処方すると歩けず，動けなくなり，さらに食事が摂れなくなります。誤嚥するようになり，肺炎になってしまうのです。下手をしたら1カ月で死亡してしまいます。

　しかし今の認知症治療は，そうとは知らず，それをやってしまっているのです。認知症だからと常用量（規定量）で気軽に処方してはなりません。特に，弱々しい患者さん，高齢の患者さんには極少量で開始し，効いたと思ったら増量しないことがコツです。何も難しいことはありません。高齢者の認知症治療では，添付文書記載の半量を適量だと思えばいいのです。

　これはドネペジル（アリセプト®）やリバスチグミン（イクセロン®・リバスタッチ®）だけでなく，ガランタミン（レミニール®）でも，メマンチン（メマリー®）でも同じです。

リバスチグミンの特徴――さらなる効用

1）＜研究＞リバスチグミンは歩行障害を改善させる[2]

　2011年にリバスチグミン（イクセロン®・リバスタッチ®）が発売開始となりしばらく経った頃に，筆者はイクセロン®・リバスタッチ®を使うと歩行障害が改善する症例を続けて経験しました。歩行障害だけではありません。嚥下障害も改善するのです。特にレビー小体型認知症（DLB）や認知症を伴うパーキンソン病（PDD）で改善例が多い印象がありました。

そこで歩行障害を認める症例にイクセロン®・リバスタッチ®を処方し，認知症状と併せて歩行障害が改善するかどうかという研究を行いました（図9～14）。

〈対　象〉

歩行障害を認める33例（男性17例：平均79.8歳，女性16例：平均81.8歳）です。整形外科的な疾患，あるいは脳卒中などの脳疾患が歩行障害の原因と考えられる症例は含んでいません。

〈疾患の内訳〉

疾患の内訳はDLB 14例，PDD 6例（1例のパーキンソン病［PD］を含む），アルツハイマー型認知症（ATD）7例，脳血管性認知症（VD）5例，前頭側頭型認知症（FTD）1例です。

治療は原則として規定の4.5mgで開始しましたが，低体重（39kg以下）症例や，重症の認知症の症例では2.25mgで開始しました。

イクセロン®・リバスタッチ®4.5mgで治療を開始後，2回目の外来，1カ月後の評価で9mgに増量．以後1カ月の間隔をおいて13.5mgに増量し，18mgの規定量を目標に漸増しましたが，嘔気などの消化器症状

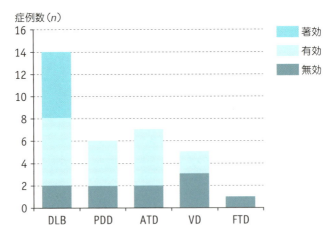

図9 ▶ 認知症の歩行障害へのリバスチグミン（イクセロン®・リバスタッチ®）投与の研究：病型ごとの有効率

DLB：レビー小体型認知症，PDD：認知症を伴うパーキンソン病，ATD：アルツハイマー型認知症，VD：脳血管性認知症，FTD：前頭側頭型認知症

だけでなく，歩行障害や嚥下の悪化などの副作用が認められた場合には減量しました．

観察期間は1カ月から最長18カ月（平均11.5カ月）です．

〈結　果〉

33例中23例（69.7％）で歩行障害の改善を認めました．DLBは85.7％（12/14）で歩行が改善し，PDDではPDを含め66.7％（4/6）で歩行が改善しました．またATDと診断していた症例でも歩行は改善し，VDでは有効率がやや下がりました（図9）．

図10は最終治療量です．認知機能と歩行機能を併せ，ベストと考えられる量を最終治療量としていますが，歩行改善の効果を認めたのは全例が9mg以下であり，13.5mg以上で歩行機能が改善した症例はありませんでした．

図11に増量後に歩行障害が悪化した症例数を示します．

一度は改善した歩行障害が再び悪化する症例がありました．歩行や起立機能の悪化は多くの症例で増量後2，3日で認められました．

歩行の悪化と認知症状の変化，改訂長谷川式簡易知能評価スケール

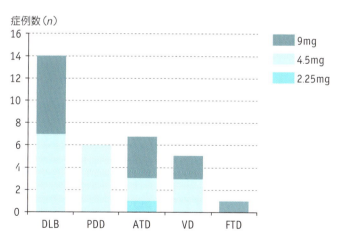

図10 ● 認知症の歩行障害へのリバスチグミン（イクセロン®・リバスタッチ®）投与の最終治療量

DLB：レビー小体型認知症，PDD：認知症を伴うパーキンソン病，ATD：アルツハイマー型認知症，VD：脳血管性認知症，FTD：前頭側頭型認知症

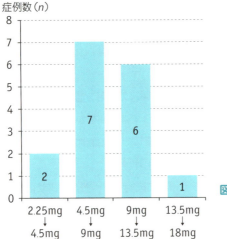

図11 ▶ リバスチグミン（イクセロン®・リバスタッチ®）増量後の歩行障害の悪化（実数）

(HDS-R) スコアの変化には明らかな相関はありませんでした。

ほとんどの症例でイクセロン®・リバスタッチ®減量後に歩行障害が再び改善しており, 減量による歩行障害の悪化はありませんでした。

本研究ではイクセロン®・リバスタッチ®の規定の治療量である18mgの半分 (9mg以下) で歩行が改善しており, 多くの場合13.5mg以上では逆に悪化しました。

歩行障害が特に改善するのはDLBとPDDでした。注目すべきは認知障害のないPD患者さんでもイクセロン®・リバスタッチ®により歩行が改善したことです。このことはイクセロン®・リバスタッチ®が他のコリンエステラーゼ阻害薬と異なり, 運動に関係するドパミン回路を賦活するか, または運動, 歩行に関係するコリン回路を賦活している可能性を意味します。

ちなみに筆者はドネペジル (アリセプト®) でも歩行障害が改善する例を経験していますが, 極少量投与 (1.5mg以下) でのみ認められた現象でした。

◎

イクセロン®・リバスタッチ®による歩行障害の改善は, DLBの幻視の改善と同様に, 治療開始後数日というきわめて早いタイミングで認められます。

イクセロン®・リバスタッチ®の貼付直後, 数時間後から脚力が強まっ

たという家族の話もありました。翌日には歩けるようになるとの話も多くありましたが，たいがいが数日（3日前後）で良くなっていました。

　また増量による副作用（脚力が弱くなる）もきわめて早い時期，多くが3日以内に現れます。この点を考慮し，歩行障害を認める場合には2.25mgから開始するなどできるだけ少ない量から，また，初めは2週間程度の短い処方日数で開始するのがよいと考えられます。患者さんをよく観察し，もし脚力が弱くなったらすぐに減量するようにしましょう。減量は家族でもできます。ハサミで1/3か1/2を切ればいいのです。

　パーキンソン様の歩行障害を認める患者さんの場合，かなりの確率で脚力が強まり，歩行障害が改善するのでぜひ試みて頂きたいと思います。

　現在筆者は歩行障害を有する認知症でないPDの患者さんにも，このイクセロン®・リバスタッチ®の少量投与治療を行っており，良好な結果を得ています（図12～14）。

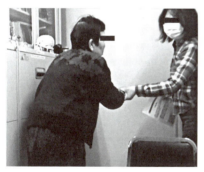

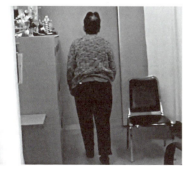

図12 ● リバスタッチ®貼付後に歩行障害が改善した症例①

80歳女性，レビー小体型認知症（DLB）。HDS-Rスコア14点。治療歴なし。歩行はパーキンソン様であり，手引きでないと歩けない（写真上）。足が出ないため歩行速度はかなり遅い。すくみも認められる。転びやすい。独居，低血圧，失神あり。典型的な幻視があり，DLBと診断。リバスタッチ®2.25mgで治療を開始した。
2週間後，歩行が改善（写真下）。HDS-Rスコアが23点に上がった。
1カ月後には幻視は完全に消失。時計描画も正常化していた。
2カ月後に再び幻視が出現。歩行も遅くなったため4.5mgに増量。
3カ月目には2週間後ほどではないが再び歩行が改善していた。4.5mgで維持。
9カ月後も歩行は変わらず，悪化なく歩けており，独居を続けている。

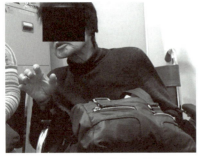

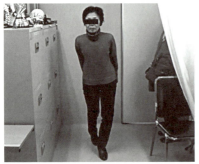

図13　リバスタッチ®貼付後に歩行障害が改善した症例②

72歳女性，重症のパーキンソン病。
都内の大学関連病院で10年以上治療を受けていた。数多くの薬を飲んでいる。
車椅子で来院した（写真上）が，つかまり立ちがやっとのレベルであった。認知機能は正常であり，HDS-Rスコアは29点であった。
リバスタッチ®4.5mgを処方。貼布後数時間で身体が軽くなり，翌日には1人で歩けるようになった。11日後の再診時には杖なしで歩いて来られた。素早く立ち上がれる。すくみが取れスムーズに足が出るようになり（写真下），「長年の悩みが1日で解決しました！」とのこと。
PD治療薬の減量を実施。3年後も杖は使うがほぼ悪化なく歩けている。

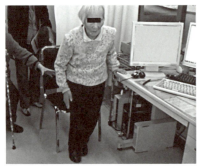

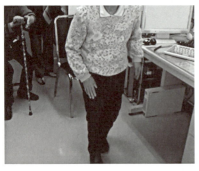

図14　リバスタッチ®貼付後に歩行障害が改善した症例③

88歳女性，アルツハイマー型認知症。
病歴の長い重症の認知症。10年前から料理をしなくなり，8年前から買い物に行けなくなった。初診時は会話すらできない状態であり，HDS-Rは実施不能。つかまり歩きがやっとであり，どうにかポータブルトイレに移れる程度であった。
リバスタッチ®2.25mgを処方し，その夜に家族が貼布。すると次の日の朝，部屋の中を1人で歩いていたそうである。
「驚きました！　こんなに違うのかって」「今では体操もできます」（家族の話）。
2週間後の外来では，1人で立て（写真上），つかまらずに歩くことができる（写真下）。
その後4.5mgに増量したところ3日で食事が摂れなくなったため，2.25mgに減量した。

2) リバスチグミンが意識障害に効く！？

episode

　筆者は脳神経外科医で，様々な疾患が原因の意識障害の患者さんも数多く病棟で診ているのですが，実は遷延する（持続する）意識障害の患者さん，多くは脳梗塞など脳卒中後の患者さんたちに，意識状態を良くする目的でドネペジル（アリセプト®）を使うことがあります。

　アリセプト®は内服薬なので経口投与できない場合は胃管（経管）で投与しますが，たまにアリセプト®で意識障害が少し良くなることがあります。ただ，それも微妙な変化であり，少し開眼時間が増えたとか，少し元気が出てきたかなという程度の微妙な変化です。

　それでも良くなることに違いはありません。寝たきりの，意識障害の治療というのは決め手がないだけに，少しの改善でも大きな喜びなのです。家族も目が合うようになっただけでも，少し手を動かせるようになっただけでも嬉しいものです。

　ある日，くも膜下出血の手術後，1カ月以上意識障害が続いている患者さんにリバスチグミン（リバスタッチ®）を貼付してみました。

　エビデンスなんてありません。しかし，そこは医師のカンです。意識障害を伴う認知症にものすごい効果をみせることがあるのですから，脳卒中後の意識障害にも効果があるかもしれません。

　リバスタッチ®を貼付して1時間後。病室から「キャー！」と言って看護師がステーションに駆け込んできました。

　「〇〇さんが目を覚ましています……」

　40日間，重度の意識障害で目を開けることもなかった患者さんが，目を開けて何かしゃべっているのです。

　「あー，あー，あのよー」

　筆者も看護スタッフも，皆が驚きました。

　「〇〇さん！　起きたの！？」

「おー，おー，あのよー」

それからの回復は目覚ましいものでした。手術前から重度の意識障害で，点滴栄養（中心静脈管理）としていたのですが，目を覚まし，翌日には上半身を起こして水が飲めるようになり，なんと1週間後にはご飯が食べられるようになりました。

これは偶然なのか。それともリバスタッチ®の効果なのか。

こんな変化はアリセプト®では経験したことがありません。ましてや1時間で意識状態が改善するなんて，医学の世界では非常識です。筆者も脳神経外科医になって30年になりますが，こんな経験はありません。

認知症と意識障害は異なります。別の疾患です。アルツハイマー型認知症（ATD）の治療薬であるリバスチグミン（イクセロン®・リバスタッチ®）が意識障害に効くのか？ もしかしたらこの患者さんはレビー小体型認知症（DLB）で，イクセロン®・リバスタッチ®で意識障害が良くなったのは，DLBだから効いたのではないか？

◎

それから様々な意識障害のある患者さんたちに，このイクセロン®・リバスタッチ®を試してみました。そこからいくつかのことがわかってきました。

どうやらイクセロン®・リバスタッチ®は，DLBであるかどうかに関係なく，意識の中枢である脳幹（特に中脳）そして大脳の奥底にある視床と呼ばれる部分が破壊的に損傷していなければ，効果があることがあるということです。大脳が損傷していても，脳梗塞などで前頭葉が広範に損傷していても，脳幹（特に中脳）と視床が無事であれば意識状態が改善することがあるのです（図15）。

ここから，イクセロン®・リバスタッチ®の効果のメカニズムが推察できます。

DLBは脳全体の変性疾患ですが，脳幹など脳の深部にある神経核も侵される疾患です。DLBの患者さんがぼんやりしているのも，パーキンソン様の歩行障害があるのも，この脳の深部にある神経核が障害され，機能

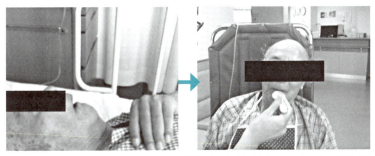

重症の脳梗塞後遺症であり，寝たきりの状態であったが，リバスタッチ®パッチ貼付後に口から食事が摂れるようになった。

図15 脳卒中後の遷延性意識障害に対するリバスタッチ®の効果

が低下することが原因です。DLBに特徴的な幻視にしても，中脳や視床などの意識の中枢（脳幹網様体）の機能低下が関係している可能性があります。

この意識の中枢に強く働きかけるのがイクセロン®・リバスタッチ®なのだと思います。ここがアリセプト®との違いです。

3) ＜研究＞意識障害に対するリバスチグミンの効果[3]

意識障害に対する治療には古くから様々な脳代謝改善薬が使用されてきましたが，そのひとつがシチコリン（ニコリン®H）のような脳内のアセチルコリン（Ach）の合成機能を高めて脳の代謝を促進させる薬剤です。

Achを増やすことで意識状態を改善する可能性があるのであれば，認知症治療薬（コリンエステラーゼ阻害薬）にも意識障害の改善が期待されます。意識障害と認知症は異なる病態ですが，脳の賦活という点では治療は同じです。

◎

そこで筆者は覚醒作用があると考えられるリバスチグミン（イクセロン®・リバスタッチ®）を用いて，脳卒中後の遷延する意識障害に対する治療を試みました。以下はイクセロン®・リバスタッチ®が発売された1年後の2012〜2013年に行った研究です。

〈対　象〉

対象は，遷延する意識障害（JCS 3以上）を1カ月以上認めた12例です。

内訳は，くも膜下出血2例（女性2例），脳出血2例（男性2例），脳梗塞8例（男性3例，女性5例）であり，全例が意識障害のため疎通性に乏しく，身動きできず摂食不能な患者さんです。

くも膜下出血では脳血管攣縮などの影響を避けるため，発症から1カ月を経過した後に治療を開始しました。また脳出血や脳梗塞で脳浮腫を認める症例には，脳浮腫が消失してから開始しました。

〈結果・評価〉

評価はリバスタッチ®4.5mg（低体重者では2.25mg）を1日1回1週間以上貼付し，前後の意識障害の変化と日常生活動作（ADL）レベルを観察しました。その結果，12例中9例で有効でした（**表1**）。

著効したのはくも膜下出血の2例でした。2例とも貼付後40分を過ぎて意識に変化が現れました。

著効例（図16）：

患者さんは86歳女性。くも膜下出血の発症後，開眼，発語はまったくなく，ベッド上で寝返りもできず，中心静脈栄養管理を行っていました。意識障害は1カ月以上続き，目を覚ますことはありませんでしたが，リバスタッチ®4.5mgを前胸部に貼付したところ，1時間後には開眼し，18時間後にはしゃべり出しました。

翌日には手足を動かし，車椅子に座ることができるようになりました。また簡単な会話もできるようになりました。

リバスタッチ®開始3日目にはほぼ意識清明となり，飲水可能となり，6日目には自分で食事が摂れるようになりました。

歩行訓練を行い，1カ月後には杖を使い，歩いて退院されました。

リバスタッチ®の貼付は入院中継続し退院後は中止しましたが，再び意識レベルの低下や認知機能の悪化を認めることはありませんでした。

退院後転医となりましたが，1年後も大きな変化がないことを確認しています。

表1 脳卒中後の遷延性意識障害に対するリバスチグミン（リバスタッチ®）による治療の症例と結果

症例	年齢	性別	疾患	疎通性3日後	疎通性1カ月後	ADL	摂食	評価
1	86	女	くも膜下出血	◎	◎	◎	◎	著効
2	79	女	くも膜下出血	◎	◎	○	◎	著効
3	70	男	脳出血（左）	×	×	×	×	無効
4	80	男	脳出血（左）	△	○	△	○	有効
5	77	男	脳塞栓（左）	△	○	△	◎	有効
6	98	女	脳塞栓（右）	△	△	△	○	有効
7	89	男	脳塞栓（左）	○	○	△	○	有効
8	90	女	脳塞栓（右）	×	×	×	×	無効
9	87	女	脳塞栓（左）	×	×	×	×	無効
10	88	女	脳血栓（左）	○	○	○	◎	有効
11	71	男	脳血栓（右）	○	○	○	◎	有効
12	82	女	脳血栓（左）	△	○	○	◎	有効

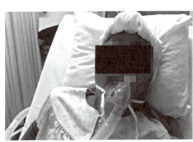
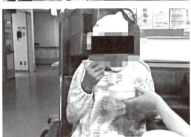

図16 著効例：くも膜下出血後の意識障害からリバスタッチ®貼付後回復

86歳女性。くも膜下出血後に意識障害が1カ月以上続いていた。Hunt & Kosnik分類GradeⅣ，WFNS分類GradeⅣ，Fisher分類GroupⅢ。
発症45日。術後30日。発症時からJCSⅡ-20の意識障害を認めていた（写真上）。
リバスタッチ®4.5mgを貼って6日後には，自分で食事ができるまでに回復した（写真下）。

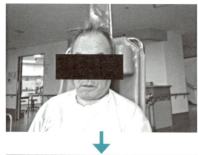
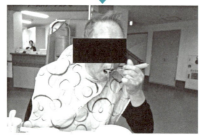
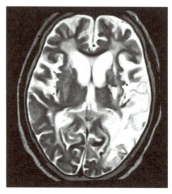

77歳男性，脳梗塞（脳塞栓）

図17 ▷ 有効例：脳梗塞（脳塞栓）後の意思疎通不可能な状態からリバスタッチ®貼付後回復

有効例（図17）：

77歳男性の左中大脳動脈領域の広範囲の脳梗塞（塞栓症）であり，発症後6カ月を経過していました。開眼はしているものの話をすることはなく，意思疎通性はまったくない状態でした。車椅子乗車は短時間であれば可能ですが，経管栄養でも肺炎を繰り返すため，中心静脈栄養管理を行っていました。

リバスタッチ®4.5mgを背部に貼付しましたが，直後の変化はありませんでした。しかし翌日には表情とうなずきで返事をするようになり，3日目には簡単な発語と身ぶりで意思の疎通が図れるようになりました。2週間後には介助にて摂食，嚥下が可能となり，1カ月後にはスプーンで食事摂取ができるようになりました。また，車椅子に乗り，テレビを鑑賞するまでに回復しました。

◎

この研究をふまえて脳神経外科医である筆者は現在，軽度から重度まで様々な意識障害の患者さんにイクセロン®・リバスタッチ®を使っています。効果は，重症の場合，軽度の改善を含めて30％くらいで有効です。

軽症の場合，80％くらいで有効です。

　大事なポイントは2点。開始量は必ず4.5mg以下にすること。そして9mgまで増量しても効果がなければ，それ以上増量しても効果はないということです。使い方の実際についてはV章「かんたん治療〈病棟編〉」を参照して下さい。

文　献
1) 平川　亘：認知症治療におけるリバスチグミンの至適用量．認知症治療研究会誌．2015；2：69-75.
2) 平川　亘：リバスチグミンはパーキンソンの歩行障害を改善させる．Dementia Jpn. 2014；28(4)：505.
3) 平川　亘：意識障害に対するリバスチグミンの効果．認知症治療研究会誌．2015；2：62-8.

まとめ

リバスチグミン（イクセロン®・リバスタッチ®）の失敗しない使い方

開始量は4.5mg，または2.25mgで

　リバスチグミン（イクセロン®・リバスタッチ®）の初回投与量は規定では4.5mgですが，低体重者や85歳以上の高齢者，なんとか経口摂取できているレベルの重症例，またレビー小体型認知症（DLB）と診断した症例は65歳以下の若年者でない限り，半量の2.25mgで開始しましょう。もし4.5mgで食事が摂れなくなる，脚力が弱くなるなどの副作用が認められたら，迷わず2.25mgに減量します。

　高齢者では，たとえば，やっと経口摂取できているような重症の認知症患者さんの場合，2.25mgでも多すぎることがあります。その場合には規定量の1/4の1.125mgで治療をします。重症例では2.25mgでも過量であり，1.125mgで素晴らしい効果を認めることもあるのです。規定量にとらわれず柔軟に対応することがコツです（図1）。

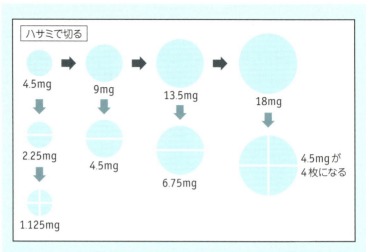

図1 ▶ リバスチグミン（イクセロン®・リバスタッチ®）の少量投与

至適用量は9mg以下

　毎回の診察で患者さんをよく観察し，家族から情報を得て，易怒性だけでなく歩行障害（脚力が弱くなる）に注意して，増量する場合には必ず1カ月以上，時には数カ月の間隔をおいて9mg，13.5mgへと慎重に増量します。

　4.5mgから9mgへの増量でも副作用が現れることがあります。その場合には9mgの1/3をハサミで切って6mgにするか，13.5mgを半分（6.75mg）にして使いましょう。

　効果が十分だと考えられたときには増量は止め，悪化が疑われる場合には即座に減量しましょう。

　イクセロン®・リバスタッチ®の至適用量は9mg以下であり，13.5mgが必要となるのは少数です。18mgが必要となる症例はほとんどなく，また18mgにまで増量しても，明らかな効果の上積みはありません。せいぜい増量直後に元気になるくらいであり，半年を過ぎると逆に記憶力が悪くなることが少なくありません。

18mgが副作用もなく貼れる症例はノンレスポンダー(効果を得られにくい患者さん)ではないかとさえ思われます。コリンエステラーゼ阻害薬が逆にコリンエステラーゼ(ChE)を誘導する可能性は否定できません。ノンレスポンダーであれば無用な増量はすべきではありません。

現在の添付文書では，開始量9mgで，13.5mgを経ずにいきなり18mgに増量する一段階増量法も推奨していますが，これは行ってはなりません。

前薬としてドネペジル(アリセプト®)5mgが問題なく服用できていた切り替え組(コリンエステラーゼ阻害薬に耐えられる患者さん)であればともかく，初めてコリンエステラーゼ阻害薬を使用する患者さん，特に高齢者にイクセロン®・リバスタッチ®を処方する場合は，思わぬ副作用が出現する可能性があります。規定量のアリセプト®からの切り替え例を除いて，絶対に9mgで開始したり，一段階で18mgに増量したりしてはなりません。

リバスチグミンの半日貼付法

イクセロン®・リバスタッチ®を貼付したことで元気になり，夜も覚醒し，寝なくなることがあります。そのような場合には睡眠薬を使うのではなく，朝に貼付し，夜に剥がすようにしてみましょう。夜に寝るようになることがあります。

イクセロン®・リバスタッチ®の効果は剥がすと30分でなくなりますので，このような使い方もできるのです。

レビー小体型認知症には第一選択

イクセロン®・リバスタッチ®は現在アルツハイマー型認知症(ATD)にしか適応がありませんが，レビー小体型認知症(DLB)には第一選択です(ただし適応外)。なぜなら他の2剤よりも圧倒的に効果がある

からです。DLBの幻視はかなり高い確率で消えます。ただし使う場合は9mg以下の少量です。イクセロン®・リバスタッチ®だけで幻視が消えなければシロスタゾール（プレタール®）や抑肝散を併用すればほぼ消えます。

脳血管性認知症にも使える

イクセロン®・リバスタッチ®は脳血管性認知症（VD）にもある程度の効果があり，使用することがあります（ただし適応外）。VDでもやはり9mg以下が適量です。80点（著効）は得られませんが，60点（少し良い状態）で満足しましょう。日常生活動作（ADL）が改善します。13.5mg以上に増量しても9mg以上の効果は得られない点が重要です。明らかな効果があるのは，元気なVDよりも弱々しい印象のVDの患者さんです。

前頭側頭型認知症にも少量投与で

高齢の前頭側頭型認知症（FTD：ピック病）にも使えます。易怒性などの副作用が出ない範囲，ごく少量でならイクセロン®・リバスタッチ®でADLが改善することがあります。

ATDやDLB以外の認知症でも，高齢者ではアセチルコリン（Ach）が低下しているのです。またFTDとATDとの合併例は少なくないと考えられます。FTDと思っていても実はATDのフロンタルバリアントであることもあります。

ピック症状があまりにも強い場合には使いにくいですが，FTDであっても易興奮性に気をつけながら2.25mgの極少量から4.5mgまでの範囲でイクセロン®・リバスタッチ®を試みていいと思います。

重症例，意識障害を伴う認知症に効く

　イクセロン®・リバスタッチ®は重症例に著効することがあります。特に高齢の重症のDLBの場合，イクセロン®・リバスタッチ®を貼付し数日で幻視が消失することが多くみられるように，重症のDLBにこそ著効します。

　DLBと診断できなかった重症の認知症であっても，会話すらできなかった患者さんが会話をするようになる，食事が摂れなかった患者さんが摂食できるようになる，歩けなかった患者さんが歩けるようになるという著効例があります。

　イクセロン®・リバスタッチ®ならではの劇的な治療効果であり，過去にアリセプト®では得られなかった経験です。

リバスチグミンは「貼るドネペジル」ではない

　他の2剤と比べ劇的な改善が得られることがあるのがイクセロン®・リバスタッチ®です。少量であれば副作用を怖がることはありません。状態の悪化を疑ったら，ハサミで切って減量すればいいのです。

　忘れてはならないのは「少量投与」です。治療域は1.125mgから9mgまでです。著効例ほど増量で悪化することを忘れないようにしましょう。

column

歩行と意識に関わるリバスチグミンの作用メカニズム〈仮説〉

脳の覚醒とマイネルト基底核のアセチルコリン神経賦活

　意識の中枢は脳幹網様体です。この脳幹網様体から視床を経て大脳全体に刺激が伝えられ，脳は覚醒します。また大脳の賦活には前頭葉の下部にあるマイネルト基底核も関与しています。大脳は上行性の刺激を常に受けることで覚醒が維持されます。これが上行性網様体賦活系です。また視床下部には睡眠と覚醒のリズムをつくる働きがあります。これを視床下部賦活系と言います。

　これらの経路のどこかに障害があると意識の清明度の低下（意識混濁）が起こり，外界の刺激に対する反応性の低下や自発性の低下が起こります。脳幹網様体からの上行性の刺激が減ると意識レベルは低下し，最後には意識がなくなります。これが病的な原因で起こるのが意識障害であり，生理的な変化で起こるのが睡眠です。また，大脳皮質そのものが障害された場合，外界の認知やそれに対する反応性が低下します。これが意識内容の変化（意識の変容）です。

　リバスチグミン（イクセロン®・リバスタッチ®）はアセチルコリン（Ach）を増やす薬であり，マイネルト基底核のAch作動性神経を賦活して大脳全体の活動を高めることは予測されます（図1）。

中脳のアセチルコリン作動性神経，脚橋被蓋核と背外側被蓋核が関係？

　意識障害や「せん妄」の患者にイクセロン®・リバスタッチ®を貼付すると，効果がある場合には約40分〜1時間後には覚醒が認められます。

　筆者はこのメカニズムには中脳にあるAch作動性神経，脚橋被蓋核（PPN）が関係しているのではないかと考えています。

　PPNは覚醒や運動に関わる神経核です。このPPNには数多くのAch作動性ニューロンが存在します。

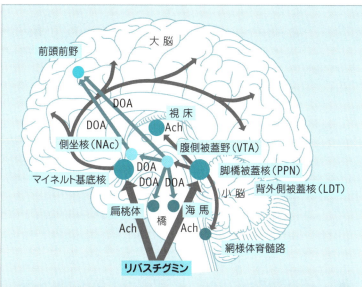

図1 ● リバスチグミン（イクセロン®・リバスタッチ®）の作用機序（仮説）
Ach：アセチルコリン，DOA：ドパミン

　PPNから視床への投射は覚醒に関与する上行性網様体賦活系の一部であり，PPNのAch作動性神経は常時覚醒のための刺激を発射しています[1]。この刺激によって脳の覚醒は維持されているのです。一方で，歩行，姿勢保持，嚥下の制御には，PPNから下行する脳幹網様体脊髄路へのAch刺激が関与すると考えられています。

　パーキンソン病（PD）では基底核からの抑制刺激が増加するので，筋緊張の亢進（強剛）や歩行障害に加えて嚥下障害などが起こります[2]。PD患者さんは線条体のドパミン（DOA）活性が低下していますが，歩行障害の原因はDOAの減少だけでなく，実はAchも関与しているのです[3]。実際に，コリンエステラーゼ阻害薬であるドネペジル（アリセプト®）で転倒が減らせたという報告もあります[4]。筆者も過去にアリセプト®の少量投与で歩行が改善した症例を経験しています。

　当初は，マイネルト基底核から大脳皮質へのコリン系投射が認知，注意機能を改善させるために歩行状態が改善しているようにみえるのであろ

うと考えていましたが，2011年にイクセロン®・リバスタッチ®が発売になって以降，パーキンソン様の歩行障害を認める認知症患者さんにイクセロン®・リバスタッチ®貼付直後から歩行の改善が観察されたことから，筆者はコリンエステラーゼ阻害薬，特にイクセロン®・リバスタッチ®の作用機序にはこの中脳のAch作動性神経，PPNと背外側被蓋核（LDT）が関係しているのではないかと考えるようになりました。PPNからのAch刺激は黒質のDOAニューロンの興奮を維持するとされ，このDOA刺激により運動全般を改善させています。

　イクセロン®・リバスタッチ®が過量になった場合には，逆に歩行から悪化します。少量投与では歩行が改善しますが，増量すると抑制性フィードバックによりDOAが減少し，歩行状態が悪化します。

　興味深いことに振戦を認めないPDの患者さんのほうが，より歩行が改善するようです。PDに限らずレビー小体型認知症（DLB）でも，脳梗塞でも脳血管性認知症（VD）でも，パーキンソン様の歩行障害にイクセロン®・リバスタッチ®が有効であることが多いのです。このことは非常に重大です。なぜならごく少量であればイクセロン®・リバスタッチ®がPDの歩行障害の治療薬になりうるということですから。

　前述の通り，PPNは覚醒の中枢です。意識障害に対するイクセロン®・リバスタッチ®の覚醒作用は，このPPNと視床が深く関わっているのかもしれません。

　もしそうであれば今回経験されたイクセロン®・リバスタッチ®の即時効果も理解できます。イクセロン®・リバスタッチ®はアセチルコリンエステラーゼ（AChE）だけでなくブチリルコリンエステラーゼ（BuChE）も阻害することが知られていますが，BuChE陽性神経細胞は視床に多く存在していることも関係しているかもしれません。

　またPPNやLDTからの腹側被蓋野（VTA）を経た側坐核や海馬，扁桃体へのDOA投射は，情動（やる気）や記憶の調節に，そして前頭前野への投射は認知機能に関与しています。側坐核は「やる気中枢」とも言われていま

すが，イクセロン®・リバスタッチ®で元気になる，日常生活動作（ADL）が改善するのも，このVTAを経由した側坐核や海馬，扁桃体，前頭前野への刺激が関係している可能性があります。

　コリンエステラーゼ阻害薬で易怒性や興奮が起こるのも，過量投与で妄想が出現するのも，中脳のAch作動性神経，PPNとLDTの興奮による側坐核および辺縁系のDOA刺激が関係しているのかもしれません。

リバスチグミンの有効例，無効例

　筆者は症例を重ね，現在までに100例以上の意識障害を認める脳卒中患者さんにイクセロン®・リバスタッチ®治療を試みていますが，個々の症例を詳細に検討すると，脳幹の中脳や視床が破壊的に障害された患者さんではイクセロン®・リバスタッチ®はまったく効果がありません。脳梗塞などの虚血や，脳出血などのダメージにより画像上脳幹が萎縮している患者さんも効果が得られないのです。

　逆に中脳や視床が障害されていなければ，たとえ大脳半球が広範に障害されていても意識が回復することがあります。このことはイクセロン®・リバスタッチ®の効果が大脳ではなく，中脳や視床の賦活に関与するという考えに一致します。

　これは仮説ですが，イクセロン®・リバスタッチ®はPPN，そしてLDTのAch神経に作用することで意識障害，認知障害，そして歩行を改善させているのではないかと考えられます。

文　献

1) Takakusaki K, et al：Two types of cholinergic neurons in the rat tegmental pedunculopontine nucleus：electrophysiological and morphological characterization. Neuroscience. 1997；79(4)：1089-109.
2) 高草木　薫：脚橋被蓋核（PPN）領域の機能. 分子精神医. 2013；13(4)：297-300.
3) 大熊泰之：パーキンソン病と転倒. Prog Med. 2012；32(6)：1257-61.
4) Chung KA, et al：Effects of a central cholinesterase inhibitor on reducing falls in Parkinson disease. Neurology. 2010；75(14)：1263-9.

3 ガランタミン（レミニール®）の使いこなし

1 ガランタミンの特徴

1）長期成績はガランタミンが最も良い

①コリンエステラーゼ阻害作用は弱め

　ガランタミン（レミニール®）は少し特殊な薬で，同じコリンエステラーゼ阻害薬であるドネペジル（アリセプト®）やリバスチグミン（イクセロン®・リバスタッチ®）とは異なり，アセチルコリン（Ach）を増やす作用，コリンエステラーゼ阻害作用が弱い薬剤です。臨床的にはアリセプト®の1/6程度のAch作用という印象です。

　しかしコリンエステラーゼ阻害作用が弱いことは欠点ではありません。Achをあまり増やさないほうが「ちょうどよい」症例が多く存在するのです。むしろ過量投与で問題となるコリンエステラーゼ阻害薬の作用は，レミニール®程度が一番よいのではないかとも思います。

②APL作用で様々な神経伝達物質の放出を促進

　レミニール®の作用は実はコリン作用ではなくニコチン作用がメインです。Ach受容体にはムスカリン性Ach受容体とニコチン性Ach受容体がありますが，レミニール®は主に（90％）ニコチン性Ach受容体を賦活させます。これはallosteric potentiating ligand（APL）作用といいますが，レミニール®はニコチン性Ach受容体を賦活することで，Achだけでなく，ドパミン（DOA），セロトニン（Ser），ノルアドレナリン，γ-アミノ酪酸（GABA），グルタミン酸など様々な神経伝達物質の放出を促進するのです。

③神経細胞保護作用がある

また、レミニール®には神経細胞保護作用があり、アミロイドβの神経毒性から神経細胞を保護する作用が明らかになっています。

難しいようですが、要はバランスが良いのです。AchだけでなくDOAやSerなど他の神経伝達物質も増やす。それもほどほどに増やすのです。

経験上、2年後の治療成績が一番良いのはレミニール®です。筆者は現在アルツハイマー型認知症（ATD）では比較的若い患者さんを中心に（図1）、また脳血管性認知症では第一選択としてレミニール®を使っています（図2）。

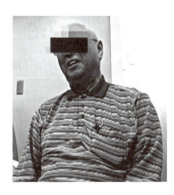

図1 ▶ レミニール®服用1年後、HDS-Rスコアが満点になった症例

73歳男性、アルツハイマー型認知症。治療前はHDS-Rスコア24点。半年後に26点。そして1年後、なんと30点満点をとった。2年後も30点満点。処方量は4mg+8mg（12mg）であった。レミニール®は副作用が出ない量で長く服用して頂くことが大事。

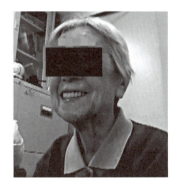

図2 ▶ レミニール®服用1年後、易怒性消失、HDS-Rスコアが改善した症例

88歳女性、脳血管性認知症。治療前のHDS-Rスコアは16点。治療前は易怒性もあったが、それもなくなり、1年後にはHDS-Rスコアが26点にアップしていた。処方量は4mg+4mg（8mg）。

2) 各病型への有効性

①脳血管性認知症にも有効

ガランタミン(レミニール®)はアルツハイマー型認知症(ATD)だけでなく脳血管性認知症(VD)にも有効です。実際に海外ではその報告もあります。そして少量であれば前頭側頭型認知症(FTD)にも使えます。

VDに効果がある理由は，脳虚血があるとすべての神経伝達物質が低下していると考えられるためです。前述の通り，レミニール®はAPL作用により，アセチルコリン(Ach)だけでなく，ドパミン(DOA)，セロトニン(Ser)，ノルアドレナリン，γ-アミノ酪酸(GABA)，グルタミン酸など様々な神経伝達物質の放出を促進します。VDはATDに比べてあまりAchが低下していません。ですからAchの補充はほどほどでいいのです。その代わりAch以外の神経伝達物質をバランスよく増やしてくれるレミニール®がVDに合うのだと思います。

ドネペジル(アリセプト®)やリバスチグミン(イクセロン®・リバスタッチ®)のようにAch過剰による不随意運動(パーキンソニズム)や歩行障害などの副作用が少ないので，この点でも使いやすい薬です。

②レビー小体型認知症には効果が薄い

VDにも有効なレミニール®ですが，レビー小体型認知症(DLB)にはほとんど効果がありません。また，元気がなくて，歩行障害があるようなレビー様のATDにも効果が乏しいようです。その理由はやはり，Achをあまり増やさないからだと思います。

もしDLBと診断してレミニール®が効いたら，それはDLBではなかったのかもしれません。典型的なDLB，特に若年者のDLBには，レミニール®はほとんど効果がありません。筆者の経験では，高齢者の幻視がレミニール®で消えた症例もありますが，きわめて少数です。

③メマンチンとの併用の相性は良くない？

コリンエステラーゼ阻害薬との併用が可能なメマンチン(メマリー®)ですが，筆者の経験ではこのレミニール®とメマリー®との組み合わせは，あまり長期の成績が良くありません。レミニール®とメマリー®の組み合

わせは良いという報告もあるので，筆者の考えが正しくないのかもしれません。しかし，筆者の経験では組み合わせとして良いのは，保険適用外ですが他のコリンエステラーゼ阻害薬（アリセプト®，イクセロン®・リバスタッチ®）とレミニール®との組み合わせです。

　同じコリンエステラーゼ阻害薬なので保険適用上は併用不可なのですが，少量のアリセプト®または少量のイクセロン®・リバスタッチ®をレミニール®と併用すると治療成功率が格段に上がります。薬の分類としてはレミニール®はコリンエステラーゼ阻害薬なのですが，実際には別の薬なのです。レミニール®とアリセプト®，あるいはレミニール®とイクセロン®・リバスタッチ®の併用が保険上，可能になればよいのにと思います。

2 ガランタミンの多段階増量治療

　ガランタミン（レミニール®）は通常1日8mg（4mgを1日2回朝夕）から開始し，4週間後に1日16mg（8mgを1日2回朝夕）に増量して治療する薬です。必要に応じて1日24mg（12mgを1日2回朝夕）まで増量できますが，実際には増量後の副作用で苦労することが少なくありません。また，低用量でも有効例を経験します。そこで筆者は無理な増量をしない多段階的な増量を行う方法で治療を行っています（図3）。

　「レミニール®の多段階増量治療」とは1日8mg（4mgを1日2回朝夕）

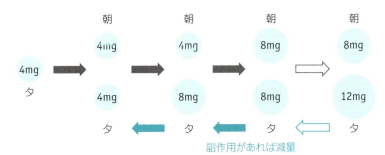

図3 ガランタミン（レミニール®）の多段階増量治療

で開始し，12mg，16mg，20mg，24mgと細かく増量する方法で，増量の途中で副作用が認められた場合には減量し，中止せずできるだけ治療を継続するようにします。副作用が予想される場合，あるいは副作用が認められた場合には4mg1日1回1錠（夕）で治療を行います。夕方の服用を1錠あるいは量を多くするのは，高齢者では眠気（時に嗜眠）が出ることがあるからです。

3 ガランタミンの至適用量

1）＜研究＞ガランタミンの至適用量[1]

以下は筆者の研究[1]ですが，この無理な増量をしない多段階増量治療を実施した213例のうち，治療前後の評価が可能で，かつメマンチン（メマリー®）やシロスタゾール（プレタール®）の併用を行っていない63例（男性36例，女性27例）を検討してみました。

〈対象と方法〉

内訳はアルツハイマー型認知症（ATD）45例，脳血管性認知症（VD）16例，前頭側頭型認知症（FTD）2例です。レビー小体型認知症（DLB）の症例が含まれないのは，それまでの経験でDLBにはあまり効果を認めなかったからです。

評価は改訂長谷川式簡易知能評価スケール（HDS-R）「＋3点以上の改善」を有効，「－3点以上の低下」を悪化，「どちらでもないもの」を不変としました。観察期間は平均12.3カ月です。

〈結　果〉

図4は治療成績（実数）です。不変もレスポンダーだと考えると80％以上に治療の反応が認められることになります。何より，どの病型でも悪化が少ないのが特徴です。

図5はATDの治療開始後のHDS-Rスコアの変化量の推移です。横軸は期間で，最長24カ月（2年）です。治療開始後2年の推移をみても，ほ

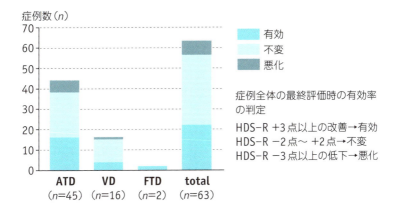

図4 ガランタミン（レミニール®）の多段階増量治療：治療成績（実数）

ATD：アルツハイマー型認知症
VD：脳血管性認知症
FTD：前頭側頭型認知症

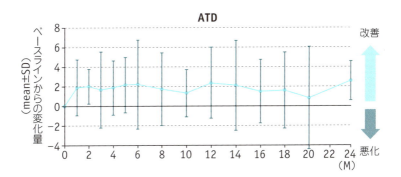

図5 ガランタミン（レミニール®）の多段階増量治療：ATDの治療開始後のHDS-Rスコアの変化量の推移

ATD：アルツハイマー型認知症

ぼ＋2点前後で推移しており，24カ月後でも悪化せず改善したままです。これほどの長期効果はドネペジル（アリセプト®）やリバスチグミン（イクセロン®・リバスタッチ®）では認められません。長期効果はガランタミン（レミニール®）が一番良いのです。

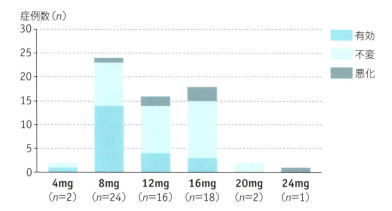

図6 ガランタミン(レミニール®)の多段階増量治療：最終治療量と有効率の関係

図6はレミニール®の最終治療量と有効率の関係です。有効数が一番多いのが8mg(4mg+4mg)で，ついで12mg(4mg+8mg)，16mg(8mg+8mg)の治療群で20mg(8mg+12mg)以上での有効例はなく，24mg(12mg+12mg)では不変例もありませんでした。レミニール®は20mg以上に増量しても，新たな効果は得られにくいのです。

図7は重症度とレミニール®の有効率の関係です。この研究ではすべての重症度でほぼ同じ有効率が得られています。重症例でも中等症，軽症と同等の効果が得られていることがわかると思います。レミニール®は軽度～中等度のATDに適応があるのですが，実際には重症例でも効果が認められます。またVDでも効果を認めるのです。しかも長期間です。これがレミニール®の特徴です。

◎

添付文書で規定されているレミニール®の治療量は8mg+8mgまたは12mg+12mgであり，4mg+4mgは漸増のための用量であって治療量ではありません。しかしアリセプト®やイクセロン®・リバスタッチ®

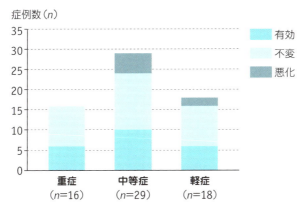

図7 ガランタミン（レミニール®）の多段階増量治療：重症度とレミニール®の有効率の関係

と同様に，実際には治療量以下の少量投与であっても有効である症例が多数あります．副作用で患者さんのコンディションを落とさないようにすれば，このように良い治療成績が得られるのです．

　薬剤の感受性は個人個人で異なります．それはコリンエステラーゼ阻害薬でも同じです．副作用が比較的少ないレミニール®ですが，投与量は患者さんの症状をみながらケースバイケースで決めるのがよいと思われます．

　患者さんをよく観察しながら無理のない漸増をすれば，脱落例をつくらず長期間悪化のない状態で認知症をコントロールできると思われます．少量でもできるだけ長期間内服してもらうことがレミニール®には必要です．

4 ガランタミンの副作用

1）よくみられる消化器症状

　ガランタミン（レミニール®）の欠点は何と言っても消化器症状，特に嘔気，嘔吐です．レミニール®の消化器症状は他の2剤〔ドネペジル（アリセプト®），リバスチグミン（イクセロン®，リバスタッチ®）〕に比べても強力です．

添付文書で規定された開始量の8mg（4mgを1日2回朝夕）でも嘔気のために服用できない患者さんがいます。その場合，筆者は4mgを1日1回で治療を開始します。レミニール®の半減期は短いのですが，治療できないよりはできたほうがよいです。ある程度の慣れもあるので，嘔気が心配されるような症例には，1日1回4mgで開始してもよいと思います。

また，8mg（4mgを1日2回朝夕）では消化器症状を認めなかったものの，16mg（8mgを1日2回朝夕）への増量時に初めて消化器症状が出現することもあります。そのため筆者は4mg＋8mg（1日12mg）を経て8mg×2（1日16mg）に増量するようにしています。

添付文書の規定では，8mg×2（16mg）で効果が不十分な場合には12mg×2（1日24mg）に増量するようになっていますが，筆者の経験では8mg×2（16mg）で効かなかった症例が24mgに増量して効いたことはありません。また24mgまで増量すると後述する副作用が激増します。そのため筆者はレミニール®の使用量は原則16mgまでとしています。

2）体重減少に注意

ドネペジル（アリセプト®）やリバスチグミン（イクセロン®・リバスタッチ®）で着目すべき副作用は歩行障害（脚力が弱くなる）ですが，ガランタミン（レミニール®）で着目すべきなのは体重減少です。数カ月で5kg体重が減少するのはよくあることです。嘔気がなくても，食欲の低下がなくても体重が減るのです。筆者はこれを「謎の体重減少」と呼んでいます。

最近では患者さんの体重を過度に減らしてしまうことはありませんが，発売当初はこれがわからなかったので，使用を続けて半年で体重が10kg近くも減った症例がありました。体重減少はたいがい8mg×2（1日16mg）から起こります。体重減少を無視して使い続けると，患者さんは虚弱になり元気がなくなります。体力がなくなり日常生活動作（ADL）レベルも下がります。体力がなくなると予後を悪くするので，この体重減少には細心の注意が必要です。

レミニール®を使う場合には，必ず体重測定が必要です。体重減少はアリセプト®やイクセロン・リバスタッチ®でもあるので，筆者は治療開

始時に必ず体重測定をするようにしています。

3) 眠気（嗜眠）・めまい

嘔気以外の副作用としては眠気（嗜眠）があります。ガランタミン（レミニール®）で眠気が出るのは，APL作用により抑制性神経伝達物質であるγ-アミノ酪酸（GABA）を増やすからかもしれません。GABAは神経の興奮を抑える方向に働きます。

また易怒性や興奮のある患者さんがレミニール®だけでおとなしくなることがあるのですが，これも抑制性神経伝達物質であるGABAが増えていることが関係している可能性があります。

興奮が少ない代わりに鎮静方向に働くことがあるので，アパシー（無関心）や，抑うつ症状のある患者さんでは注意が必要です。元気にすることもありますが，稀に元気を奪うこともあります。また，めまいを起こすことがあるので，めまい症の患者さんにも注意が必要です。

前頭側頭型認知症（FTD：ピック病）および，アルツハイマー型認知症（ATD）でもピック様の患者さん（フロンタルバリアント）にレミニール®を使うと，易怒性の悪化や興奮が認められることがあります。これは弱いながらアセチルコリンが増えるためでしょう。

4) 失　禁

またガランタミン（レミニール®）に特徴的な副作用に，「常にある便意」があります。頻尿や尿失禁はすべてのコリンエステラーゼ阻害薬でみられる副作用ですが，レミニール®でも1日16mg以上になるとよく目にします。常に便意を感じるため，外出をためらうようになることがあります。またトイレや居間を便で汚してしまうこともあります。

尿失禁ならともかく便問題は家族にとってかなりのストレスなので，尿失禁や便失禁が増えるようであればレミニール®を減量したほうがよいです。減量すれば症状は治まります。

家族も介護者も失禁が薬のせいとは思いませんので，診察の際に必ず確認するようにしましょう。

文　献
1) 平川　亘：ガランタミンの多段階増量治療63例の治療成績. Dementia Jpn. 2014；28(4)：488.

> **まとめ**
>
> ## ガランタミン（レミニール®）の失敗しない使い方
>
> ### 多段階増量治療を推奨
>
> 　ガランタミン（レミニール®）はきわめて強力な消化器症状（嘔吐，下痢）と体重減少など，患者さんの体力を奪う副作用が多い薬なのですが，4mg＋4mg（8mg）あるいは4mg×1の少量から，最大でも8mg＋8mg（16mg）で使えば副作用も少なく，2年，3年と認知症の悪化を防ぐことができる可能性のある薬です。副作用に気をつけながら，添付文書の規定によらず，4mg＋4mg（8mg）の次は4mg＋8mg（12mg）を経て8mg＋8mg（16mg）に増量する「多段階増量治療」なら，嘔気や眠気などの副作用で脱落することなく治療を継続できます。
>
> 　また副作用が認められたら躊躇せず減量しましょう。安易にドネペジル（アリセプト®）やリバスチグミン（イクセロン®・リバスタッチ®）に変更せず，可能なところまでレミニール®を継続しましょう。そのほうが長期的には良い結果になります。
>
> ### 開始量は4mg1回もあり
>
> 　レミニール®の初回投与量は8mg（4mgを1日2回朝夕）ですが，患者さんによっては嘔気や下痢などの消化器症状で服用できないこと

があります。胃腸が弱そうな患者さんや虚弱な患者さんには4mgを1日1回で開始しましょう。

　眠気が出ることがあるので，もし眠気が強いようであれば4mg（1日1回夕）でもかまいません。ただし4mgでも強い眠気があるようであれば，日常生活動作（ADL）を落とすため，長期の内服は困難です。他剤への変更を検討しましょう。

　増量規定は4週間後ですが，4週間で増量せず，ゆっくり増量してかまいません。特に嘔気などの副作用がある場合はゆっくり増量したほうがよいです。もし効果があると感じられたら，そこで1度増量を止めてみるのがよいと思います。筆者は4mg（1日1回）でも著効した症例を数多くみています。半減期が短い薬ですが，1日1回の内服でも有効例は多く経験されます。

　眠気がある場合には1日1回なら夕，4mg＋8mg（12mg）の場合は夕を8mgにするとよいと思います。

至適用量は16mg以下

　筆者の経験では，8mg＋8mg（16mg）で効かなかった症例が12mg＋12mg（24mg）に増量して効いたことはありません。初めは少し良いかなと思っても，数カ月後には必ず悪くなります。また，副作用がかなり目立ってきます。

　筆者の最大使用量は原則的に8mg＋8mg（16mg）です。8mg＋12mg（20mg）以上に増量しても1年後，2年後の長期評価ではメリットが少ないと思われます。

　8mg＋8mg（16mg）以上で目立ってくる副作用は食欲低下，体重減少，傾眠，そして頻尿，尿失禁，便失禁などです。アリセプト®やイクセロン®・リバスタッチ®のように脚力が弱くなることはめったにありませんが，体重が減少し，体力がなくなり歩けなくなることはあります。

長期の効果が期待できる

レミニール®がアリセプト®やイクセロン®・リバスタッチ®と最も異なるポイントは，長期の効果が期待できるということです（図1）。

少量投与であれば1年以上，2年以上でも良い状態を継続できることが少なくないのですが，2年以上，長期の治療成績で比べるとアリセプト®よりも，イクセロン®・リバスタッチ®よりも，レミニール®が一番良いです。レミニール®の場合，治療開始直後はあまり効果を感じなくても，半年後，1年後に認知機能がだんだん良くなることが多いのです。

副作用で飲めなくなってはもったいないので，無理に増量せず服用できる量でよいので，できるだけ長く飲んでもらいましょう。また最初の数ヵ月はあまり効果を感じなくても，安易に他の薬剤に切り替えず，できれば1年以上継続してレミニール®を内服してもらったほうがよいと思います。

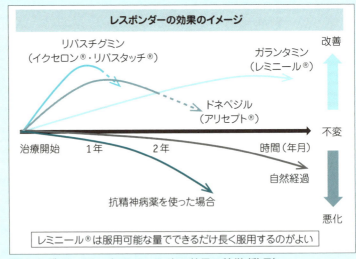

図1 ● ガランタミン（レミニール®）の効果の特徴（私見）

比較的若い患者さんに推奨

アリセプト®もイクセロン®・リバスタッチ®も，アセチルコリン（Ach）を増やす効果が強いのですが，そのぶん耐性をつくる（コリンエステラーゼを増やす）可能性があるので，筆者は若い患者さんで今後長く服用してもらう場合には，マイルドなレミニール®を第一選択にしています。

ついでアリセプト®の少量投与です。イクセロン®・リバスタッチ®は長期の使用に難があるので，レビー小体型認知症（DLB）を除いて若い患者さんにはあまり使わず，主に高齢者，意識障害を伴うような重症の患者さんに少量で使うようにしています。

脳血管性認知症にも有効

レミニール®は脳血管性認知症（VD）にも有効です。高齢者の認知症ではアルツハイマー型認知症（ATD）なのかVDなのかわからないケースもあります。診断に迷うようであればレミニール®で治療を開始すれば間違いないと思います。ただしアパシー（無関心）がある患者さん，うつ症状がある患者さんではレミニール®は元気を奪うことがあるので注意が必要です。

また少量であれば前頭側頭型認知症（FTD：ピック病）にも有効な場合があります。ピック病の場合，嘔気の副作用が出ると警戒して服用しなくなることがあります。またピック病ではアセチルコリン作用が弱いレミニール®でさえ易怒性や興奮が悪化することがあるので，慎重に4mg×1から開始し，あまり増量せず維持するのがよいと思います。

重症例にも軽症例にも使える

添付文書の用法用量では軽度～中等度のATDに適応となっていますが，多段階増量治療を行えば，重症例でも効果を認めることがあり

ます．HDS-Rスコアが10点以下の重度の患者さんが，2年，3年と悪化せず，状態を維持できることは少なくありません．

　ただし，少し効いたかなと思ったら増やさない．そこがコツです．85歳以上の高齢者の場合，神経原線維変化型老年期認知症（SD-NFT）という，長い経過であまり認知機能が下がらない認知症があります．その場合でもレミニール®の少量投与であれば長期間の認知機能の維持が可能です．

column 認知症治療薬3剤の性質を刃物にたとえると……

　筆者は脳神経外科医で日常的に手術を行っているからか，薬の"切れ味"を刃物にたとえるイメージが湧いてきます。

　コリンエステラーゼ阻害薬3剤で言うと，コリン作用が強力なドネペジル（アリセプト®）は，さしずめ斧，鋭い切れ味のリバスチグミン（イクセロン®・リバスタッチ®）はナイフ，マイルドなガランタミン（レミニール®）はハサミです（図1）。

　認知症を紙とすると，斧の切断力は破壊的です。厚い段ボールでもズバッと切れますが，手加減をしないと薄い紙はめちゃくちゃになってしまうでしょう。アリセプト®は手加減（適量処方）して使ったほうがいいのです。

　イクセロン®・リバスタッチ®は鋭いナイフ。ナイフは切れ味は鋭いですが，注意して使わないと怪我をしてしまいます。

　レミニール®はハサミです。厚い紙を切るのには少し苦労するかもしれませんが，普通の紙を切るのであれば，ハサミが一番安全です。

　コリンエステラーゼ阻害薬3剤はまったく異なる特徴を持っています。イクセロン®・リバスタッチ®は「貼るアリセプト®」ではなく，レミニール®は「1日2回服用するアリセプト®」ではありません。

　それぞれの特徴をよく知り，使いこなすことが大切です。

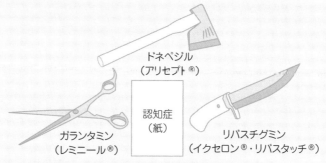

図1 ● コリンエステラーゼ阻害薬3剤のイメージ

column　患者さん1人ひとりに合わせた認知症治療薬の使い方を

　本書では，コリンエステラーゼ阻害薬の副作用および増量規定には沿いませんが有効な少量投与について多数言及しています。脳神経外科医という，筆者の専門分野上，気づけたことも盛り込んでいます。

　患者さんの認知症も健康状態も診断後，刻々と変化するものです。1人の患者さんを毎回詳細に観察して，また2年，3年と長く注意深く診察していれば，身体の変化には自然に気づけます。

　神経に関わる薬は過小投与よりも過量投与に気を使うべきです。血圧の薬や脂質異常症の薬なら多少過量投与でも検査値の数字が少し下降するくらいで済みますが，神経に関わる薬は思わぬ副作用，しかも生命に関わる重大な副作用がありうるものです。過量投与には最大限の注意を払わなければなりません。

　少量であれば著効するのに，良くなる可能性がある患者さんたちを逆に過量投与による副作用で悪化させてしまうのは，実に残念なことです。

　増量規定の問題は，レセプトで査定される可能性があるということでした。
　しかし，それも2016（平成28）年6月1日の厚生労働省からの事務連絡で問題がなくなりました（87頁「column」参照）。

　降圧薬でも，胃腸薬でも，規定量以下の量で処方することに何の問題があるのでしょう。しかし，これまで認知症治療薬ではそれができなかったのです。そのためにこれまで，怒りっぽくなったり，歩けなくなったり，ご飯が食べられなくなる患者さんが全国にたくさんいたのです。

　規定量のエビデンスを否定するわけではありません。少量投与のエビデンスは今のところ蓄積されていません。しかし臨床試験時点での大規模な

統計学的データには現れていませんでしたが，使用してみたところ，少量投与が有効であったというデータが新たに出てきています。そして規定量で悪くなる患者さんも大勢います。

　エビデンスは治療の常識としてふまえた上で，有効とされる規定量にとらわれず，患者さん1人ひとりに合わせた認知症治療薬の使い方ができたら，患者さんを副作用で悪化させることなく，認知症治療薬の治療効果を最大限に発揮することができると思います。

column コリンエステラーゼ阻害薬の切り替え時の注意点

コリンエステラーゼ阻害薬を切り替える際に何に注意すべきか？

この疑問に明快に答えた報告はあまり目にしません。以下は筆者の経験から得た，切り替え時の注意点です。

◎

まず，ガランタミン（レミニール®）から他剤，または他剤からレミニール®に変更（切り替え）をする際に注意しなければならないのは，レミニール®のアセチルコリン（Ach）作用は弱いということです。

アリセプト® ⇔ レミニール®

①アリセプト® ➡ レミニール®

ドネペジル（アリセプト®）の長期投与例でレミニール®に切り替える場合は，Ach欠乏になる可能性があります。しかし，アリセプト®が過量投与であった場合には，レミニール®に切り替えることにより日常生活動作（ADL）が改善することがあります。過剰なAchが減って，ちょうどよくなるからです。

②レミニール® ➡ アリセプト®

易怒性の悪化に注意します。

レミニール® ⇔ イクセロン®・リバスタッチ®

①レミニール® ➡ イクセロン®・リバスタッチ®

レミニール®からリバスチグミン（イクセロン®・リバスタッチ®）への切り替えでは，イクセロン®・リバスタッチ®を少量から開始する限りあまり問題はありません。切り替え直後に著効することがあります。

②イクセロン®・リバスタッチ®➡レミニール®

アリセプト®からの切り替えと同じ理由で，規定の常用量（18mg）からの変更ではAch欠乏になる可能性があります。イクセロン®・リバスタッチ®長期治療（1年以上治療）で認知症が悪化した場合，レミニール®に変更するとAch欠乏で一気に悪くなることがあるので注意が必要です。

イクセロン®・リバスタッチ®が9mg以下であった場合は問題は少なく，効果が認められることがままあります。

レミニール®への切り替えでは，前薬で嘔気がなくても嘔気が出ることがあるので注意が必要です。ですから，Ach不足を心配して4mg×2ではなく，いきなり8mg×2で開始してはなりません。また前薬で体重減少がなくても，レミニール®への変更で体重減少が出現することがあるので注意が必要です（謎の体重減少）。必ず定期的に体重測定をしましょう。

イクセロン®・リバスタッチ®⬅➡アリセプト®

①イクセロン®・リバスタッチ®➡アリセプト®

易怒性の出現に注意します。切り替えの効果は30％くらいでしょうか。効果があるのは主に前薬（イクセロン®・リバスタッチ®）が過量投与であった場合です。

②アリセプト®➡イクセロン®・リバスタッチ®

効果があることもないこともあります。前薬のアリセプト®が過量投与であった場合には，切り替えで認知機能だけでなくADLも改善することがあります。

レビー小体型認知症（DLB）の場合には切り替えで著効する確率がかなり高いです。アリセプト®では消えなかった幻視も消えます。

切り替えで注意しなければならないのはAch中毒（一時的なAch過剰状態）です。イクセロン®・リバスタッチ®は貼付後すぐに（約1時間で）脳内のAchを増やします。一方，アリセプト®は半減期が長く，また脳内への

滞留期間が長いために，イクセロン®・リバスタッチ®への変更前にアリセプト®の休薬期間を設けないと脳内がAch過剰となり，患者さんの体調を悪くすることがよくあります。アリセプト®の休薬期間は5～7日程度でよいと思います。アリセプト®が低用量であった場合（2.5mg以下）は，休薬期間は2～3日でよいでしょう。

◎

上記の注意点を図1にまとめました。

筆者はコリンエステラーゼ阻害薬の切り替えをあまりしません。ほとんどの患者さんが切り替えをすることなく長年同じ薬を使っています。

切り替えをするのはなぜでしょう？ 多くの場合は家族や介護者から「認知症がだんだん悪くなった」と言われたタイミングではないでしょうか？

過量投与をするから認知症が悪化するのです。ADLも低下するのです。患者さんに合った適量で治療すれば，イクセロン®・リバスタッチ®の皮膚症状を除いて，切り替えを必要とすることはさほど多くないはずです。

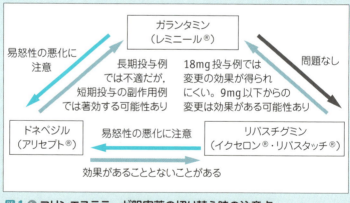

図1 ◯ コリンエステラーゼ阻害薬の切り替え時の注意点
前薬が過量投与であった場合は少量投与で改善することが多い。

4 メマンチン（メマリー®）の使いこなし

1 メマンチンの特徴

1）NMDA受容体拮抗薬──コリンエステラーゼ阻害薬3剤と併用可能

　メマンチン（メマリー®）はコリンエステラーゼ阻害薬3剤［ドネペジル（アリセプト®），リバスチグミン（イクセロン®・リバスタッチ®），ガランタミン（レミニール®）］と異なり，アセチルコリン（Ach）を増やす薬ではありません。NMDA受容体拮抗薬であり，脳神経細胞の過剰な興奮を抑え，記憶の伝達を整えるとともに，神経細胞を守る働きがあるとされています。認知症治療薬の中では唯一コリンエステラーゼ阻害薬3剤と併用できるので，多くの場合は併用で使われています。

　メマリー®単独での効果は議論があるところだと思いますが，筆者は2011年の発売開始後からメマリー®単独治療を試み，20例中3例だけですがメマリー®単独での長期の認知機能の維持効果を確認しました。しかし半年，1年での評価では単独治療で「認知機能を良くする」という結果は得られませんでした。単独治療で効果を認めた症例は2年，3年後の長期での評価です。

2）脳保護・予防薬として考える

　メマンチン（メマリー®）単独治療による認知機能の改善はあまり期待されていないのではないかと思います。メマリー®は将来の認知機能の悪化をできるだけ阻止する，脳神経細胞を保護する薬，予防的な薬であると考えたほうがよいのでしょう。

これは筆者の印象ですが、メマリー®は半年や1年で評価すべきではなく、2年、3年とできるだけ長い期間服用してもらって真価を発揮する薬なのではないかと思います。

認知症をメマリー®だけで治療することは現実的ではないでしょう。筆者もメマリー®を使う場合は、現在はコリンエステラーゼ阻害薬かシロスタゾール（プレタール®）、あるいはこの二者との併用で使用しています。

2 メマンチンの至適用量

メマンチン（メマリー®）を使う上で一番の問題はその副作用です。5mgで開始し、1週間ごとに5mgずつ増量し、最終的に20mgで治療することが規定の使用方法になっていますが、現実には眠気やめまいのために規定の20mgが服用できる患者さんは3割しかいません。

またメマリー®は易怒性や興奮、徘徊、常同行動などの行動・心理症状（BPSD）の抑制に使われることが多いのですが、鎮静薬のような効果を期待して使用すると痛い目に遭います。開始量の5mgで、傾眠や過鎮静が認められることもあれば、逆に興奮することもあるのです（図1）。

メマリー®はアマンタジン（シンメトレル®）の後継として開発された、神経細胞からのドパミン（DOA）の遊離を促進させる薬剤です。DOAを増やす作用は弱いためパーキンソン病（PD）の運動障害に対する効果は弱く、その代わりにアルツハイマー型認知症（ATD）の治療薬として開発されたという経緯があります。弱いながらもDOAを増やす可能性があるので、患者さんによっては興奮の方向に傾くこともあるのは当然です。

傾眠、過鎮静と興奮。この真逆の効果は治療前には予測できません。傾眠や過鎮静になるのはグルタミン酸の抑制が、側坐核や腹側被蓋野などの脳の奥底にあるDOA系の神経核を過剰に抑制してしまうからかもしれません。筆者の経験ではメマリー®の至適用量は10～15mgのあたりだと考えています。脳保護効果を考えると20mgが良いのでしょうが、患者さんのコンディションを落としては元も子もありません。

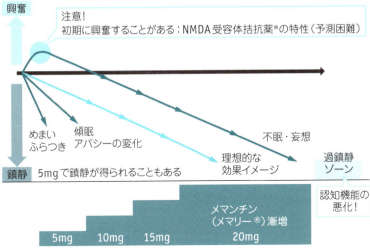

図1 行動・心理症状 (BPSD) に対するメマンチン (メマリー®) の効果のイメージ (私見)

＊ドパミンを若干増やす。学習に関わる神経伝達物質であるグルタミン酸を抑制する (側坐核を抑制? アルコール依存症にも有効?)。

　15mgはもちろん，10mg，5mgでも副作用で服用できなくなることがあります。まとめて1カ月，2カ月分と長期処方をするのではなく，慎重に患者さんの状態を観察しながら漸増することが必要だと思います。誰でも20mgが服用できるわけではありません。過量投与では容易に過鎮静になることを忘れてはなりません。

3 メマンチンの副作用

1) 多様な副作用

　メマンチン (メマリー®) の副作用は治療開始直後の興奮，不穏，そして傾眠，めまいやふらつきだけではありません。不眠もあれば，アパシー (無関心)，妄想の悪化もあります。過量投与では過鎮静となり，歩行できなくなり，最後にはお箸も持てなくなります。

2) 行動・心理症状の鎮静に安易に使用しない

興奮などの周辺症状（BPSD）に使うことは，メマンチン（メマリー®）の主作用ではなく副作用を利用しているという気がします。

鎮静させるのであれば，ほかに薬価の低い良い薬がたくさんあります。筆者はBPSDに安易にメマリー®を使うことには賛成できません。患者さんを弱らせてしまうだけだからです。もし使うのであれば患者さんを弱らせることのない適量で使うべきだと思います。

3) コリンエステラーゼ阻害薬と併用できるが慎重に

コリンエステラーゼ阻害薬だけでなく，メマンチン（メマリー®）にも様々な副作用があります。メマリー®にはコリンエステラーゼ阻害薬との併用で有用であるというエビデンスがありますが，安易にドネペジル（アリセプト®）などコリンエステラーゼ阻害薬を規定量で処方し，認知症が悪化したからとさらに安易にメマリー®を追加し20 mgの規定量で治療すれば，数多くの患者さんがコントロール不能な悪い状態になってしまいます（図2，3）。

医者：認知症だから，「とりあえずドネペジル（アリセプト®）」と気軽に処方
⬇
医者：アリセプト®3 mgで治療開始。5 mgで維持
⬇
記憶力がだんだん悪化する
⬇
家族に「認知症がどんどん悪くなります」と言われる
⬇
医者：しかたなく10 mgまで増量する
⬇
それでも記憶力が悪化する
⬇
家族に「認知症が良くなりません」と言われる
⬇
医者：ほかに方法がないのでメマンチン（メマリー®）20 mgを併用する
⬇
どんどん悪くなって寝たきり
⬇
治療の失敗

図2 ▶ 認知症治療の失敗パターン

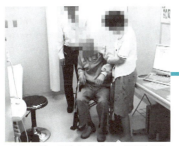

73歳男性，アルツハイマー型認知症。アリセプト®を飲み始めて3年。興奮と暴言・暴力のためにメマリー®が処方された。
家の壁は穴だらけ。奥さんが自分の妻であることもわからない。メマリー®が処方されてから歩けなくなり，お箸を持てず，食事も摂れなくなる。

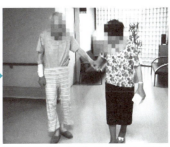

アリセプト®とメマリー®を中止して3日すると歩けるようになった。
奥さんが自分の妻であることもわかり，易怒性も興奮もなく，穏やか。

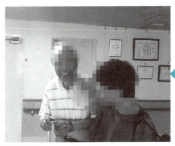

元気になった。もの忘れも少し改善。とてもにこやかで穏やか。

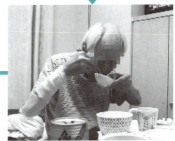

自分で食事ができる。食欲旺盛。もの忘れはあるが，以前の穏やかなお父さんに戻った。

図3 アリセプト®5mgとメマリー®20mg併用で歩行・摂食不能になったが，中止で元気になった症例

　薬による不幸をまねかないためにも，単独でも併用でも適量での治療が大事です。専門家の先生方はこの点を考慮して治療されています。しかし添付文書には副作用のことは詳しくは掲載されていません。プライマリケア医のみなさんには特にこの点を理解して頂きたいと思います。

4 メマンチンの目的別2パターン増量治療

筆者はメマンチン（メマリー®）を「行動・心理症状（BPSD）の治療を目的に使う場合」と，「認知機能の維持を目的に使う場合」とでは増量方法を変えています（表1，図4）。どちらの場合も患者さんをよく観察し，副作用は必発だという前提で慎重に治療します。

1) 目的別の使いわけ

①行動・心理症状に対して使用する場合

行動・心理症状（BPSD）に対して使う場合には，鎮静効果が認められるまで比較的早い期間，すなわち1，2週間おきに増量します。ただし過鎮静になったら必ず減量します（表1・図4，治療A）。

②認知機能の維持が目的の場合

また，認知機能の維持を目的とする場合，規定の1週間ではなく，数カ月単位の間隔でゆっくりと漸増します。この場合，必ず副作用のない量で維持します。5mgでも10mgでもかまいません。傾眠やめまいを生じない量です（表1・図4，治療B）。

表1 メマンチン（メマリー®）の使いこなし：目的別2パターン増量治療

治療A　行動・心理症状（BPSD）に対するメマリー®治療
鎮静効果が認められるまで比較的早い期間で増量する 　（効きすぎたら必ず減量する） めまい，ふらつき（転倒），傾眠（過鎮静）に注意！ 服用できる量で維持するが，徐々に効果が出てくる場合もある。十分な効果を認めたら，一度減量してみる

治療B　認知機能を維持するためのメマリー®治療
ゆっくりと漸増し，服用できる量でできるだけ長期間（3年以上）服用してもらう 　（少量でもよい。副作用に注意。5mg，10mgでもOK） 早期（半年，1年）での効果は期待せず，3年，4年後に期待する

注意：アパシーの患者さんには使わない。85歳以上の高齢者とレビー小体型認知症には慎重に使用する。

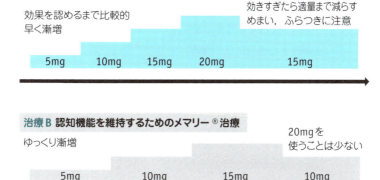

図4 メマンチン（メマリー®）の使いこなし：目的別2パターン増量治療の増量・減量イメージ

どちらも注意すべきはめまい，昼間の傾眠，食欲不振，体重減少などの副作用です。メマンチン（メマリー®）のめまいは転倒につながります。バランスを失うのです。メマリー®は必ずこれらの副作用が出ない範囲で使います。無理に増量する必要はありません。過鎮静は日常生活動作（ADL）だけでなく認知機能を悪化させるので，服用できる量，無理のない量で治療するのが大事です。

BPSDに使う場合，軽い易怒性であればよいですが，興奮などがある場合にはメマリー®だけで鎮静しないことです。必ず他の薬剤と併用して治療すべきです。

また，ドネペジル（アリセプト®）を使用して興奮や妄想，暴力的行為が出ている場合には，必ずアリセプト®の減量か，他薬への変更を行うべきであり，必要以上にメマリー®を使用すべきではありません。アリセプト®の過量投与，メマリー®の過量投与のダブルパンチで患者さんの状態をさらに悪くしてしまいます。

メマリー®の至適用量は5～15mgです。筆者の場合10mgで治療しているケースが最も多いです。また漸増のタイミングも，添付文書で規定されている1週間を守る必要はないと思います。特に長期の認知機能の維持を期待する場合には，無理にではなくゆっくりと増量し，2年，3年と長く服用してもらうのがよいと思います。

2) 前頭側頭型認知症に有効なことがある

筆者はアルツハイマー型認知症（ATD）だけでなく，興奮や不穏で苦労する前頭側頭型認知症（FTD：ピック病）にもメマンチン（メマリー®）を使うことがあります。

軽い易怒性であればメマリー®だけでも治療できることがあります。また，ひどい興奮や不穏も，極少量の抗精神病薬との併用でメマリー®を使用し，行動・心理症状（BPSD）を良好にコントロールできることがあります。

このほかピック病の脱抑制症状，盗癖，過度の買い物，過食，収集癖，常同行動などにも有効なことがあります。

3) 脳血管性認知症には慎重に

アパシー（無関心）や意欲の低下があるような脳血管性認知症（VD）にメマンチン（メマリー®）を使うと，元気を奪い，日常生活動作（ADL）を落としてしまうことがあります。また高齢のVDは脚力が弱いことが多く，運動機能も悪化させてしまうことがあるので，原則的にメマリー®は使用しないようにしています。使用するとしたら，比較的若く元気のあるVDに適用します。

4) レビー小体型認知症には原則として使わない

ピック化したレビー小体型認知症（DLB）であれば考慮してよいかもしれませんが，筆者はたとえ妄想がひどくても，DLBにはメマンチン（メマリー®）を使用しません。アパシー（無関心）や抑うつ症状のある，元気のないDLBでは，症状を悪化させる可能性があるからです。

5) アルコール依存症にも効果的

　筆者はアルコール依存症の認知症患者さんにもメマンチン（メマリー®）を使用し，良好な結果を得ています。アルコールを完全にやめられたケース，1/3に減らせたケースなど様々ですが，過半数の症例で有効です。治療量は5〜20mgと様々であり，効いたらそれ以上は増量しません。効果は一時的ではなく1年以上持続します。患者さんの多くは治療後に，「飲まなくても大丈夫になった」とメマリー®の効果を表現されます。

　メカニズムはわかりませんが，メマリー®が腹側被蓋野や側坐核などの報酬系の中枢に作用している可能性があります。

まとめ

メマンチン（メマリー®）の失敗しない使い方

目的別2パターン増量治療

　166頁の**表1**のように，「行動・心理症状（BPSD）の治療を目的に使う場合」と，「認知機能の維持を目的に使う場合」で増量方法を変え，どちらの場合も患者さんをよく観察し，めまい，昼間の傾眠，食欲不振，体重減少などの副作用に留意して，慎重に治療します。

　BPSDに対して使う場合には，鎮静効果が認められるまで，1，2週間おきに増量します。ただし過鎮静になったら必ず減量します（**治療A**）。興奮などがある場合にはメマリー®だけで鎮静せず，必ず他の薬剤と併用します。

ドネペジル（アリセプト®）を使用して興奮や妄想，暴力的行為が出ている場合には，必ずアリセプト®の減量か，他剤への変更を行うべきであり，必要以上にメマリー®を使用すべきではありません。

また，認知機能の維持を目的とする場合，規定の1週間ではなく，数カ月単位の間隔でゆっくりと漸増し，必ず副作用のない量で維持します（**治療B**）。

至適用量は5～15mg

メマリー®の至適用量は5～15mgです。長期の認知機能の維持を期待する場合には，無理にではなくゆっくりと増量し，2年，3年と長く服用してもらうのがよいと思います。

前頭側頭型認知症に有効なことがある

メマリー®は5mgでも興奮することがあるので注意が必要なのですが，BPSDを良好にコントロールできることがあります。

脳血管性認知症には慎重に

比較的若い，元気のある脳血管性認知症（VD）の患者さんに適用します。

レビー小体型認知症には原則として使わない

ピック化したレビー小体型認知症（DLB）であればメマリー®を考慮します。アパシー（無関心）や抑うつ症状のあるDLBの患者さんには，症状を悪化させる可能性があるので使用しません。

認知症治療薬4剤の失敗しない使い方

本章で解説した認知症治療薬4剤の使い方を以下にまとめます。長い目で見れば"常用量（規定量）の半分を目安に"がベターです（**表1**）。

表1 認知症治療薬の失敗しない使い方

薬剤名	用量	注意
ドネペジル （アリセプト®）	1.5mgで開始，2.5mgで維持 様子をみて5mg	10mgは高齢者には使わない
リバスチグミン （イクセロン®・ リバスタッチ®）	4.5mgか2.25mgで開始 4.5mgか9mgで維持 最大13.5mgまで	18mgは使わない
ガランタミン （レミニール®）	4mg×1か4mg×2で開始 ついで12mg（4mg＋8mg） 最大16mgまで	8mg＋12mg以上は原則として使わない
メマンチン （メマリー®）	5mgで開始 10〜15mgで維持	15mg以上で副作用が出ることが多い

5 シロスタゾール（プレタール®）の使いこなし

1 シロスタゾールを用いた認知症治療

シロスタゾール（プレタール®）は抗血小板薬であり，認知症の薬ではありません．抗血小板薬は血管の中で血液が固まり，血栓ができるのを抑える薬剤です．血栓をできにくくすることで，脳梗塞の再発を予防する効果があります．

アスピリンやクロピドグレル（プラビックス®）などのほかの抗血小板薬と異なるのは，プレタール®はホスホジエステラーゼ（phosphodiesterase：PDE）3の活性を選択的に阻害する働きを持つことです．PDE3の活性を阻害することで，抗血小板作用だけでなく血管壁に作用し，血管を拡張させ，脳血流を増加させる作用があります．

またPDE3を阻害することで，脳神経細胞の中にあるcAMP応答配列結合蛋白（cAMP response element binding protein：CREB）のリン酸化を促進させます．CREBは記憶や空間認知など脳の高次機能に重要な働きを持ち，リン酸化されることで活性化します．プレタール®はCREBのリン酸化を促進させることで，認知機能を改善させる可能性があるのです．

筆者はこれまでに700例を超える認知症の患者さんにプレタール®を用いた治療を行ってきました（図1，2）．ここではその治療経験からプレタール®を用いた認知症治療について解説します．

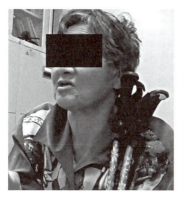

図1 プレタール®著効例:77歳女性,アルツハイマー型認知症

以前は漢字を思い出せなかったのが,最近は簡単に思い出すようになった。
治療前のHDS-Rスコアは20点だったが,半年後には30点。
治療3年目になるが,今も30点をとる。プレタール®は50mg×2。

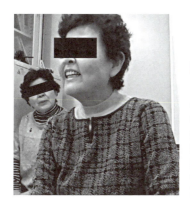

図2 プレタール®著効例:69歳女性,アルツハイマー型認知症

もの忘れ,うつ症状で来院。治療直後から明るくなり,料理の品数も増えた。
気づきが多くなり,もの忘れで困ることが減った。HDS-Rスコアは2カ月後には20点から25点に改善しており,3年目の現在も悪化なく推移している。
プレタール®は50mg×2。

2 シロスタゾールを服用している患者さんは認知症にならない?

episode

　シロスタゾール(プレタール®)は販売年数の長い薬剤で,もともとは慢性動脈閉塞症の薬として発売されました。2003年に脳梗塞の再発予防効果の適応が追加になり,今では数多くの脳梗塞の患者さんに使われています。アスピリンにつきものの出血のリスクが少ないために,安心して使えます。

筆者は現在勤務する病院に赴任して約20年になります。70代，80代の患者さんを長年診ていると，そのうち何割かは認知症になってくるものです。プレタール®が認知症に効くという発想はありませんでしたが，「プレタール®を飲んでいる患者さんは認知症にならないな」という印象はありました。

そこで，コリンエステラーゼ阻害薬で治療していながら認知機能が悪化してきていたアルツハイマー型認知症（ATD）の方々に，プレタール®を処方してみました。すると明らかに効果を認める症例があるのです。プレタール®を認知症の患者さんに使うようになって，HDS-Rスコアが改善する症例が続きました。表情も明らかに明るくなり，よく話をするようになる症例が認められました。

しばらく症例を重ねるうちに，効果が得られない症例にはシロスタゾールのジェネリックが処方されていることがあるのがわかりました。

そこで院内の倫理委員会の承認を経て，コリンエステラーゼ阻害薬にシロスタゾールを併用する前向き研究を始めました。薬剤をプレタール®OD錠に統一し，開始50mg×2，効果が不十分である場合には100mg×2に増量するというプロトコールです。

シロスタゾールをプレタール®に統一してから，治療成績は明らかに改善しました。HDS-Rスコアの2点，3点ぐらいの改善では家族は変化に気づきにくいものですが，中には5点以上改善する症例もありました。

これまで長年認知症の診療を行い，プレタール®も数多く使ってきたのに，正直なところ，まさか効果があるとは思っていませんでした。前向きの治療を行ったからこそわかった結果です。

3 シロスタゾールの併用治療と単独治療

1) シロスタゾールが認知症に効く

　当初はコリンエステラーゼ阻害薬との併用で治療を行っていたわけですが，シロスタゾール（プレタール®）の効果は併用の効果ではなく，プレタール®単独の効果だということは明らかでした。

　そこで今度はプレタール®単独での前向き研究も実施することにしました。過去に治療を受けていない患者さんを対象にした研究です。来院された当日に認知症と診断した患者さんに，家族に説明をして，プレタール®だけを用いた単独治療を行いました。

　当初はアルツハイマー型認知症（ATD）の患者さんだけでしたが，徐々にレビー小体型認知症（DLB），脳血管性認知症（VD）の患者さんの治療も開始しました。

　するとプレタール®の単独治療では，併用治療よりもさらに優れた治療結果が得られたのです。併用治療ではコリンエステラーゼ阻害薬が効きにくい，いわば難治例が多かったこともあるかと思いますが，単独治療では改訂長谷川式簡易知能評価スケール（HDS-R）で＋5点以上の改善が数多くありました。

　長年認知症治療を行っているとわかることですが，コリンエステラーゼ阻害薬で患者さんが元気になることはありますが，記憶力はさほど改善しないことが多いのです。日常生活動作（ADL）も時に改善する程度です。

　ところがプレタール®では，HDS-Rスコアが改善する症例が続きました。記憶力だけでなく，時計描画テストで描けなかった時計の絵も描けるようになります。効果も持続します。

　2012年からは認知症治療薬3剤，リバスチグミン（イクセロン®・リバスタッチ®），ガランタミン（レミニール®），メマンチン（メマリー®）の単独治療も並行して前向き研究を始めました。同じプロトコールで複数の薬剤の評価を行ったのです。すると既存の治療薬よりもプレタール®の優位

性が明らかになりました。

　筆者は2016年4月時点までに，コリンエステラーゼ阻害薬との併用で280例，プレタール®単独で440例の認知症患者を治療しています。ここでは過去の研究を紹介しながらプレタール®治療について説明します。

2) ＜研究＞コリンエステラーゼ阻害薬とシロスタゾールの併用治療[1]

〈概　要〉

　併用治療とは，ドネペジル（アリセプト®），リバスチグミン（イクセロン®・リバスタッチ®），ガランタミン（レミニール®），のコリンエステラーゼ阻害薬3剤とシロスタゾール（プレタール®OD錠）との併用です。

　検討対象は治療前後の評価が可能であり，1年以上治療が継続できた160例で，平均年齢は78.8歳，観察期間は1年～最長5年です。

　160例の内訳は，アルツハイマー型認知症（ATD）108例，脳血管性認知症（VD）16例，レビー小体型認知症（DLB）29例，前頭側頭型認知症（FTD）7例です。

　評価は改訂長谷川式簡易知能評価スケール（HDS-R）を用いています。HDS-R「＋3点以上の改善」があったものを有効，「－3点以上の低下」を悪化，「＋2点～－2点」を不変としています。

　安定した効果が得られるということで，シロスタゾールは全例プレタール®OD錠に統一して治療しています。50mg×2（朝夕）で開始し，効果が不十分だと考えられた場合には100mg×2（朝夕）に増量しています。

〈結　果〉

①病型ごとの有効率

　図3は併用治療の1年後の成績です。有効率は，ATDで30.6%，DLBでは44.8%で有効となっています。全体では34.4%で有効でした。DLBの場合は，記憶力はさほど良くならなくても，ほぼ全例で幻視を改善させる効果が認められました。

②コリンエステラーゼ阻害薬少量治療と規定量治療の比較

　図4は治療開始時からコリンエステラーゼ阻害薬少量で治療した場合と，規定量（イクセロン®・リバスタッチ®は13.5mg以上）で治療した場

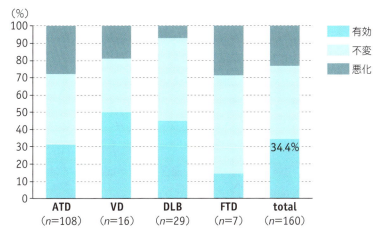

図3 認知症に対するシロスタゾール（プレタール®）併用治療の長期成績：病型ごとの有効率

ATD：アルツハイマー型認知症，VD：脳血管性認知症，DLB：レビー小体型認知症，FTD：前頭側頭型認知症

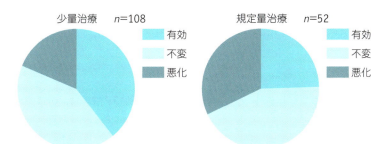

図4 認知症に対するシロスタゾール（プレタール®）併用治療：コリンエステラーゼ阻害薬の少量治療と規定量治療の比較

合の比較です．これで明らかなように，少量投与で治療したほうがプレタール®の併用効果があるという結果になっています．

アリセプト®10mg，イクセロン®・リバスタッチ®18mgで治療した場合，1年後の有効例はありませんでした．

〈症 例〉

77歳男性，ATD．アリセプト®で治療していましたが，効果が不十分であった症例です．プレタール®を開始した直後にHDS-Rスコアが改善しています（図5）．1年半を過ぎてスコアは低下していきますが，長期間の併用効果があったことがわかります．

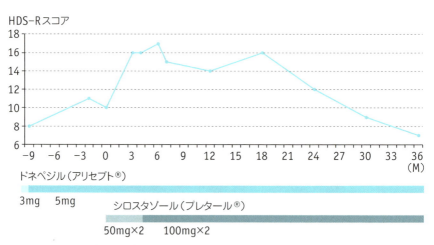

図5 シロスタゾール（プレタール®）併用治療の症例：77歳男性，アルツハイマー型認知症

3）＜研究＞シロスタゾールの単独治療

〈概 要〉

過去に治療を受けていない認知症患者さん245例に，シロスタゾール（プレタール®）単独での治療を実施し，治療前後の評価が可能であった133例を検討しました．平均年齢は79.9歳．観察期間は最長3年です．

コリンエステラーゼ阻害薬を開始した場合にはその時点で解析から外しています．併用薬はチアプリド（グラマリール®）と抑肝散のみです．

133例の内訳は，アルツハイマー型認知症（ATD）91例，脳血管性認知症（VD）27例，レビー小体型認知症（DLB）10例，前頭側頭型認知症（FTD）5例です．

評価は併用治療群同様，改訂長谷川式簡易知能評価スケール（HDS-R）を用いています．

シロスタゾールも併用群同様，全例プレタール®OD錠を使用しました．50mg×2（朝夕）で開始し，効果不十分と考えられた場合には100mg×2（朝夕）に増量しています．

〈結　果〉

① 病型ごとの有効率

有効率はATDで49.5％，VDで33.3％，DLBで70.0％となっています．単独治療ではDLBの有効率が際立っています．全体の有効率は45.9％でした（図6）．

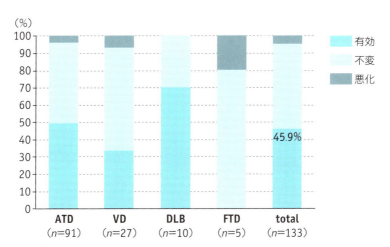

HDS-R ＋3点以上の改善 → 有効
HDS-R －2点～＋2点 → 不変
HDS-R －3点以上の低下 → 悪化

図6 ▶ 認知症に対するシロスタゾール（プレタール®）単独治療の長期成績：病型ごとの有効率

観察期間は最長36カ月．コリンエステラーゼ阻害薬の併用を開始した時点で解析から除外．DLBの有効率が最も良く，ついでATD，VDとなっている．
ATD：アルツハイマー型認知症，VD：脳血管性認知症，DLB：レビー小体型認知症，FTD：前頭側頭型認知症

②アルツハイマー型認知症のHDS-Rスコアの変化量の推移

図7はATDのHDS-Rスコアの変化量の推移です。横軸は経過月数（24カ月）です。これからもわかる通り，プレタール®治療例は治療開始直後から効果が発現し，長期にわたって認知機能が維持されています。

通常，認知症の治療薬の評価では，記憶力の改善で有意差を得ることは困難であり，多くの場合は日常生活動作（ADL）など臨床的な症状で有意性を判定します。これほどの認知機能の改善が得られるということは，明らかな効果があるということです。

③重症度別の有効率の比較

図8は認知症の重症度別の有効率の比較です。軽度例の有効が少ないのは，30点満点の天井があるためです。これからもわかる通り，プレタール®は重症度にかかわらず有効です。何より悪化例が少ないのが特徴です。

④年齢と有効率との関係

図9は年齢と有効率との関係です。ATDは75歳以下と86歳以上の高齢者の有効率が高く，VDでは逆に86歳以上の高齢者の有効率が低くなっています。85歳以上の高齢者は脳動脈硬化が高度なためかもしれません。DLBは全年齢で高い有効率を認めています。

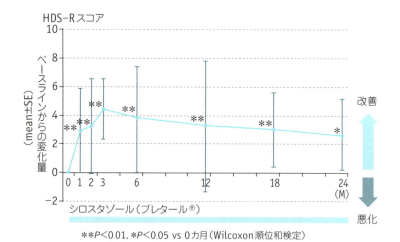

**P＜0.01，*P＜0.05 vs 0カ月（Wilcoxon順位和検定）

図7 シロスタゾール（プレタール®）単独治療：アルツハイマー型認知症のHDS-Rスコアの変化量の推移

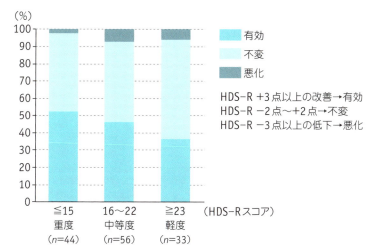

図8 シロスタゾール（プレタール®）単独治療：認知症の重症度別の有効率の比較

⑤ 病型別の治療量と有効率との関係

図10は病型別のプレタール®の治療量と有効率との関係です。

ATDでは50mg×2でも有効な例が多いのですが，効果が不十分な場合には100mg×2に増量したほうがよいようです。

VDでは積極的に100mg×2に増量したほうがよいと思われます。

DLBは50mg×2で十分な効果を得られるようです。

FTDは有効例はないのですが，不変で維持できることがあるようです。

〈症例：ATD〉

図11は76歳女性，ATDの患者さんをプレタール®のみで治療した経過です。50mg×2で治療を開始した直後にHDS-Rスコアが上がり，効果がやや落ちたところで100mg×2に増量すると再びHDS-Rスコアが上がり，以後36カ月にわたり高得点で推移しています。

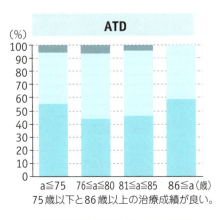
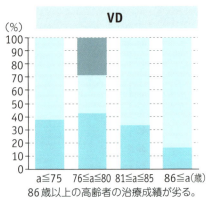
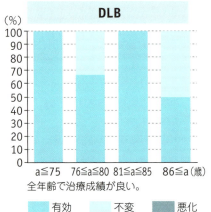
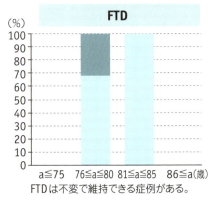

図9 シロスタゾール（プレタール®）単独治療：年齢と有効率との関係
ATD：アルツハイマー型認知症，VD：脳血管性認知症，DLB：レビー小体型認知症，
FTD：前頭側頭型認知症

〈症例：VD〉

　図12は63歳男性，VDの症例です。プレタール®を50mg×2で開始した直後にHDS-Rスコアが上がり，その後低下しますが，100mg×2に増量することで再びHDS-Rスコアが改善。以後やや低下しつつも36カ月後まで維持できています。

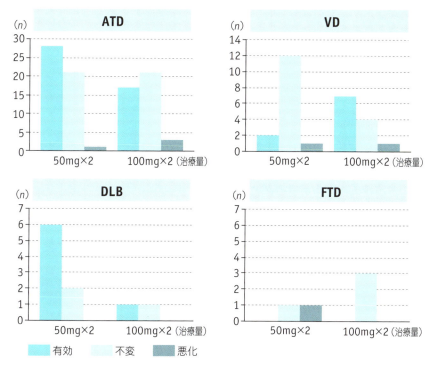

図10 シロスタゾール（プレタール®）単独治療：病型別の治療量と有効率との関係（実数）
ATD：アルツハイマー型認知症，VD：脳血管性認知症，DLB：レビー小体型認知症，FTD：前頭側頭型認知症

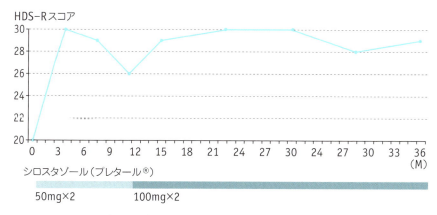

図11 シロスタゾール（プレタール®）単独治療症例：76歳女性，アルツハイマー型認知症

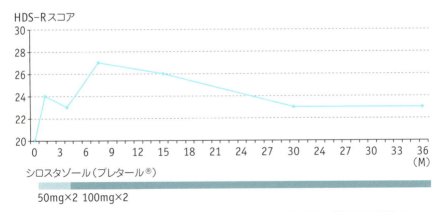

図12 ▶ シロスタゾール（プレタール®）単独治療症例：63歳男性，脳血管性認知症

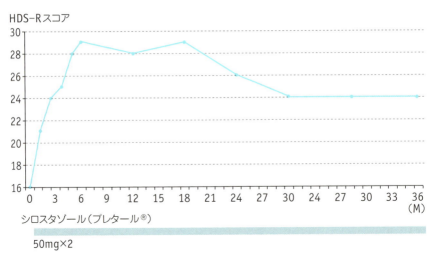

図13 ▶ シロスタゾール（プレタール®）単独治療症例：92歳女性，レビー小体型認知症

〈症例：DLB〉

　図13は92歳女性，DLB患者さんの経過です。治療開始1カ月後には幻視が消え，HDS-Rスコアは半年後には29点になり，13点アップしました。以後24カ月後からスコアはやや低下していますが，36カ月後も高得点で推移しています。

　プレタール®著効例を図14〜17に示します。

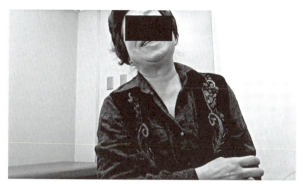

図14 プレタール®著効例：71歳女性，アルツハイマー型認知症

もの忘れで来院。何をするにもおっくうで，やる気がなくなったということだったが，治療開始後もの忘れが減り，漢字を思い出すようになった。忘れたと思っても考えると思い出せるようになり，やめていた散歩も毎日するようになったとのことであった。
1年後，HDS-Rスコアは21点から29点に改善していた。「効いてますね〜」と患者さん本人。

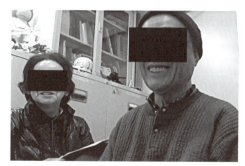
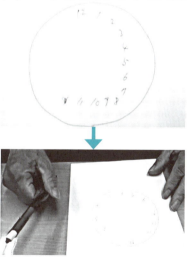

図15 プレタール®著効例：78歳男性，アルツハイマー型認知症

数年前からのもの忘れと道に迷うということで来院。プレタール®を服用するようになってもの忘れが減り，家の手伝いもするようになった。
HDS-Rスコアは半年で11点から21点に改善している。時計描画も正常化した。

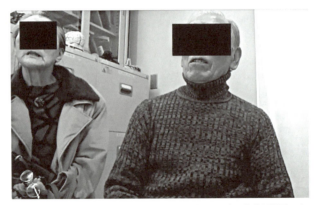

図16 プレタール®著効例：88歳男性，レビー小体型認知症

家の前で10人くらいの男性が腹ばいになって草取りをしている，家の中にお坊さんがいるという，幻視があった。プレタール®開始後2週間で幻視は完全に消失。自分の家にいることがわかるようになり，家の中で寝てばかりだったのが，家事の手伝いをするようになった。夜中の大声もなくなり，「お薬がそんなに効くのかしら」と，患者さんの妻がうれしそうに話している。

半年後，HDS-Rスコアは19点から23点に改善した。

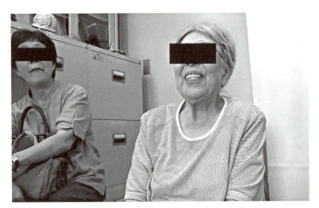

図17 プレタール®著効例：92歳女性，レビー小体型認知症

家の中に女性の役者がきて，歌い踊っているという幻視があった。治療開始後10日ほどで幻視は消失。明るくなり，不機嫌さもなくなった。化粧をし，服装もおしゃれになった。

半年後，HDS-Rスコアは16点から29点に改善した。

4 シロスタゾールの特徴

1）軽度認知障害に対する効果

　筆者は軽度認知障害（MCI）に対してもシロスタゾール（プレタール®）を用いた治療を行っています。これまでに200例を超えるMCIの患者さんに，最長5年の治療を行っていますが，プレタール®はMCIの患者さんにも優れた効果を認めています。

　図18は1年以上治療した45例の治療成績です。MCIの患者さんにプレタール®を処方することで36カ月にわたって治療開始前以上の認知機能を維持していることがわかるかと思います。

　この研究も認知症に対する方法と同じく，シロスタゾールはプレタール®OD錠を使用して50mg×2で開始し，効果が不十分だと思われた場合には100mg×2に増量する方法で行っています。

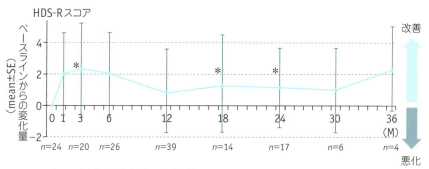

図18 ▶ シロスタゾール（プレタール®）単独治療：軽度認知障害

MCIに対する治療の一番の問題は、脱落例が多いことです。プレタール®は明らかに記憶力を改善させる効果があり、それを患者さん自身が自覚されて、「もう記憶力が良くなったから」という理由で来院されなくなるからです。

　MCIの患者さんは認知症と診断されていません。アルツハイマー型認知症（ATD）などと診断されていないので切実感がないのです。そのためプレタール®を飲んで記憶力が良くなると、「治ったから」と思い来院が途絶えてしまうのです。

　脱落例が多いことで、長期の治療が難しい。そこがMCI治療の課題です。

◎

　2016年時点では4年目以上のデータを整理しているところですが、4年後でも効果を維持しています。明らかな効果があるので（図19, 20），筆者はプレタール®がMCIの決定的な治療法になると思っています。

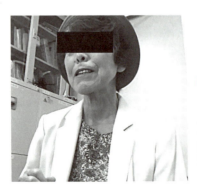

図19 ▶ プレタール®著効例：72歳女性，軽度認知障害

以前はもの忘れがひどく，台所にきても何を取りにきたか忘れてしまっていた。治療開始後そのようなことはなくなり，もの忘れが気にならなくなった。HDS-Rスコアは半年で22点から29点に改善した。

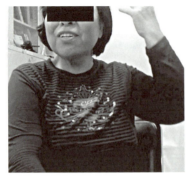

図20 ▶ プレタール®著効例：73歳女性，軽度認知障害

もの忘れで来院。HDS-Rスコアは26点。治療開始後，もの忘れが減り，やる気が出てきた。やめていた舞踊やカラオケ，裁縫なども，またするようになった。2カ月後のHDS-Rスコアは30点満点。プレタール®は50mg×2。

2) シロスタゾールの作用機序

① 脳血流の増加が記憶力を良くする？

シロスタゾール（プレタール®）が認知症に効くということは臨床的には間違いのない事実です。ではなぜ効くのか？

a) 脳血管拡張作用？

プレタール®には血管を拡張させ脳血流を増やす働きがあります。その副作用が頭痛です。プレタール®は脳血流を増加させることで認知症に効いているのではないか？ もしかしたら大脳の脳血流だけではなく、脳幹や視床などの脳の深部の脳血流を増やし、それがレビー小体型認知症（DLB）の幻視を改善させる理由なのかもしれません。

プレタール®がすべての人の脳血流を増加させるわけではないでしょう。脳血流が増加する人は認知症が改善し、しない人には効果がないのかもしれません。実際、頭痛の副作用のある人は認知症も良くなることが多いようです。つまりレスポンダーだということです。超レスポンダーは50mg×1でも、25mg×2でも効きます。

脳血管性認知症（VD）の中にまったく効果に乏しい人がいるのですが、動脈硬化が高度で、十分な血管拡張が得られないからかもしれません。

b) アミロイドβ減少作用？

マウスの実験ですが、プレタール®が脳血管の拍動を強めることで、血管壁に沿ってアミロイドβを排出させる効果（ドレナージ効果）があることが明らかになっています[2]。アミロイドβを減少させることでアルツハイマー型認知症（ATD）の進行を抑制する効果が期待されます。国立循環器病研究センターの猪原先生の報告ですが、非常に魅力的な理論です。

現在は猪原先生を中心に、既に軽度認知障害（MCI）の患者さんに対するプレタール®の有効性を確認する臨床研究が始まっているところです。効果が得られることは間違いないと思いますので、良い報告を期待しています。

一方、筆者はプレタール®の効果はアミロイドβ排出効果だけではないと考えています。筆者の研究では、多くの症例で1カ月、あるいは2カ月目には認知機能が改善しています。家族に話を聞いても、著効例では10

～14日程度で明らかな認知機能の改善を認めているようです。

　プレタール®の効果は，アミロイドβを減らすという仮説だけでは説明できないような気がします。長期的な脳の変性の抑制ではなく，もっと即時的な効果だと思われます。それは脳血流の増加作用かもしれませんし，前述した（172頁）cAMP応答配列結合蛋白（CREB）のリン酸化かもしれません。

② シロスタゾールは神経伝達を改善させる？

　プレタール®はホスホジエステラーゼ3（PDE3）の活性を選択的に阻害する働きを持つことで，脳神経細胞の中にあるCREBのリン酸化を促進させます。CREBの働きについてはまだよくわかっていないことが多いのですが，BDNF，NGFなどの神経因子の転写をコントロールしており，CREBシグナルを活性化させることで，神経伝達を促進させます。軸索輸送を回復し，長期記憶だけでなく短期記憶も改善させるのです。

　ATDでは，このCREBのリン酸化が阻害されることが記憶障害の原因になっています。これは仮説ですが，プレタール®がCREBのリン酸化を促進させ，神経伝達を改善させることで，記憶力を改善させていることは十分に予想されます[3]（図21）。

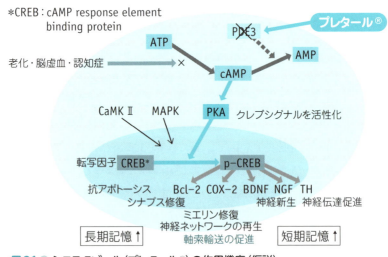

図21 ● シロスタゾール（プレタール®）の作用機序（仮説）

5 シロスタゾールの副作用

1) 頻脈, 不整脈, 心不全の悪化

　シロスタゾール (プレタール®) で一番多い副作用は頻脈です。ついで頭痛, ほてり感などです。頻脈による動悸は, 添付文書の記載よりもかなり多く認められます。多少の脈拍数の増加であれば問題はないのですが, 過度の頻脈や, 動悸を認める場合にはプレタール®を減量するか中止する必要があります。ただしこれらの副作用には「慣れ」があり, 50 mg×2, または25 mg×2から徐々に増量すれば, 問題にならないことも多いようです。

　プレタール®はその薬理学的特性で, 心臓の仕事量を増やします。そのため稀に狭心症や心不全の悪化, 不整脈の悪化をまねくことがあります。プレタール®を使う場合, できれば心電図や胸部X線検査を行い, 循環器系に大きな問題がないか確かめることが必要だと思います。循環器系のリスクが高い場合には, 使用を控えるべきです。

2) 出血性のリスク

　シロスタゾール (プレタール®) は抗血小板薬ですので出血性の副作用のリスクがあります。消化管出血などのリスクがある場合にはもちろん使用を控えたほうがよいでしょう。ただし脳内出血リスクは低用量アスピリンよりはかなり少なく (cilostazol stroke prevention study 2：CSPS Ⅱ), また高齢者でよくある脳アミロイド血管症による脳皮質下出血については, プレタール®を飲んでいるほうがリスクが少ないようです。

　筆者の統計ではプレタール®服用の有無で脳内出血のリスクに差はありません。むしろプレタール®を飲んでいる患者さんのほうが, 脳内出血が少ないくらいです。これは脳血管壁のアミロイドβを減らす作用があるからかもしれません。

いずれにしてもプレタール®には，既存の認知症治療薬のような神経伝達物質のバランスを崩すような重大な副作用はありません．内科の先生であれば使い慣れた薬であり，認知症を専門としないプライマリケア医でも使いやすい薬です．

6 シロスタゾールの使い方

1）シロスタゾールによる認知症の治療方法

シロスタゾール（プレタール®）は50mg×2（朝夕）で開始し，効果が不十分であると判断されたら100mg×2に増量します．

単独治療の場合，50mg×2でもアルツハイマー型認知症（ATD）は，2カ月後には約3割で何らかの効果を認めます．100mg×2まで増量すれば半年で約6割の患者さんの認知機能が改善します．併用治療の研究ではコリンエステラーゼ阻害薬の効果が認められなくなった段階でプレタール®を処方していますが，コリンエステラーゼ阻害薬の効果が認められている場合でも併用を行ってかまいません．6カ月後には約4割の患者さんで効果の上積みを感じるはずです．

脳血管性認知症（VD）の場合，50mg×2では効果を認めないこともあります．しかし100mg×2に増量すれば，6カ月後には約半数で効果を実感すると思います．

レビー小体型認知症（DLB）の場合，50mg×2でも単独で約8割の患者さんで効果を認めるでしょう．リバスチグミン（イクセロン®・リバスタッチ®）と併用すれば，ほぼ100%の患者さんで有効です．ほとんどの症例で幻視は消えるか少なくとも改善します．改訂長谷川式簡易知能評価スケール（HDS-R）での改善は若干かもしれませんが，日常生活動作（ADL）は改善します．もし幻視が残る場合には，抑肝散を併用すればほとんど気にならなくなると思います．

ただし病歴の長い患者さん，または既にコリンエステラーゼ阻害薬で長期間治療されている場合には，完全には幻視がなくならないことがあります。その場合でもプレタール®を併用することで症状は軽くなるはずです。DLBの場合，25mg×2でも効果を認めることがあります。25mgは細粒を使います。

前頭側頭型認知症（FTD：ピック病）では，もし頭痛や動悸などのプレタール®の副作用を感じた場合，警戒して服用してくれなくなります。そのため筆者は，25mg×2で開始し，半年ほどの間隔を置いて50mg×2に増量するようにしています。

2) どのような患者に効く？

① コリンエステラーゼ阻害薬が過量投与されていない患者さんに効果

これが一番大事なポイントです。シロスタゾール（プレタール®）の効果を一番実感するのは既存の認知症治療薬（コリンエステラーゼ阻害薬）を服用していない患者さんです。コリンエステラーゼ阻害薬が適量であれば効果を認めますが，過量投与のままでは効果は認めません。

a) ドネペジル

具体的には，ドネペジル（アリセプト®）10mgを1年以上服用している患者さんにはプレタール®は効きません。3カ月でも厳しいところです。よく他医で治療を受けていた患者さんが認知機能が悪くなって当院に来られることがありますが，驚くほどプレタール®が効きません。アリセプト®10mgで認知機能が悪くなっている場合，筆者はまずアリセプト®を5mgに減量することから始めます。それからプレタール®を併用します。

またアリセプト®が5mgでも過量投与になっている場合，やはりプレタール®は効きません。有効率は1割くらいでしょう。

b) リバスチグミン

過量投与ということでは一番問題なのがリバスチグミン（イクセロン®・リバスタッチ®）です。イクセロン®・リバスタッチ®18mgを貼って認知機能が悪化した場合は，プレタール®を併用しても効果を認めた経験がありません。イクセロン®・リバスタッチ®18mgを6カ月でも貼ると，プ

レタール®はまったく効きません。この点ではまだアリセプト®の過量投与のほうがよいくらいです。

イクセロン®・リバスタッチ®も少量であればあるほどプレタール®の併用効果を認めます。アルツハイマー型認知症（ATD）や脳血管性認知症（VD）なら9mg以下，最大でも13.5mgまでです。純粋なレビー小体型認知症（DLB）の場合も9mg以下が効果を認める範囲です。

c) ガランタミン

ガランタミン（レミニール®）の場合は，8mg＋8mg（16mg）以下であれば併用効果を認めます。レミニール®も少量で維持されているほうがやや有効率が高く，4mg＋4mgでも，4mg＋8mgでも良い併用効果を認めます。コリンエステラーゼ阻害薬3剤の中ではレミニール®が一番プレタール®との相性が良いようです。

② 過去に認知症治療を受けていない患者さんに効果

プレタール®は併用治療でも単独治療でも，過去に認知症治療を受けていない患者さんによく効きます。

新規で受診された認知症の患者さんにプレタール®だけを処方する，あるいは少量のコリンエステラーゼ阻害薬とプレタール®を処方する。この初回治療のケースはよく効きます。少なくとも6割の患者さんには効果があります。

筆者は最近ではプレタール®での反応をみるために，認知症の治療はまずプレタール®単独で開始することがよくあります。プレタール®だけでできる限り治療し，効果が乏しくなったと判断されたらそこからコリンエステラーゼ阻害薬を開始するのです。ただしDLBや重症のATDで，早々にアセチルコリンを補充したほうが良さそうな場合には，はじめからコリンエステラーゼ阻害薬を開始します。

③ 高齢の患者さんに効果

主にATDとDLBですが，プレタール®は高齢の患者さんによく効きます。特に85歳以上の場合は効果があります。

対して64歳以下の若年性アルツハイマー病にはあまり効きません。ただし最近では，若年性アルツハイマー病の患者さんでもたまに効果を認め

る例が出てきました。前もっての予測は困難ですが，比較的病歴が浅いケースに効果があるようです。

VDは年齢よりも，梗塞巣が多いか少ないかが関係しているようです。若年でも超高齢者でも，脳梗塞を繰り返しているような患者さんの場合にはプレタール®はあまり効果を認めません。

DLBの場合は，年齢に関係なく若年者でも85歳以上の高齢者でもよく効きます。

④最近認知症になった患者さんに効果

ATDの場合，実際には急に認知症になることはないのですが，比較的最近認知症の症状が明らかになったケースのほうが効果があるようです。たとえば，先月からとか，正月を過ぎた頃からとか，比較的発症の時期がはっきりしている場合です。DLBでも，VDでも同じです。

もちろん，何年もかけて，ゆっくりと認知症になってきた患者さんに効かないわけではありません。比較すると，「○○頃からおかしくなった」というふうに発症時期がはっきりしている患者さんのほうがプレタール®は効果があります。

⑤「せん妄」治療にも効果

入院時の「せん妄」を契機にして認知症が悪化した場合もプレタール®はよく効きます。筆者は救急病院の医師ですが，実際に，入院患者の「せん妄」の治療でもプレタール®をよく使っています。

3) 各病型での効果

①レビー小体型認知症

シロスタゾール（プレタール®）が一番効くのは何と言ってもレビー小体型認知症（DLB）です。高齢でも若年でも，DLBにプレタール®はよく効きます。特に初回治療では効きます。あまりに効果がありすぎるので，もうコリンエステラーゼ阻害薬は必要ないのではと思うことがあります。意識障害を認めるDLBの覚醒も良くします。

②アルツハイマー型認知症

　次にプレタール®が効くのは，アルツハイマー型認知症（ATD）です。ただしDLBもそうですが，重症でアセチルコリンの補充を早々に必要と考えられる場合には，コリンエステラーゼ阻害薬を優先する必要があります。そのような場合は，筆者はまずコリンエステラーゼ阻害薬で治療を開始し，効果が不十分になったときにプレタール®の併用を開始するようにしています。

　できるだけ単剤で治療するのは，薬剤の効果のレスポンスを確認するためです。もちろんコリンエステラーゼ阻害薬とプレタール®を同時に開始してもかまいません。

③脳血管性認知症

　脳血管性認知症（VD）の場合，特に80歳以上の高齢者に多いのですが，治療直後は効果を認めても，数カ月して効果が乏しくなることがあります。100mg×2に増量して再び効果を認めても，その後再び認知機能が低下するのです。

　85歳以上の高齢者のVDの場合では，プレタール®の効果は持続性が悪いようです。動脈硬化が強く，脳梗塞などの不可逆的な破壊部位があると，プレタール®の効果は得られにくいのだと思われます。

　実は研究を行うまでは，VDにこそプレタール®が効くと思っていたのですが，実際には，DLB＞ATD＞VDという順でした。この結論は700例の治療経験を得た今も変わりません。

④前頭側頭型認知症

　前頭側頭型認知症（FTD：ピック病）の場合，驚くような効果は認めませんが，「あ，ちょっと効いているのかな？」と感じられることがあります。FTDにコリンエステラーゼ阻害薬を使うことは困難なので，認知機能の改善を期待したプレタール®の併用は「あり」だと思います。前述の通り（193頁）FTD（ピック病）では，頭痛や動悸などのプレタール®の副作用を絶対に感じさせないことがコツです。

4) 長期の効果が期待できる

　現在の前向き研究は5年目を迎えていますが、シロスタゾール（プレタール®）の効果は2年，3年後も続くことが明らかになっています。

　プレタール®の効果のピークは多くが2カ月後であり，その後若干低下します。著効例では10～14日後には効果を認めます。6カ月後でも効果を認めなかった場合，1年を過ぎて初めて効果を認めることはありません。

　長期の効果を左右するのはコリンエステラーゼ阻害薬の使い方です。プレタール®の治療を始めてあらためて実感するのは，コリンエステラーゼ阻害薬は適量または8分目と思われる量で使用したほうがよいということです。過少投与では認知症を悪くするだろうとよく非難されますが，3年，5年と長い目でみると過少投与なぐらいがちょうどよいのだと思います。

5) 重症度と有効率の関係

　認知症の重症度と有効率はあまり関係はありません。シロスタゾール（プレタール®）は軽症だけでなく，中等症でも重症でも有効です。会話もままならないような重症の患者さんを元気にさせることもあります。

　改訂長谷川式簡易知能評価スケール（HDS-R）スコア10点以下の患者さんがプレタール®だけで10点以上になることはめずらしくないですし，10点台の中等症の患者さんが20点以上になることもよくあります。＋5点以上アップすることも少なくありません。20点台前半の患者さんが30点満点を取ることもよくあります。

6) 軽度認知障害にも効く

　軽度認知障害（MCI）にもシロスタゾール（プレタール®）は効果があります。改訂長谷川式簡易知能評価スケール（HDS-R）スコアが2，3点上がっても家族は気づかないことが多いものですが，患者さん本人は「もの忘れが減った」ことを自覚されます。記憶力以外では「意欲が出てきた」と感じられることが多いようです。

　筆者はMCIの患者さんにコリンエステラーゼ阻害薬をまったく処方し

ていません．逆に他医で処方され，MCIが悪化した症例は数多く経験しています．筆者はMCIに規定量のコリンエステラーゼ阻害薬を服用させてはならないと考えており，今のところ，MCIの治療に使えるのはプレタール®だけだと思っています．プレタール®を飲んでいる患者は認知症になりにくいことを過去に数多く経験しているからです．

　当院には，もう10年以上プレタール®を飲んでいる患者さんが何人もいます．予防に関する研究を始めたのは数年前なのでまだ結論が出ていませんが，筆者は将来プレタール®が認知症の予防薬になりうると思っています．

7) 先発品を推奨

　シロスタゾールの治療効果を高めるためにはジェネリックではなく先発品であるプレタール®OD錠を使うことをお勧めします．ジェネリックの中にも優れたものがあるかと思いますが，処方箋が医師の手を離れると，薬局でどこの製造元のジェネリックが処方されるかわかりません．

　ジェネリックで効果が得られないことがある理由はわかりませんが，成分は同じでも基剤などの違いにより，バースト（薬剤の放出）が速すぎるものがあるのかもしれません．実際，シロスタゾールのジェネリックの中にはプレタール®OD錠よりも頭痛の副作用が多いものがあります．

◎

　プレタール®は脳梗塞の予防と慢性動脈閉塞症の薬であり，認知症の適応はありません．使用するにはどちらかの病名が必要になります．

　認知症治療のガイドラインにも載っていませんし，学会からの推奨もない薬剤です．しかしながら抗精神病薬も認知症には適応がないまま，多くの認知症症例で使われているのが現実です．筆者は効果が上がるのであればプレタール®を使ってもよいのではないかと思います．ぜひ認知症への適応追加を望みたいところです．

文献

1) 平川 亘：認知症に対するシロスタゾールの治療効果．認知症治療研究会誌．2016；1：2-13.
2) Maki T, et al：Phosphodiesterase Ⅲ inhibitor promotes drainage of cerebro-vascular β-amyloid. Ann Clin Transl Neurol. 2014；1(8)：519-33.
3) Zhang N, et al：Activation of tyrosine hydroxylase prevents pneumonia in a rat chronic cerebral hypoperfusion model. Neuroscience. 2009；158(2)：665-72.

まとめ

シロスタゾール（プレタール®）の失敗しない使い方

50mg×2で開始，場合により100mg×2に増量

シロスタゾール（プレタール®）は50mg×2（朝夕）で開始し，効果不十分と判断されたら100mg×2に増量します。50mg×2でも副作用がある場合は細粒を用いて25mg×2から漸増します。

単独でも併用でも効果

単独治療の場合，50mg×2でもアルツハイマー型認知症（ATD）は，2カ月後には約3割で何らかの効果を認めます。100mg×2まで増量すれば半年で約6割の患者さんの認知機能を改善します。

脳血管性認知症（VD）は，50mg×2では効果を認めないこともありますが，100mg×2に増量すれば，6カ月後には約半数で効果を実感できると思います。

レビー小体型認知症（DLB）の場合，50mg×2でも約8割の患者さんで効果を認めます。リバスチグミン（イクセロン®・リバスタッチ®）と併用すれば，ほぼ100％の患者さんで有効です。25mg×2でも効果を認めることがあります。

前頭側頭型認知症（FTD：ピック病）の場合，25mg×2から漸増し，半年ほどの間を置いて50mg×2に増量します。

効果が現れやすい患者さん

① コリンエステラーゼ阻害薬が過量投与されていない患者さん
② 過去に認知症治療を受けていない患者さん
③ 高齢患者さん（64歳以下の若年性には効きにくい）
④ 最近認知症になった患者さん

病型ごとの効果：レビー小体型認知症に最も有効

> レビー小体型認知症＞アルツハイマー型認知症＞脳血管性認知症

長期の効果が期待できる（悪化しない）

著効例では10～14日後には効果を認め，効果のピークは多くが2カ月後であり，その後若干低下します。6カ月後でも効果を認めなかった場合には，1年を過ぎて初めて効果を認めることはありません。効果は2～3年後も続くことが明らかになっており，長期の効果を左右するのはコリンエステラーゼ阻害薬の使い方です。

軽症にも使え，中等症でも重症でも効く

認知症の重症度とはあまり関係はありません。プレタール®は軽症だけでなく中等症でも効きます。重症でも効果があることもあります。

軽度認知障害にも有効

記憶力を改善し，意欲が増すなど，軽度認知障害（MCI）にもプレタール®は効果があります。認知症の予防にもなる可能性があります。

プレタール®OD錠を推奨

シロスタゾールの場合は，安定した治療効果を得るために，先発品であるプレタール®OD錠を使うことをお勧めします。

薬の適応について

　シロスタゾールは脳梗塞の予防と慢性動脈閉塞症の薬であり，認知症には適応がありません。使用するにはどちらかの病名が必要になります。

6 認知症の行動・心理症状（BPSD）のコントロール

1 認知症の中核症状と行動・心理症状

1）中核症状と行動・心理症状

認知症には大きく分けて2つの症状があります。「中核症状」と「周辺症状」です（表1）。

中核症状とは，認知症の定義にもある記憶障害，見当識障害（時間や場所などの障害），段取りが立てられないなどの遂行機能障害などの症状のことです。

表1 ▶ 認知症の中核症状と行動・心理症状（BPSD）

中核症状		記憶障害 見当識障害（時間・場所・人） 遂行機能障害 失行，失認，失語など
行動・心理症状 （BPSD）	行動症状	易怒性・興奮 暴言・暴力 不穏 徘徊 食行動異常 収集癖 介護抵抗など
	心理症状	妄想 幻覚 抑うつ 不安，焦燥 不眠，昼夜逆転 無為，無気力，無関心

「行動・心理症状」は「周辺症状」とも言われますが，最近はBPSD（認知症に伴う行動および心理症状）という言葉が使われています。

このBPSDで主なものは，易怒性や興奮，不穏，徘徊などの行動症状のほか，妄想，幻視，抑うつ，無気力・無関心などの心理症状です。これらの障害は，主に認知症の中期で現れますが，中核症状よりも先に現れることもあります。

2) 行動・心理症状の治療のための分類

行動・心理症状（BPSD）の治療を念頭に置いた場合，易怒性や興奮，妄想，幻視などの「陽性症状」と，抑うつ，無気力，無関心などの「陰性症状」というふうに分けると便利です（図1）[1]。

認知症の症状は，記憶や見当識などの障害（中核症状）と，易怒性や興奮，妄想などの症状（BPSD）が様々に組み合わさって出現します。介護者にとっては，記憶障害などの中核症状よりも，易怒性や興奮などのBPSDのほうが問題になることが多く，認知症患者さんの生活の質（QOL）を下げ，介護を困難にします。

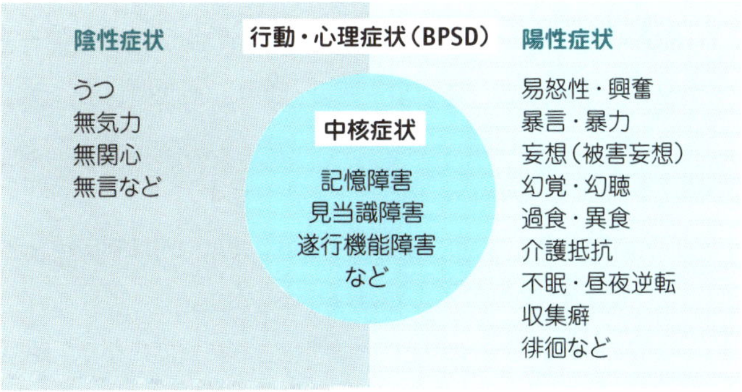

陰性症状
うつ
無気力
無関心
無言など

行動・心理症状（BPSD）
中核症状
記憶障害
見当識障害
遂行機能障害
など

陽性症状
易怒性・興奮
暴言・暴力
妄想（被害妄想）
幻覚・幻聴
過食・異食
介護抵抗
不眠・昼夜逆転
収集癖
徘徊など

図1 認知症の中核症状と行動・心理症状（BPSD）：陰性症状と陽性症状

3) 行動・心理症状の出現パターン

① アルツハイマー型認知症の経過例

図2はアルツハイマー型認知症（ATD）の経過の一例です。

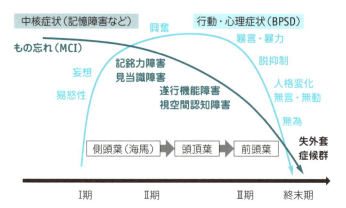

図2 アルツハイマー型認知症の経過（例）
MCI：軽度認知障害

　ATDは側頭葉から頭頂葉，そして前頭葉と障害されていく病気です．症状は病気の進行に伴って，側頭葉症状→頭頂葉症状→前頭葉症状というように変化していきます．

　中核症状は多くの場合，①記憶障害，②見当識障害，③遂行機能障害，視空間認知障害という順番で出現します．

　図2の例では行動・心理症状（BPSD）はもの忘れの進行と並行して，①易怒性，②妄想，③興奮や暴言・暴力，④脱抑制という経過で認められています．これはあくまで一例であり，認知症によっては経過の途中で徘徊や幻視などが認められることもあります．

　認知症が進行し末期になると，やがて興奮や脱抑制症状などは目立たなくなり身体症状が出現し，歩けなくなります．

　認知症の終末期では，記憶の障害はさらに重度になり，疎通性が悪くなり，やがて興奮もなくなり，無為となります．この頃には身体の関節が徐々に硬くなり，最後には寝たきりの状態（失外套症候群*）になります．そして多くの場合，低栄養や脱水症，誤嚥による肺炎などで命を落とします．

＊失外套症候群：大脳皮質全般（外套）の大規模な機能障害によって大脳皮質の機能が完全に失われてしまった状態．自発的に話したり動いたり認識したりすることがなく，精神的な反応はほとんどなくなる．

② 認知症の行動・心理症状出現パターン

中核症状とBPSDの出現には様々なパターンがあります。

代表的な認知症であるATDでは，記憶の障害が最初に認められ，ついで見当識障害が出現し，その後に遂行機能障害が出現します。その経過の途中で易怒性や被害妄想などが出現することがあります。

対して脳血管性認知症（VD）では，意欲の低下から始まり，ついで記憶障害が認められることが多いようです。VDでは同時に，歩行障害や構音障害などが認められます。

レビー小体型認知症（DLB）では，抑うつ症状で始まることが多く，認知症と診断される前にうつ病の治療を受けていることも少なくありません。

前頭側頭型認知症（FTD：ピック病）では易怒性や興奮，暴言，非道徳的な行為などで始まります。また，記憶障害は目立たず，易怒性や妄想（特に被害妄想）から始まることもあります。多くの場合，家族も認知症とは思っていない時期ですが，実は怒りっぽくなったり，変に勘繰るようになるなどの変化が，症状が明らかな記憶障害よりも先に現れることもあります。家族は親のそのような変化を認知症の症状とは気づかず，「どうしてそんなに怒るんだろう」とか，「どうしてそんなふうに勘繰るんだろう」としか思わないのではないかと思います。

③ 記憶障害が目立つケース

認知症の経過中，記憶力の低下に比べてBPSDが目立たないこともあります（図3）。85歳以上の高齢者の認知症では，BPSDはあまり気づかれず，主に記憶障害だけしか目立たないこともあります。

記憶障害は若年者の認知症では問題ですが，85歳以上の高齢者であれば患者さん本人も家族もあまり問題にしないことが多いものです。多少もの忘れがあっても，難しいことができなくても，もの忘れだけであれば介護していて苦労することは少ないのではないかと思います。認知症の経過ではこのパターンが一番幸せかもしれません。

④ 易怒性や妄想などの行動・心理症状が目立つケース

これとは逆に，記憶障害よりもBPSDが目立つ場合があります（図4）。

DLBでは，初期には抑うつ症状で始まることが多いのですが，その後

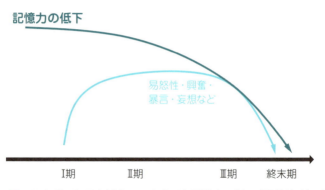

図3 行動・心理症状(BPSD)よりも記憶力の低下(記憶障害)が目立つケース

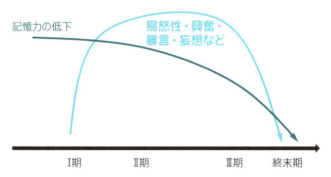

図4 記憶力の低下(記憶障害)よりも行動・心理症状(BPSD)が目立つケース

に妄想や幻覚が出現することがあります。DLBが重症化すると,無為,無反応となり,話すこともできなくなります。何を言ってもわからない,ぼんやりしている状態です。80歳以上の高齢者に多いのですが,いわゆる意識障害を認める認知症です。DLBだけでなく,ATDがレビー化した場合にも同じような症状になります。

またFTDでは,初めから易怒性や暴言,非道徳的な行動が目立ちます。初期には記憶障害はほとんど認められないのが特徴です。もの忘れだけで

あればよいのですが，易怒性や興奮，妄想，徘徊などがあると家族や介護者の負担が大きくなります。

またATDでもDLBでも，病気が進行すると前頭葉や情緒の中枢である辺縁系が障害され，FTD（ピック病）と同じような症状を認めるようになることがあります。認知症のピック化です。こうなるとATDでもDLBでも，ピック症状の治療を必要とするようになります。

4) 介護を困難にする行動・心理症状

認知症はほとんどの症例で，経過の途中でこの行動・心理症状（BPSD）が出現します。易怒性は男女どちらにも認められますが，妄想，特に物盗られ妄想はアルツハイマー型認知症（ATD）の女性に多いようです。「財布を盗られた」とか「通帳を盗られた」など，お金にまつわる妄想が多く，娘や嫁など，身近な介護者が攻撃対象になります。

問題になるのは特に"お嫁さん"の場合です。嫁が攻撃対象になると夫である息子の対応は非常に難しいことになります。易怒性とともに介護を困難にするのがこの妄想ですから早々の対応，治療が必要になります。

家族など介護者にはこれらのBPSDについて説明する必要があります。親に出ている症状，怒りっぽくなったり，「財布を盗った」と妄想するなどというのは認知症の症状であるということ，そして仮にその段階でまだ「もの忘れ」だけであっても，今後，易怒性や妄想などの症状が出現する可能性があることを家族や介護者に伝えることが求められます。

BPSDのこと，易怒性や妄想があることを介護者が前もってわかっていれば，困惑することも少なくなり，多少なりとも余裕を持った対応ができるようになります。認知症は「記憶の障害だけではない」ことを知ってもらうのです。

BPSDの初期には介護者の理解と対応の仕方だけで対処できるのですが，BPSDが進行すると，やはり少量の抗精神病薬が必要になります。コリンエステラーゼ阻害薬がその原因である場合には，薬を減量することで大半が解決します。

5) プライマリケア医に求められること

　認知症治療で避けなければならないのは，記憶障害の改善だけに目がいき，この行動・心理症状(BPSD)のコントロールがおろそかになることです。
　介護を困難にするのは記憶障害よりもBPSDです。これを防ぐためには，コリンエステラーゼ阻害薬を適切に使うことです。それが適量処方(多くの場合は少量投与)です。
　認知症治療薬を少量で使うことは，効果不十分で認知症を悪化させるのではないかという懸念があると思いますが，実際には3年，5年という長期的な経過をみると，規定量での治療より，少量での治療のほうが認知症の中核症状の悪化も少なくて済みます。
　認知症治療薬が過剰に投与されると，歩行困難になる，誤嚥するなどの身体症状も現れます。介護を困難にするBPSDの悪化，身体症状の悪化を防ぐために，特にプライマリケア医の先生方は，まずは認知症治療薬の適量処方をお考え下さい。
　認知症を専門としないプライマリケア医でも，この点だけを考慮して頂ければ認知症治療は「かんたん」です。詳しくはⅣ章「かんたん治療〈外来編〉」，Ⅴ章「かんたん治療〈病棟編〉」で述べますが，認知症治療で大事なのは「BPSDのコントロール」です。そして「認知症は良くすることができる」と思って下さい。老いた脳を若返らせることはできませんが，認知症の症状を良くすることはできます。
　認知症高齢者の一番身近にいる医師はプライマリケア医です。非認知症専門医です。そして急性期病棟の医師です。こうした先生方が認知症治療について理解を深めて下さることで，すべての認知症患者さん，高齢の患者さんが救われるのです。

文　献
1) 河野和彦：コウノメソッドでみる認知症診療．日本医事新報社，2012．

Ⅳ章
認知症のかんたん治療〈外来編〉

1 かんたん治療のアプローチ

「認知症のかんたん治療」とは，これだけを知っていればプライマリケアで出会う高齢の認知症の9割は良くできるという実践的な方法です。これだけでは認知症の患者さんすべてを治療することはできませんが，認知症診療を専門としないプライマリケア医，急性期病棟の先生方は，ここに書いてあることだけを知って頂ければ十分です。

アルツハイマー型認知症（ATD）をはじめとする多くの認知症は脳の変性疾患であり，脳の老化です。脳を若返らせることはできません。病期が進行するに従い記憶力は低下します。認知症そのものを治すことはできません。しかし，今ある症状を良くすることは，専門医でなくてもできます。この本に書いてある治療法だけで著効例も数多く経験できるでしょう。

I章「臨床かんたん診断」をふまえた上で，以降の，Ⅳ章，Ⅴ章の「かんたん治療」外来編，病棟編を理解すれば，ほとんどの患者さんを治療することができ，介護者も困ることは少なくなります。

◎

認知症の症状で問題となるのは実は記憶障害などの中核症状よりも行動・心理症状（BPSD）であり，治療もBPSDをうまくコントロールすることがきわめて重要です。

たとえば興奮や妄想などは前頭葉の機能障害で起こることが多いのですが，ドネペジル（アリセプト®）などのコリンエステラーゼ阻害薬で治療中の患者さんの場合，薬の副作用で前頭葉が興奮し，怒りっぽくなったり，被害妄想が強くなったり，徘徊するようになっていることが少なくありません。中核症状を良くするために認知症治療薬の使い方を誤り，BPSDを悪化させるようなことは避けなければなりません。両者にはバランスが必要です。

コリンエステラーゼ阻害薬の適量は，「少し足りないくらいかな？」と思われる程度です．それは易怒性があまり問題にならない程度の処方量です．半年で評価すれば規定量での治療が良いこともあるかと思いますが，2年後，3年後の認知機能を考えた場合には，この「少し足りないくらいかな？」という量がベストです．規定量よりも患者さんに合わせた適量処方，高齢者では少量投与のほうが長期的には中核症状の悪化が少ないのです．

また，易怒性や興奮が介護者の対応の範囲を超えると，それをコントロールするために抗精神病薬を使わざるをえなくなります．抗精神病薬を過剰に使えば，間違いなく認知機能は低下し，患者さんの日常生活動作（ADL）レベルは下がります．そして全身状態を悪化させます．

高齢者の認知症治療で大事なのは，認知症の症状を良くすることと同じくらい，いかに患者さんの全身状態を悪くしないかです．認知症治療薬を適量で使用し，抗精神病薬を使う場合には最低限の量で使うことが認知症治療の肝です．

これは筆者がアリセプト®の登場以降20年近く，同じ病院で数多くの認知症患者さんを治療し，その経過を5年，10年とみてきた結論です．

1 高齢者の認知症は併存している

1）認知症の併存イメージ

Ⅰ章「臨床かんたん診断」でも述べましたが，高齢者の認知症はほぼすべてが混合，併存型です．

齢をとるほど認知症は様々な病型が合併していく，併存しているというイメージを図1に示しますが，治療を前提にすると，この併存のイメージが非常に重要になります．

若いときには主にアルツハイマー型認知症（ATD）か脳血管性認知症（VD）なのですが，75歳前からレビー小体型認知症（DLB）が合併してきます．80歳を過ぎるとピック病などの前頭側頭型認知症（FTD）が合併

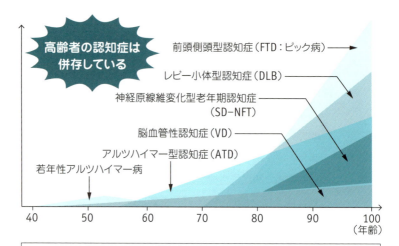

図1 ▶ 治療を前提とした認知症のイメージ

してきます。これを**認知症のレビー化，ピック化**と理解して下さい。

　これらは純粋なDLBやFTDとは異なります。ATDもそうですが，DLBにしてもFTDにしても，純粋な病型は70歳以下の若い年代で発症します。高齢者の認知症はほぼすべて混合，併存型なのです。

　そして**図2**に示す通り，齢をとるに従い，認知症は複雑化していきます。

　たとえば，75歳で発症したATDは，ずっとアルツハイマー症状であるとは限りません。時に症状がレビー化し，時にピック化します。またDLBは，経過とともにピック化することがあります。

　75歳以上の認知症になると，ATDでありながら，DLBあるいはFTD（ピック病）の症状の両方が認められるようになります。

　また85歳以上の高齢になると，ATDのようなもの忘れ主体の症状でありながら，もの忘れだけが主で症状があまり進行しない神経原線維変化型老年期認知症（SD-NFT）も増えてきます。90歳以上ではむしろATDは圧倒的に少なくなり，このSD-NFTの割合が格段に増えます。

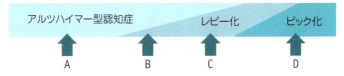

A：アルツハイマー型認知症
B：アルツハイマー型認知症の隠れレビー
C：レビー化したアルツハイマー型認知症
D：レビー・ピック化したアルツハイマー型認知症

図2 アルツハイマー型認知症のレビー化，ピック化の例

2) 認知症の各病型の割合の変化

認知症の各病型の割合は，どの年齢を中心に診ているかで異なります。

70歳前後の患者さんを数多く診ていれば，一番多いのがアルツハイマー型認知症（ATD），ついで脳血管性認知症（VD），3番目がレビー小体型認知症（DLB）の順となりますが，80歳くらいの患者さんを数多く診ていると，ATDの患者さんの割合が減り，DLBの患者さんが増えます。また80歳以上の患者さんを数多く診ていると，DLBだけでなく前頭側頭型認知症（FTD：ピック病）の割合が急増します。さらに，85歳以上の患者さんを数多く診ていると，ATDとVD，DLBとFTDのすべてが併存することが多く，病型診断はきわめて困難になります。このため80歳以上の入所者が多い高齢者施設では，認知症のほとんどがDLBかFTDということになります。

このように認知症は年齢層によって病型の割合が変化していきます。高齢になればなるほど認知症が合併し，正確な病型診断は不可能になるのです。年齢とともに認知症は刻々と変化していくため，必要なのは，今，前面に出ている症状はどの病型の症状であり，治療すべきは何であるかを考えることです。

認知症がレビー化している場合，薬が効きすぎるので認知症治療薬の細

かな調整が必要になります。またピック化している場合，行動・心理症状（BPSD）が悪化するので安易にコリンエステラーゼ阻害薬を使用してはなりません。「認知症だからドネペジル（アリセプト®）を処方しておけばいいだろう」と考えてはならないのです。

2 アセチルコリンだけではない神経伝達物質の低下

　高齢者の脳ではすべての神経伝達物質が低下しています（図3）。
　アルツハイマー型認知症（ATD）では，特にアセチルコリン（Ach）が低下していますが，同時にドパミン（DOA）やセロトニン（Ser）も低下しています。DOAが低下しても発症ラインを超えなければパーキンソン症状を発症しませんが，パーキンソンの準備段階であると考えないといけません。高齢者のパーキンソン病（PD）では，DOAだけでなくAchもSerも低下しています。
　一方レビー小体型認知症（DLB）でも，多くの場合DOAもSerも低下しています。高齢のDLB患者さんが，パーキンソン症状と「うつ」の症状

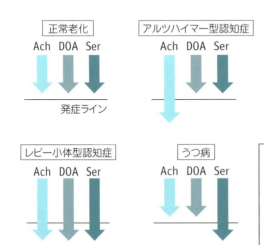

図3 ▶ 神経伝達物質と疾患の関係

高齢者では，アセチルコリン（Ach），ドパミン（DOA），セロトニン（Ser）などの神経伝達物質がすべて低下していることを前提に治療しなくてはならない。
これらは互いに拮抗関係にあり，単一の神経伝達物質だけを増やすとバランスが崩れてしまう。

を併せ持っていることが多いのはこのためです。

　認知症治療薬であるコリンエステラーゼ阻害薬は，Achだけを増やす薬です。やっかいなことにAchとDOAなど脳内の神経伝達物質は互いに相反する関係にあり，Achが増えると相対的にDOAが低下します。特にDLBは薬剤感受性が強く，少量のコリンエステラーゼ阻害薬でDOAが低下してしまいます。DOAが低下すると運動障害が出現します。

　高齢者の認知症にコリンエステラーゼ阻害薬を使用するということは，これらの神経伝達物質の脳内バランスを崩す可能性があるということです。ですから，このバランスをうまく保つというイメージを持って治療しないといけません。

　一見難しそうな気がしますが，要は認知症治療薬（コリンエステラーゼ阻害薬）が過剰にならないようにするだけです。適量処方，多くの場合は少量処方で治療するだけでいいのです。

3 臨床かんたん診断と治療のイメージ

1）「臨床かんたん診断」のおさらい

　Ⅰ章「臨床かんたん診断」で，診断の第一段階でまず前頭側頭型認知症（FTD：ピック病）とレビー小体型認知症（DLB）を症状で診断，区別し，第二段階では指模倣テストや時計描画テストなどでアルツハイマー要素の大小をみて，アルツハイマー型認知症（ATD）と脳血管性認知症（VD）のだいたいの鑑別をする方法を説明しました（図4）。

①**第一段階では前頭側頭型認知症（ピック病）とレビー小体型認知症を鑑別する**

　第一段階でFTD（ピック病）を鑑別するのは，ピック病では脳内のアセチルコリン（Ach）はあまり低下しておらず，ドネペジル（アリセプト®）などのコリンエステラーゼ阻害薬を使用するとAch過剰となり，易怒性や興奮などのBPSDが悪化するからです。またDLBも第一段階で鑑別す

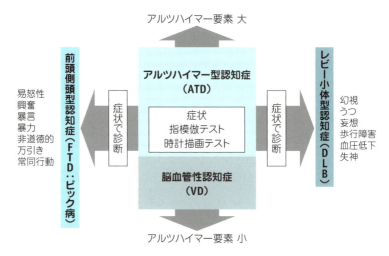

図4 ▶ 認知症の「臨床かんたん診断」

るのは，薬剤感受性が強いので規定量のコリンエステラーゼ阻害薬であっても効きすぎてしまい，副作用が出てしまうことが多いからです。

② 第二段階ではアルツハイマー型認知症と脳血管性認知症を鑑別する

第二段階ではATDとVDの鑑別をしますが，この二者の鑑別は治療を行う上では正確さをあまり気にする必要はありません。なぜならVDであっても，高齢者では脳内のAchはある程度低下しており，ATDもVDも治療にあまり差がないからです。

2）"○○っぽさ"を知る

前述したように高齢になればなるほど病型診断は困難になります。85歳以上の高齢者では正確な病型診断は不可能と言ってもよいのです。病型診断は大事ですが，それよりも治療において大事なのは，ピックっぽさ（ピック様），レビーっぽさ（レビー様），アルツハイマーっぽさ（アルツハイマー様），脳血管性っぽさ（脳血管性様）を知ることです。

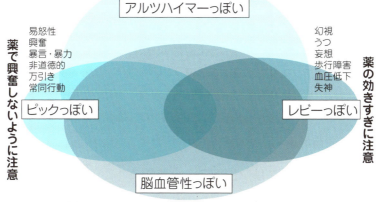

図5 高齢者の認知症治療に必要な考え方

図5は高齢者の認知症治療に必要な考え方です。

① ピックっぽい（ピック様）患者さんには，コリンエステラーゼ阻害薬を安易に使用しない。
② レビーっぽい（レビー様）患者さんには，コリンエステラーゼ阻害薬を極少量使う。
③ アルツハイマーっぽい（アルツハイマー様）患者さんは，コリンエステラーゼ阻害薬が著効する可能性がある。
④ 脳血管性っぽい（脳血管性様）患者さんは，コリンエステラーゼ阻害薬が少しだけ効く可能性がある。

このようにイメージできれば高齢者の認知症治療はほとんどうまくいきます。

コリンエステラーゼ阻害薬の特徴を理解する

詳しくはⅢ章「認知症治療薬の使いこなし」で述べましたが，認知症治療薬（コリンエステラーゼ阻害薬）3剤，ドネペジル（アリセプト®），リバスチグミン（イクセロン®・リバスタッチ®），ガランタミン（レミニール®）はまったく異なる特徴を持っています．コリンエステラーゼ阻害薬はどれも同じではありません．認知症治療で薬剤選択をする場合，この3剤の特徴を知ることが大事です．

アセチルコリン作用の大小を知る

① ガランタミンのアセチルコリン（Ach）作用は弱い

まず大事なのは，ドネペジル（アリセプト®），リバスチグミン（イクセロン®・リバスタッチ®）のコリンエステラーゼ阻害作用（Ach作用）がきわめて強力であるのに対し，ガランタミン（レミニール®）のAch作用はきわめて弱いことです．

図6は筆者のコリンエステラーゼ阻害薬3剤のAch作用の臨床的な強さのイメージです．Ach作用が弱いことは欠点のようですが，実はそうではないのです．これこそレミニール®が一番使いやすい薬であるという点であり，長所なのです．

② リバスチグミンのアセチルコリン作用は強い

規定量で一番Ach作用が強いのは，筆者の印象としてはイクセロン®・リバスタッチ®です．臨床的にはレミニール®の約8倍という感覚であり，意識障害を伴う認知症への作用，覚醒作用は絶大です．また，コリンエステラーゼ阻害薬3剤の中で著効例が最も多いのはイクセロン®・リバスタッチ®であり，適量（多くの場合は少量）で使えばその効果は圧倒的です．

治療のバリエーションも豊富で，せん妄の治療から認知症化の予防，意識障害の治療まで応用範囲が広いのがイクセロン®・リバスタッチ®の特徴です．詳しくはこの「治療編」の後半に述べますが，Ⅴ章「かんたん治療〈病棟編〉」での主役はイクセロン®・リバスタッチ®です．ただし規定量の

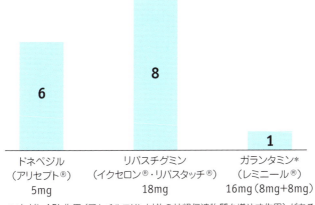

＊：ただしAPL作用（アセチルコリン以外の神経伝達物質を増やす作用）がある。

図6　コリンエステラーゼ阻害薬3剤の臨床的なアセチルコリン作用の強さのイメージ

かんたん治療的

ガランタミンを1としたときのイメージ。いずれも規定量使用時。

18mgは日本人には過剰と思われ，高齢者で副作用がなく規定量を使うことはきわめて困難です。

③ドネペジルの前頭葉賦活作用は強力

アリセプト®の長所は強力なAch作用であり，前頭葉を賦活する作用は3剤の中でも一番のようです。強すぎるのが一番の欠点ですが，それを理解して適量（多くの場合は少量）で使用すれば，貼付薬であるイクセロン®・リバスタッチ®よりも，また1日2回服用のレミニール®よりも実用的で使いやすい薬剤です。

◎

コリンエステラーゼ阻害薬の使い分けを考える場合，アリセプト®，イクセロン®・リバスタッチ®，レミニール®はまったく異なる薬であることを忘れてはなりません。それぞれの薬剤の特徴を生かせば，認知症の治療成功率は格段に高まります。

2 実践！ かんたん治療

1 かんたん治療で使用する薬剤

認知症の症状には記憶障害を代表とする中核症状と行動・心理症状（BPSD）があります。BPSDにはさらに，易怒性や興奮などの陽性症状と，無気力・無関心などの陰性症状がありますが，それぞれに対応した処方の考え方が必要です（図1）。

「かんたん治療」で使用する薬剤とその使用量を表1に示します。

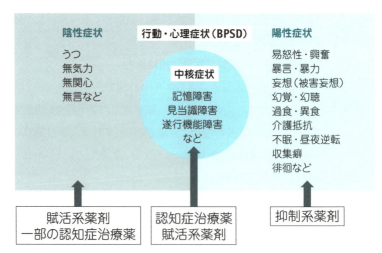

図1 ▶ 認知症の治療：症状と対応する薬剤の系統

表1 ▶ 使用薬剤と使用量

認知症治療薬	
コリンエステラーゼ阻害薬	
ドネペジル（アリセプト®）	0.75mg〜5mg
リバスチグミン（イクセロン®・リバスタッチ®）	1.125mg〜9（最大13.5）mg
ガランタミン（レミニール®）	4mg〜16mg
NMDA受容体拮抗薬（脳神経細胞保護薬）	
メマンチン（メマリー®）	5mg〜15mg
賦活系薬剤	
シロスタゾール（プレタール®）	25mg〜200mg
ニセルゴリン（サアミオン®）	5mg〜15mg
アマンタジン（シンメトレル®）	25mg〜150mg
抑制系薬剤	
抑肝散	1包〜3包
チアプリド（グラマリール®）	25mg〜150mg
クエチアピン（セロクエル®）	12.5mg〜75mg
クロルプロマジン（ウインタミン®・コントミン®）	4mg〜50mg

アリセプト®，プレタール®，ウインタミン®の少量投与は細粒を使う。イクセロン®・リバスタッチ®の少量投与はパッチをハサミなどで切って使用する。

1）中核症状に使用するコリンエステラーゼ阻害薬3剤＋α

　中核症状に使用するのは認知症治療薬（コリンエステラーゼ阻害薬）3剤です。脳神経細胞保護作用を期待してメマンチン（メマリー®）も使用します。
　「かんたん治療」が一般的な治療と異なるのは，認知症治療薬は基本的に少量で開始し，効いたら増やさず少量での維持治療をするということです。

2）賦活系薬剤

　賦活系薬剤としてアマンタジン（シンメトレル®）やニセルゴリン（サアミオン®）のほかに，「かんたん治療」ではシロスタゾール（プレタール®）を使用します。ただし，プレタール®についてはまだ認知症治療のコンセンサスが得られていないので，現段階では本書だけの治療方法と理解して下さい。他の薬剤と同じく適応外での使用になりますので，倫理的な側面と併せて使用が可能である場合にのみ検討して下さい。

3) 抑制系薬剤

　　抑制系薬剤は「かんたん治療」では抑肝散，チアプリド（グラマリール®），クエチアピン（セロクエル®），そして極少量のクロルプロマジン（ウインタミン®・コントミン®）だけを使用します。認知症診療を専門としないプライマリケア医であればこれだけで十分です。うまく使いこなせば，これだけで8割以上の患者さんを良くすることができます。ポイントは，最小限で，できるだけ少ない処方量で使用することです。

　　「かんたん治療」では他の抗精神病薬のリスペリドン（リスパダール®），オランザピン（ジプレキサ®），アリピプラゾール（エビリファイ®），スルピリド（ドグマチール®），ペロスピロン（ルーラン®），ハロペリドール（セレネース®）などは使用しません。

　　過鎮静以外で注意することは，セロクエル®は糖尿病では使えないこと（糖尿病を悪化させる），ウインタミン®・コントミン®にはパーキンソン症状のほかに悪性症候群（発熱）や肝障害などの副作用があることです。

　　すべての抗精神病薬には副作用がありますが，上記4剤を少量で使うのであればプライマリケア医でも十分に行動・心理症状（BPSD）に対応することが可能です。もしこれで対応できない場合には専門医に紹介して下さい。

　　認知症治療ではこれ以外に抗うつ薬も使用することがありますが，プライマリケアにおいては抗うつ薬の使用は推奨しません。認知症の専門医であれば抗うつ薬の使いこなしが必要になりますが，抗うつ薬はたとえ作用の弱い選択的セロトニン再取り込み阻害薬（SSRI）やセロトニン・ノルアドレナリン再取り込み阻害薬（SNRI）であっても非専門医には使いこなしが難しく，プライマリケア医が安易に手を出すものではないと思います。

　　ベンゾジアゼピン系薬剤を代表とする抗不安薬や睡眠薬の使用は，ケースバイケースだと思います。ベンゾジアゼピン系薬剤の依存症は特に若い方では問題となりますし，高齢者の場合は認知症化やせん妄の原因になることもあります。しかしBPSDの治療ではどうしても必要になることがあり，筆者は患者さんを選んで必要な範囲で使用するようにしています。

2 中核症状の治療

1) 病型別の薬の使い分け

表2は「かんたん治療」での病型別の認知症治療薬と賦活系薬剤の使い分けです。文字の大きさが推奨の順番になります。

認知症治療薬のうちドネペジル(アリセプト®)とリバスチグミン(イクセロン®・リバスタッチ®)は半量での処方が原則であり,ガランタミン(レミニール®)は16mg(8mg+8mg)までの処方が原則です。メマンチン(メマリー®)の推奨処方量は5～15mgです。

① アルツハイマー型認知症の中核症状に対する薬剤の使い分け

「臨床かんたん診断」で明らかなアルツハイマー要素があり,アルツハイマー型認知症(ATD)と診断したら3剤のどれを使ってもよいと思います。

かんたん治療的
表2 ▶ 認知症の中核症状に対する病型別の薬剤の使い分け

	アルツハイマー型認知症	脳血管性認知症	レビー小体型認知症	前頭側頭型認知症(ピック病)
認知症治療薬	**アリセプト®**	アリセプト®	アリセプト®極少量	アリセプト®は使わない
	イクセロン®・リバスタッチ®	イクセロン®・リバスタッチ®	**イクセロン®・リバスタッチ®少量**	イクセロン®・リバスタッチ®極少量
	レミニール®	**レミニール®**	レミニール®少量	レミニール®少量
	メマリー®	メマリー®		メマリー®
賦活系薬剤	プレタール®	プレタール®	**プレタール®**	プレタール®
	サアミオン®	サアミオン®	サアミオン®	
	シンメトレル®	シンメトレル®	シンメトレル®	

文字の大きさが推奨の順番。
アリセプト®とイクセロン®・リバスタッチ®は原則半量で治療することが大事。メマリー®は副作用に注意し,5～15mgの範囲でできるだけ長期間使用する。脳血管性認知症はレミニール®が第一選択。レビー小体型認知症(DLB)はイクセロン®・リバスタッチ®が第一選択。
プレタール®はすべての病型で有効だが,特にDLBで効果的である。少量のコリンエステラーゼ阻害薬とプレタール®の併用も可能。

筆者の場合，比較的若い患者さんにはレミニール®を使い，85歳以上の高齢の患者さんにはイクセロン®・リバスタッチ®を使うようにしています。レミニール®は長期の治療成績が良いことと，85歳以上の高齢者は，ATDと診断しても，実はレビー小体型認知症（DLB）が隠れていることが多いのがその理由です。

ATDにはシロスタゾール（プレタール®）が効果的であり，単独治療でも約半数の症例で有効です。

② 脳血管性認知症の中核症状に対する薬剤の使い分け

脳血管性認知症（VD）にはレミニール®を推奨します。VDでもぼんやりしていて，覚醒がいまひとつ悪いような場合にはイクセロン®・リバスタッチ®を使用します。

レミニール®は1日2回朝夕の内服が必要ですが，独居や認知症患者さん同士の2人暮らしなど，服薬コンプライアンスが悪い場合には，1日1回飲めばよいアリセプト®を使っています。

賦活系薬剤でのお勧めはプレタール®ですが，ニセルゴリン（サアミオン®）やアマンタジン（シンメトレル®）も有効なことがあります。VDと考えられた場合には，これらの賦活系薬剤も試みることを推奨します。

③ レビー小体型認知症の中核症状に対する薬剤の使い分け

もし臨床症状でDLBであろうと診断した場合には，第一選択はイクセロン®・リバスタッチ®少量です。開始量は重症度に合わせて1.125～4.5mgであり，維持治療量は2.25～原則9mgです。

イクセロン®・リバスタッチ®が好ましいと思っても，貼付管理ができない場合や，皮膚症状の副作用のため使えない場合には，アリセプト®を極少量（0.75mg，1mg）から漸増して使用します。

プレタール®は，純粋なDLBにはイクセロン®・リバスタッチ®と同程度に著効します。副作用などの問題でコリンエステラーゼ阻害薬が使えない場合には，筆者はプレタール®だけでDLBを治療することもあります。

④ 前頭側頭型認知症の中核症状に対する薬剤の使い分け

前頭側頭型認知症（FTD：ピック病）で効果が期待できるのは少量のレミニール®です。ピック病の場合，筆者はコリンエステラーゼ阻害薬は使わ

ず，プレタール®を好んで使用しています。プレタール®はすべての病型で有効であり，診断に困っても悩まないで済むのが長所です。ピック病にイクセロン®・リバスタッチ®はお勧めしませんが，DLBのピック化には極少量で使うことがあります。

病型別の薬の使い分けについては，「病型別の治療法」（245頁）でさらに詳しく説明します。

2）年齢による薬の使い分け

筆者はコリンエステラーゼ阻害薬の使い分けは患者さんの年齢を考慮することも非常に大事だと思っています（図2）。

①リバスチグミンは75歳以上，特に85歳以上の高齢者で第一選択

筆者は75歳以上，特に85歳以上の高齢者では，リバスチグミン（イクセロン®・リバスタッチ®）を多く使っています。意識的にそうしているというよりも，レビー小体型認知症（DLB）やアルツハイマー型認知症（ATD）のレビー化の患者さんが増えるため，結果的にそうなるのです。

もし超高齢のレビー化した患者さんがさらにピック化した場合には，少量投与であってもイクセロン®・リバスタッチ®をさらに減量します。認知

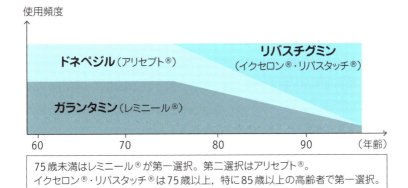

75歳未満はレミニール®が第一選択。第二選択はアリセプト®。
イクセロン®・リバスタッチ®は75歳以上，特に85歳以上の高齢者で第一選択。

図2 認知症治療薬（コリンエステラーゼ阻害薬）の年齢による使い分けイメージ

症の終末期には歩行が困難となり，誤嚥もするようになります。イクセロン®・リバスタッチ®には脚力を強くし（歩行改善作用），嚥下機能を改善させる作用もあるので，重症化した認知症の超高齢者には極少量のイクセロン®・リバスタッチ®が有効です。

重症で高齢の患者さんに極少量のイクセロン®・リバスタッチ®が貼付できない場合には，ドネペジル（アリセプト®）を極少量で使用します。そうすることで元気になり，食事が摂取できるようになることもあります。

施設入所などでイクセロン®・リバスタッチ®が使えない場合にも，極少量のアリセプト®なら使えるでしょう。高齢者施設にはレビー化やピック化した患者さんが数多くいます。ピック症状が強い場合には使いにくいでしょうが，超高齢の認知症患者さんは極少量で良くなることが多いので，細粒を使ったアリセプト®の極少量投与（ドネペジル・マイクロ治療）（94頁参照）を行うと効果的です。

ドネペジル・マイクロ治療は85歳以上のもの忘れが主体の神経原線維変化型老年期認知症（SD-NFT）にも有効です。またイクセロン®・リバスタッチ®2.25mg，4.5mgも有効です。筆者はSD-NFTにはシロスタゾール（プレタール®）をよく使いますが，極少量のコリンエステラーゼ阻害薬でもかまいません。

②**75歳未満はガランタミンが第一選択で，第二選択はドネペジル**

逆に比較的若い患者さんの場合，筆者が一番お勧めしたいのはガランタミン（レミニール®）です。若年性アルツハイマー病など，進行が速い認知症で，急速なアセチルコリンの補充が必要な若年者ではアリセプト®を使いますが，通常の場合はレミニール®を使用します。理由は，長期の治療成績はレミニール®が一番良いからです。レミニール®とプレタール®を併用すれば，比較的若年の患者さんを数多く良い状態で治療できます。

筆者がイクセロン®・リバスタッチ®を比較的若い患者さんであまり使わないのは，1つには貼付薬であることのデメリットがあります。75歳以下の比較的若年の認知症治療は長期戦です。スキンメンテナンスにかかる労力は非常に大きく，半年，1年を過ぎると，時に本人も介護者も疲弊します。医療費もかかります。4.5mg以下であれば皮膚障害が軽いこ

とも多いのですが，9mg以上では皮膚障害が多く認められます．季節によっては痒みなどで難儀することもあり，現状のパッチの基剤では3年，5年の長期の治療は難しいと考えます．

そしてもう1つの理由は，75歳以上の高齢者で認められるようなイクセロン®・リバスタッチ®の著効例が，70歳以下の若い年齢ではあまり得られないということがあります．DLBの場合は比較的若年でもイクセロン®・リバスタッチ®が有効なのですが，意識清明のはつらつとした元気な認知症患者さんの場合，高齢者ほどの効果が得られにくいようです．

アリセプト®でもそうなのですが，認知症治療をしていて驚くような効果を認めることがあります．こうしたレスポンダーの多くはDLBやATDのレビー化した認知症患者さんであり，薬剤感受性が強いこともあるのかもしれません．

3) 覚醒度による薬の使い分け

① コリンエステラーゼ阻害薬は覚醒状態が悪い患者に効果が現れやすい

筆者は治療薬（コリンエステラーゼ阻害薬）がよく効く認知症は，覚醒状態が良い認知症よりも，覚醒状態が悪い認知症だと考えています．覚醒状態が悪い認知症の代表がレビー小体型認知症（DLB）ですが，DLBが隠れているほかの病型でも，コリンエステラーゼ阻害薬が著効します（図3）．

コリンエステラーゼ阻害薬の中でもドネペジル（アリセプト®）とリバス

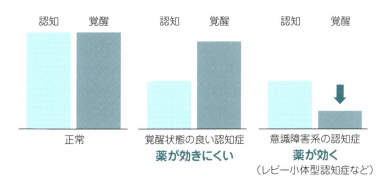

図3 ▶ コリンエステラーゼ阻害薬が著効する認知症：認知障害と意識障害（覚醒障害）のイメージ

チグミン（イクセロン®・リバスタッチ®），特に後者は覚醒状態が悪い患者さんに著効します。

Ⅲ章「認知症治療薬の使いこなし」でも述べましたが，おそらく記憶を主とする「認知」と「覚醒」は，別に考えたほうがよいのです。コリンエステラーゼ阻害薬は実は海馬など脳の記憶の中枢を良くしているのではなく，記憶するように命令する前頭葉，あるいは前頭葉と並んで覚醒の中枢である脳幹のアセチルコリン神経を賦活することで元気が出て，記憶力が良くなったようにみえるのだと思います。

② レスポンダーを見逃さない

少し「かんたん」ではなくなってきましたが，認知症の治療成功率を高めるコツは，この覚醒の悪い患者さん＝コリンエステラーゼ阻害薬が著効する患者さん（レスポンダー）を見逃さないことです。そしてこれが大事なのですが，レスポンダーの患者さんはレスポンダーであるほど，コリンエステラーゼ阻害薬が少量で効くのです。

イクセロン®・リバスタッチ®であれば2.25mgや4.5mgで効く超レスポンダーが多数存在します。これらの超レスポンダーの患者さんは，増量するとあっという間に悪化します。認知機能も日常生活動作（ADL）も悪化するのです。そうなるとせっかく効果があるのに，イクセロン®・リバスタッチ®を中止せざるをえなくなります。治療成功例が失敗例になってしまうのです。これが防げれば，認知症の治療成績は格段に良くなります。イクセロン®・リバスタッチ®だけでなくアリセプト®でも同じです。

③ 覚醒度をイメージした認知症治療薬の使い分け

覚醒度をイメージした認知症治療薬の使い分けを図4に示します。認知症の重症度ではなく，覚醒状態の良い認知症を左上に，覚醒状態の悪い認知症を右下に表現しています。病型の配置は感覚的なものであり，概要を示していると理解して下さい。

a）ガランタミンがよい患者さん

ガランタミン（レミニール®）がよいのは，どちらかというと比較的若くて元気のある患者さんです。アルツハイマー型認知症（ATD）でも脳血管性認知症（VD）でも同じです。少し怒りっぽかったり，ピックっぽい患

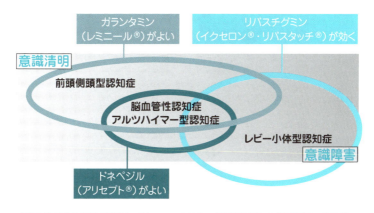

図4 認知症治療薬(コリンエステラーゼ阻害薬)の覚醒度による使い分けイメージ

者さんにはよい適応があります(純粋なピック病は，レミニール®であっても易怒性が悪化することがあるので，その場合には4mg×1あるいは4mg×2という極少量で治療します)。

b) リバスチグミンがよい患者さん

一方，リバスチグミン(イクセロン®・リバスタッチ®)が効くのは，高齢で弱々しく，少しぼんやりしている患者さんです。もちろんこれ以外でも効果があることはあるのですが，よく効くのはどちらかというと意識障害系の，脚力の弱い患者さんです。

図5にリバスタッチ®が著効した，ATD(隠れレビー)の症例を示します。

DLBの中には，会話もできなかった重症の患者さんがイクセロン®・リバスタッチ®で会話ができるようになることもあります。ただし少量投与が絶対必要です。

イクセロン®・リバスタッチ®は脳卒中後の意識障害にも有効なことがありますが，基本的には覚醒のメカニズムは同じだと思います。

c) ドネペジルがよい患者さん

ドネペジル(アリセプト®)がよいのは，前頭側頭型認知症(FTD：ピック病)っぽくなく，レビーっぽさのあまり強くない，比較的脚力の強い若

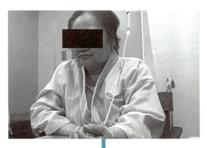

もの忘れが徐々に悪化し，料理もできなくなり，好きなテレビも観ることがなくなった。幻視，妄想，易怒性なし。

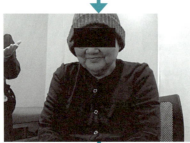

リバスタッチ®4.5mgを処方。治療開始後すぐに元気が出て明るくなり，観なかったテレビを観るようになった。写真は2週間後。リバスタッチ®は4.5mgのまま増量せずに治療。

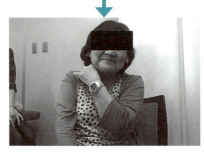

2カ月後の外来。できなくなっていた料理をするようになり，今では家族の食事を3食つくっている。
HDS-Rスコアは治療前の16点から27点に改善していた。
2年後の現在もリバスタッチ®は4.5mgのまま継続している。

図5 リバスタッチ®が著効した症例：73歳女性，アルツハイマー型認知症（隠れレビー）

い患者さんです。少しぼんやりしている，元気のない，アルツハイマーっぽさの強い患者さんにもよく効くことがありますが，効くからといって過量投与には注意しなければなりません。

　以上が覚醒度と認知症治療薬の大まかな使いわけです。あくまでイメージですが，この感覚が治療成功率を高めるには非常に重要なのです。

4) 行動・心理症状の治療① ── 陽性症状の治療

① まずは症状が薬の副作用ではないか疑うことから

　行動・心理症状（BPSD）の治療の基本は，今ある症状が薬の副作用ではないかと疑うことから始めなければなりません。

　易怒性や興奮，妄想，徘徊などの陽性症状は，ドネペジル（アリセプト®）ではよく認められる副作用です。頻度は少ないですが，リバスチグミン（イクセロン®・リバスタッチ®）やガランタミン（レミニール®）でも賦活されすぎて，易怒性が悪化することがあります。不眠の原因もコリンエステラーゼ阻害薬が原因のことがあります。賦活系薬剤の中ではアマンタジン（シンメトレル®）に，幻視の副作用があります。

　陰性症状も，認知症治療薬の副作用が原因になっていることがあります。コリンエステラーゼ阻害薬の過量投与で元気がなくなっていることはめずらしくありませんし，無気力・無関心などの陰性症状も，メマンチン（メマリー®）ではよく認められます。またメマリー®やレミニール®では傾眠・嗜眠があり，割合は少ないですが，イクセロン®・リバスタッチ®でも傾眠が認められることがあります。

　もしこれらの症状が認められるときには，まず原因となっていると思われる薬剤を減量することから始めなければなりません。多少元気になりすぎているのは薬が効いている証拠だから，そのままでよいという意見もありますが，そのために家族・介護者が困っている場合には，新たに薬を足すのではなく，やはりまず原因になっている薬を減量すべきです。脳内の神経伝達物質のバランスを崩したままでは，長期的には認知機能の維持に良いことはありません。

② 抗精神病薬は必要最低限の量で

　陽性症状をコントロールするには多くの場合，抗精神病薬を使わなければなりません。プライマリケア医や非専門医では使用をためらわれることも多いかと思いますが，患者さんと家族，介護者を守るにはどうしても必要になります。ただし抗精神病薬を使う場合に大事なのは，必要最低限の量で治療することです。少量で治療するために，時に錠剤を半分に割った

り，細粒を使って極少量治療をすることもあります。

③ **使用する抑制系薬剤は4剤**

「かんたん治療」では抑制系薬剤は以下の4薬，すなわち抑肝散，チアプリド（グラマリール®），クエチアピン（セロクエル®）少量，クロルプロマジン（ウインタミン®・コントミン®）極少量しか使いません（**表3**）。

④ **抑制系薬剤の陽性症状に対する薬の強さ分類**

「かんたん治療」では抑制系薬剤の使いこなしを理解するために，陽性症状に対応する薬の強さを**表3**のようにステージ1〜4に分けます。

ステージ1：行動・心理症状に最もよく使われる抑肝散

4剤の中で最も弱いのが抑肝散です。効果は弱いですが，抑肝散は今では一番よく使われているBPSDの治療薬です。副作用が少ないことで使いやすく，開始後早期から効果が認められます。軽い易怒であれば抑肝散だけで治療できることも多く，特にいらいら感が強いBPSDに効果的です。安全性は高く，2年，3年と長期にわたって効果が期待できます。

レビー小体型認知症（DLB）の幻視にも効果的であり，REM睡眠行動障害にも効果を認めることがあります。弱いながら抗不安作用もあり，就寝前に内服すれば睡眠薬代わりになることもあります。

顆粒が飲みにくい場合には，湯呑みに入れ，お湯を注いでお茶のようにして飲むとよいです。その際にゆっくりと湯気を吸うのも効果的です。そして少し冷めたら飲むのです。味が濃い場合には，顆粒を半分ずつ2回に

表3 「かんたん治療」で使用する行動・心理症状（BPSD）の陽性症状に対する抑制系薬剤

強さの目安	抑制系薬剤
ステージ1	抑肝散　1包〜3包
ステージ2	チアプリド（グラマリール®）　25mg〜150mg
ステージ3	クエチアピン（セロクエル®）　12.5mg〜75mg（少量）
ステージ4	クロルプロマジン（ウインタミン®・コントミン®）　4mg〜50mg（極少量）

プライマリケア医を対象とした「かんたん治療」では，上記の薬剤のみの使用を推奨する。
以下の抗精神病薬等の使用は推奨しない。
リスペリドン（リスパダール®），オランザピン（ジプレキサ®），スルピリド（ドグマチール®），ペロスピロン（ルーラン®），ハロペリドール（セレネース®），フルニトラゼパム（ロヒプノール®・サイレース®）など。

分けてお茶にすればよいと思います。

注意すべきは，抑肝散に過大な期待を抱くことです。確かに抑肝散は効果的ですが，効果が不十分なのに漫然と3包で継続するのはよくありません。抑肝散は1日2包が標準と考え，やむをえない場合に3包にするのがよいと思います。効果が不十分であれば少量のグラマリール®かセロクエル®を使うほうが効果的です。

また低カリウム血症は意外と高い頻度で認められますので注意が必要です。血液検査は定期的に行う必要があります。また漢方特有のむくみも多い副作用です。副作用が認められる場合には減量するか中止する必要があります。

ステージ2：副作用が少なく使いやすいチアプリド

少量で使えば抑肝散と同程度に使いやすい薬がチアプリド（グラマリール®）です。脳梗塞後遺症に適応があることもあり脳神経外科では昔からよく使っている薬ですが，定型抗精神病薬でありながら，少量で使う限り副作用を認めることはきわめて少ない薬です。錐体外路症状の副作用もまったくないとは言いませんが，めったにありません。

易怒，興奮，暴言・暴力，妄想，徘徊などに幅広く効果があり，アルツハイマー型認知症（ATD）と脳血管性認知症（VD）では最もお勧めの抑制系薬剤です。陰性症状の不安，焦燥にも少量で効果がみられることがあります。

軽い陽性症状には25mg×2，少し強い陽性症状には50mg×2で開始し，様子をみながら増減するとよいと思います。過量投与にならなければ長期の使用も可能です。

もしグラマリール®50mg×3（150mg）で効果不十分である場合には，漫然と継続せず，ステージ3，4を考慮して下さい。

ステージ3：チアプリドよりさらに効果的なクエチアピン

少量で使えば副作用が少なく，しかもチアプリド（グラマリール®）よりも効果的なのがクエチアピン（セロクエル®）です。鎮静作用と抗不安作用，抗うつ作用を併せ持ち，BPSDの陽性症状だけでなく陰性症状にも効果を認めることがあります。

陽性症状では易怒性，興奮，暴言・暴力，妄想のほか，ピック病の非道徳的行動にも効果を認めることがあります。鎮静効果とともに催眠作用もあり，睡眠薬としても使えます。

常用量（規定量）は25mg×2または3からですが，常用量（規定量）では過量になることが多く，また覚醒状態を悪化させてしまうことがあり，半錠（12.5mg）から使うなど，できるだけ少ない量での使用を推奨します*。

*ジェネリックにはクエチアピン12.5mg錠がある。

セロクエル®は非定型抗精神病薬であり，パーキンソン症状などの錐体外路症状の副作用が少ないことが特徴です。

注意すべきは糖尿病の患者さんには使えないことです（禁忌）。軽い糖尿病でも急激に悪化することがあります。

ステージ4：ピック病の陽性症状に第一選択のクロルプロマジン

「かんたん治療」で最も強い抑制系薬剤がクロルプロマジン（ウインタミン®・コントミン®）です。極少量で使用することが肝（きも）であり，前頭側頭型認知症（FTD：ピック病）の陽性症状には第一選択です。

クロルプロマジンは50年以上の歴史を持つ古い薬で，第一世代の定型抗精神病薬になります。副作用に気をつけなければなりませんが，認知症の陽性症状に使う場合は常用量（規定量）の何十分の1という少量から使用します。錠剤は12.5mgから25mg，50mgとありますが，初めから12.5mgを使うことはありません。4mg，6mgから開始します。

極少量を使う場合にはウインタミン®細粒を使いますが，量が少なすぎるために乳糖などで賦形して調剤します。きわめて安価な薬であり，4mg，6mgですと1日薬価は1円以下になります。

ピック病の陽性症状に4mgという極少量のクロルプロマジンが有効であることを報告したのは名古屋の河野和彦先生です[1]。河野先生の報告を知るまで筆者は，クロルプロマジンを12.5mgの半分（6.25mg）から使用していました。かなりの少量ですが，それでも強すぎることが多いのです。しかし4mgで使えば，ぴたっとはまります。4mgと6mgのわずかな違いが大違いなのです。これはクロルプロマジンを使いこなしている医師であればわかる感覚です。

クロルプロマジンを4mg×1，あるいは4mg×2から使いこなすことで，ピック病の治療成功率は高まります。もちろん重症例には50mgでも不十分なことがあるのですが，クロルプロマジンを4mgから使うという感覚が大事なのです。

クロルプロマジンの極少量投与はピック病あるいは他の認知症のピック化の陽性症状に使用します。興奮，暴言・暴力，衝動的行動（非道徳的行動）など，ピック病あるいはピック化のほとんどの症状に効果を認めます。4mg×1あるいは×2から開始し，効果に乏しい場合には漸増しますが，1回12.5mgを超える場合には錠剤を使用します。

「かんたん治療」でのクロルプロマジンの使用量は1日50mgまでを推奨しますが，重症例ではこれでも不十分なことがあります。その場合には他剤と併用，あるいは他剤に変更する必要がありますが，このレベルになるとプライマリケア医が診ることができる範囲を超えますので，専門医への紹介をお勧めします。

少量で使うとしても過鎮静，認知機能の悪化の可能性があり，必ず必要最小限で使用しないといけません。クロルプロマジンの副作用はドパミン遮断によるパーキンソン症状が主ですが，肝機能障害もよく経験されるので定期的な血液検査が必要です。

その他：バルプロ酸，メマンチン，シロスタゾールなどの使用

これ以外の薬剤としては抗てんかん薬であるバルプロ酸（デパケン®）があります。抗てんかん薬の作用機序であるγ-アミノ酪酸（GABA）の脳内濃度を高めることで認知症でも鎮静の効果があります。BPSDの陽性症状としては，主に興奮や暴言・暴力に使用します。てんかんの治療には1日600〜1,000mgくらいを使用しますが，認知症に使う場合はこの半分以下の量，たとえば100mg×2あるいは×3で使用します。

古くからある薬であり，重大な副作用はないのですが，たとえ少量で使う場合でも覚醒状態が悪くなる可能性があり，長期の使用では認知機能を悪化させる可能性があります。必要最低限の量・期間で使用しましょう。

認知症治療薬であるメマンチン（メマリー®）もBPSDの陽性症状によく使われる薬です。メマリー®には脳内のグルタミン酸を抑制する働きが

あります．グルタミン酸を抑制することで大脳辺縁系を調節し，興奮や妄想を鎮める効果があります．欠点は開始量の5mgで鎮静されずに逆に興奮してしまうことがあることです．これは前もって予測できません．筆者はBPSDの治療だけを考えるのであれば，ほかに効果的で安価な薬剤があるので，鎮静の目的だけでメマリー®を使うのはあまりお勧めしません．メマリー®を使うのは認知機能の維持が一番の目的だと思っています．

　幻視の治療に抑肝散と並んで効果があるのはリバスチグミン（イクセロン®・リバスタッチ®）ですが，シロスタゾール（プレタール®）にも幻視を改善させる効果があります．またREM睡眠行動障害には一般的にはクロナゼパム（リボトリール®）が使われますが，イクセロン®・リバスタッチ®，プレタール®も非常に効果があります．

　以上述べてきたBPSDの症状別推奨治療薬を**表4**に挙げます．

5）行動・心理症状の治療② ── 陰性症状の治療

① 陰性症状にはコリンエステラーゼ阻害薬が効果的

　無気力・無関心（アパシー）などの陰性症状には中核症状の治療薬であるコリンエステラーゼ阻害薬が効果的です．認知症のうつ症状にもコリンエステラーゼ阻害薬が効果的なことが少なくありません．

　無気力，無関心，うつなどの陰性症状に最も効果的なのはリバスチグミン（イクセロン®・リバスタッチ®），ついでドネペジル（アリセプト®）ですが，ニセルゴリン（サアミオン®）やアマンタジン（シンメトレル®）も効果的です．特にシンメトレル®は覚醒作用が強く，意識障害の治療にも使われることがあるくらいです．

　これ以外ではシロスタゾール（プレタール®）にもアパシーを改善させる効果があります．特にレビー小体型認知症（DLB）やアルツハイマー型認知症（ATD）では，やる気を出して元気にさせる（賦活させる）というコリンエステラーゼ阻害薬の作用に近い効果が得られます．

② ガランタミンとメマンチンは陰性症状を悪化させることがある

　ただしコリンエステラーゼ阻害薬のガランタミン（レミニール®）と，NMDA受容体拮抗薬であるメマンチン（メマリー®）は，時に陰性症状を

表4 行動・心理症状（BPSD）の症状別推奨治療薬

BPSD	推奨1	推奨2	推奨3	その他
易怒	抑肝散	チアプリド（グラマリール®）	クエチアピン（セロクエル®）	バルプロ酸（デパケン®）
興奮	チアプリド（グラマリール®）	クエチアピン（セロクエル®）	クロルプロマジン（ウインタミン®・コントミン®）極少量	バルプロ酸（デパケン®）
暴言・暴力	チアプリド（グラマリール®）	クエチアピン（セロクエル®）	クロルプロマジン（ウインタミン®・コントミン®）極少量	バルプロ酸（デパケン®）
衝動的行動 非道徳的行動	クロルプロマジン（ウインタミン®・コントミン®）極少量	抑肝散	クエチアピン（セロクエル®）	チアプリド（グラマリール®）
妄想	抑肝散	チアプリド（グラマリール®）	クエチアピン（セロクエル®）	シロスタゾール（プレタール®）
幻視	リバスチグミン（イクセロン®・リバスタッチ®）	抑肝散	ドネペジル（アリセプト®）	シロスタゾール（プレタール®）
REM睡眠行動障害	リバスチグミン（イクセロン®・リバスタッチ®）	クロナゼパム（リボトリール®）	抑肝散	シロスタゾール（プレタール®）
アパシー 意欲低下・無関心	リバスチグミン（イクセロン®・リバスタッチ®）	ニセルゴリン（サアミオン®）	アマンタジン（シンメトレル®）	シロスタゾール（プレタール®）
不安・焦燥	チアプリド（グラマリール®）	抑肝散	クエチアピン（セロクエル®）	抗不安薬

悪化させることがあるので注意が必要です。

レミニール®は少量でもたまに傾眠になり，メマリー®は過量投与で過鎮静になる（元気を奪う）のが特徴です。レミニール®はγ-アミノ酪酸（GABA）を増やすこと，メマリー®はグルタミン酸を抑制することが過鎮静になる原因かもしれません。このような場合には薬剤の減量あるいは中止が必要です。

③ **認知症のうつ症状に抗うつ薬は推奨されない**

認知症のうつ症状に抗うつ薬を使用することを筆者はお勧めしません。三環系・四環系抗うつ薬はもちろん，選択的セロトニン再取り込み阻害薬

(SSRI)，セロトニン・ノルアドレナリン再取り込み阻害薬（SNRI）であっても使いこなしは簡単ではありません．確かに有効例はあるのですが，せいぜい4人に1人と思ったほうがよいようです．逆に抗うつ薬が認知症の症状を悪化させることもあり，何が患者さんを悪くしているのかわからなくなることがあります．

　専門医には抗うつ薬の使いこなしが必要ですが，筆者は認知症の患者さん，特に高齢の患者さんには，非専門医が安易に抗うつ薬を使用することは推奨できません．

④ ベンゾジアゼピン系薬剤はせん妄を誘発しやすい

　抗不安薬はエチゾラム（デパス®），アルプラゾラム（ソラナックス®）などのベンゾジアゼピン系薬剤がよく使われますが，高齢者では，せん妄を起こすことがあることが知られています．

　ベンゾジアゼピンは脳内のGABAの作用を増強する働きがあります．GABAは中枢神経を抑制する神経伝達物質であり，脳を落ちつかせる働きがあるのですが，脳内に広く分布しており，大脳全体を抑制する方向に働きます．

　行動・心理症状（BPSD）にベンゾジアゼピン系薬剤を使用すると，覚醒レベルを下げることで，せん妄が起きやすくなります．特に高齢者のDLBや，他の認知症でもDLBが隠れている場合には，ベンゾジアゼピン系薬剤を使うことでせん妄が誘発されやすくなるので注意が必要です．特にデパス®は，せん妄の原因になるだけでなく，認知症発症のきっかけになることがあります．さらに入院患者さんでは容易にせん妄が起きるので，デパス®の使用は避けたほうがよいと思います．

　ベンゾジアゼピン系薬剤には依存性，筋弛緩作用の問題もあり，高齢者への使用は慎重であるべきですが，BPSDに有用なこともあるので，筆者は抗不安薬や睡眠薬は必要最小限で使用しています．

6) 病型別抑制系薬剤の使い分け（表5）

①アルツハイマー型認知症への抑制系薬剤の使い方

ステージ1：

アルツハイマー型認知症（ATD）には，軽い易怒傾向であれば抑肝散が効果的です。被害妄想などにも軽度であれば有効です。軽い不眠の場合には夕方または眠前の抑肝散1包だけで睡眠薬代わりにできます。これは抑肝散の抗不安作用を利用するもので，ベンゾジアゼピン系薬剤よりもマイルドで副作用が少ないのが長所です。

抑肝散は1日2包を基本とし，効果が不十分であった場合は1日3包に増やします。1日3包は漫然と継続するのではなく，効果が得られたら2包に減量してみることをお勧めします。もし抑肝散2包で不十分であれば，チアプリド（グラマリール®）〈ステージ2〉に変更する，あるいは少量のグラマリール®と抑肝散を併用するのがよいと思います。

かんたん治療的

表5 認知症の行動・心理症状（BPSD）の陽性症状に対する病型別抑制系薬剤の使い分け

アルツハイマー型認知症	脳血管性認知症	レビー小体型認知症	前頭側頭型認知症（ピック病）
抑肝散	抑肝散	**抑肝散**	抑肝散
グラマリール®	**グラマリール®**	グラマリール®	グラマリール®
セロクエル®	セロクエル®	セロクエル®	セロクエル®
ウインタミン®・コントミン®極少量	ウインタミン®・コントミン®極少量	ウインタミン®・コントミン®極少量	**ウインタミン®・コントミン®極少量** 4mg〜10mg細粒から
（その他）デパケン®	（その他）デパケン®	（その他）デパケン®	（その他）デパケン®

文字の大きさが推奨の順番。原則的に少量で開始し，過鎮静になったら必ず減量することが大事。
治療量は，抑肝散1包〜3包，チアプリド（グラマリール®）25mg〜150mg，クエチアピン（セロクエル®）12.5mg〜75mg。クロルプロマジンは細粒のウインタミン®を使用し，4mg〜10mgから開始。最大コントミン®で原則50mgまで。バルプロ酸（デパケン®）は興奮や暴言・暴力に100mg〜600mgで使用。

ステージ2：

易怒性が強い場合，明らかな妄想がある場合には，最初からグラマリール®を使用します。25mg×2を基本に，効果が不十分であれば50mg×2に増やします。介護拒否にも効果があります。少量のグラマリール®と抑肝散の併用も効果的です。

最大50mg×3まで増量しますが，1日150mgでの長期使用は，よほどでない限り避けたほうがよいです。グラマリール®50mg×2で効果不十分であれば，クエチアピン（セロクエル®）〈ステージ3〉に変更します。

ステージ3：

不穏，興奮が強いとき，暴言・暴力などがある場合には，最初からセロクエル®を使います。初回は1日25mgが基本ですが，高齢者では初回は半錠12.5mgを使います。セロクエル®を使用する場合にはグラマリール®は使用しません。

セロクエル®には鎮静作用だけでなく催眠作用があるので睡眠薬としても使えます。ベンゾジアゼピン系薬剤よりも深い眠りが得やすいので，せん妄を起こしにくいのも特徴です。薬効が短いことが欠点ですが，それが長所にもなります。また錐体外路症状や高プロラクチン血症などの副作用が起きにくいのも長所です。

ステージ4：

ATDでも前頭葉症状が前面に出て，易怒性や興奮だけでなく脱抑制症状が目立ってくることがあります。ATDのフロンタルバリアント，ピック化です。易怒性や興奮が強い場合には抑肝散は無効であり，グラマリール®，セロクエル®でも無効なことが多いものです。そのような場合には極少量のクロルプロマジン（ウインタミン®・コントミン®）を使用します。

使用量は，初回は4mg×2，または6mg×2です。眠気が心配な場合には，朝4mg，夕6mgという使い方をします[1]。錠剤は12.5mgからなので，このような極少量での治療にはウインタミン®細粒を使います。極少量なので，薬局では乳糖などで賦形してもらいます。4mg，6mgでも十分に効果があることが多いのですが，不十分な場合には慎重に増量します。12.5mg以上を使う場合には錠剤を使用します。

興奮，暴言・暴力が強い場合には少量のバルプロ酸（デパケン®）100〜300mgを併用すると効果的です。

②脳血管性認知症への抑制系薬剤の使い方

ステージ1：

脳血管性認知症（VD）にも抑肝散は有効です。弱い抗不安作用もあるので，特にいらいら感の強い患者にはよく効きます。軽い易怒性には抑肝散で十分ですが，ATDに比べると効果が乏しく，興奮がある場合には初めから抑肝散ではなくチアプリド（グラマリール®）〈ステージ2〉を使用したほうが，治療がスムーズで効率的です。

ステージ2：

VDの不穏，興奮に対する第一選択はグラマリール®です。25mg×2で効果があることも多く，長期の維持が可能です。不安，焦燥にも効果を認めることがあります。少量であれば抑肝散との併用も効果的です。興奮の急性期には一時的に50mg×3から使用します。そして鎮静ができたら50mg×2，25mg×3と減量していきます。

ステージ3：

VDにもクエチアピン（セロクエル®）は効果的です。不眠にも眠前1錠（25mg），あるいは半錠（12.5mg）で使えます。陽性症状だけでなくアパシー（無関心）や不安といった陰性症状にも効果を認めることがあります。錐体外路症状の副作用が起こりにくいのも使いやすい点ですが，眠気の副作用が強く出ることもあるので，初回の治療では副作用出現に十分注意する必要があります。

ステージ4：

ATDほどは多くないのですが，VDでもたまに前頭葉症状が前面に出るピック化があります。ステージ2，3でも無効な場合には，極少量のクロルプロマジン（ウインタミン®・コントミン®）を使用します。投与量はATDと同じく，初回は4mg×2，または6mg×2から開始します。

効果が不十分な場合は増量しますが，VDの不穏や興奮は一時的なことが多いので，鎮静できたら早々に減量または中止します。くれぐれも過鎮静には注意しなければなりません。

③レビー小体型認知症への抑制系薬剤の使い方

ステージ1：

レビー小体型認知症（DLB）に対する抑制系薬剤の第一選択は抑肝散です。抑肝散だけで幻視を改善させられることは少なくありません。初回は2包，効果不十分な場合には3包，落ちついたら再び2包というように加減するとよいと思います。

ステージ2：

DLBの妄想や興奮には少量のチアプリド（グラマリール®）が有効なことがありますが，幻視にはほとんど効果がありません。DLBでは錐体外路症状（パーキンソン症状）や傾眠などの副作用が出やすいので，DLBと診断できていたら初めからグラマリール®は使わないほうがよいと思います。

ステージ3：

DLBのせん妄には少量のクエチアピン（セロクエル®）が有効であることがあります。錐体外路症状の副作用が出にくいので，DLBなどパーキンソン症状を認める患者さんにも使いやすい薬剤です。しかし覚醒状態の悪い患者さんでは症状を悪化させることがあるので注意が必要です。

ステージ4：

高齢のDLB患者さんは経過の途中でピック化することが多くあります。80歳以上の高齢者のDLBではピック化することを前提に治療します。軽い不穏や妄想であれば抑肝散だけでも対応可能ですが，病期が進行するとセロクエル®でもコントロールできません。クロルプロマジン（ウインタミン®・コントミン®）が必要です。

ただしDLBのピック化にウインタミン®・コントミン®を使う場合には，極少量からの使用が必要です。またDLBの興奮は動揺することがあるので，症状の変化に合わせて処方量を増減する必要があります。開始4mgから最大でも25mg程度を目安に治療し，症状の変化に合わせて減量するのがよいと思います。

このほか，専門医ではDLBにリスペリドン（リスパダール®）が処方されることがありますが，プライマリケア医はリスパダール®は使用しない

ほうがよいと思います。理由は言われているよりも副作用が多いためですが，もし使用する場合には頓用での使用にとどめるのがよいでしょう。

またDLBの興奮，妄想には少量のハロペリドール（セレネース®）が有効ですが，極少量での治療が必須であり，使いこなしに慣れていないとコントロールは難しいと思います。

幻視や妄想といったDLBの行動・心理症状（BPSD）に対しては，抑制系薬剤でなく認知症治療薬であるリバスチグミン（イクセロン®・リバスタッチ®）や，賦活系薬剤であるシロスタゾール（プレタール®）だけでも改善することが多いものです。幻視は少量のイクセロン®・リバスタッチ®とプレタール®，抑肝散の組み合わせでほとんど治療できます。

④ 前頭側頭型認知症（ピック病）への抑制系薬剤の使い方

前頭側頭型認知症（FTD：ピック病）あるいはピック化のBPSD治療の基本は，コリンエステラーゼ阻害薬が処方されている場合にはまずコリンエステラーゼ阻害薬を減量するか中止することです。その上での抑制系薬剤の使用が前提になります。

ステージ1：

ピック病の激しい不穏，興奮には抑肝散は無効ですが，軽い易怒性や収集癖などの前頭葉症状には抑肝散が有効なことがあります。ただし過大な期待をしないことです。

ステージ2：

ピック病の興奮，暴言・暴力にチアプリド（グラマリール®）はあまり有効ではありません。他の病型のピック化には有効であることもあります。

ステージ3：

クエチアピン（セロクエル®）はピック病の陽性症状に効果的なことがあり，非道徳的行動を改善させられることがあります。ただしセロクエル®には眠くなる副作用があるので，ピック病の患者は警戒して飲んでくれないことが多いものです。ピック病の患者は認知機能は良いことが多いので，できるだけ副作用を感じさせないように治療する必要があります。この点で効果的なのがクロルプロマジン（ウインタミン®・コントミン®）〈ステージ4〉の極少量治療です。

ステージ4：

FTD（ピック病）の抑制系薬剤の第一選択はウインタミン®・コントミン®の極少量治療です。コツは，4mg×2，6mg×2という極少量から開始し，ピック病の患者さんに眠気などの副作用を感じさせないことです。よほどの急ぎでない場合にはこのくらいの少量から開始し，効果が乏しい場合には漸増します。

攻撃性など前頭葉症状の強いピック病の患者さんでも，1日10mg以下のウインタミン®・コントミン®でうまくコントロールできることが少なくありません。効果が不十分な場合には1日50mgまで増量しますが，それでもコントロールできない場合には専門医に紹介するのがよいと思います。

そのほか，興奮，暴言・暴力がある場合にはバルプロ酸（デパケン®）を100～600mgの範囲で併用してもよいと思います。一時的に鎮静したいときにはリスパダール®を使うと有効なこともあります。

ピック病の収集癖などのこだわり，非道徳的行動などの脱抑制症状に，SSRIなどの抗うつ薬が有効なことがあります。ただし治療成功率は低いので，漫然と処方しないほうがよいと思います。

文 献
1）河野和彦：コウノメソッドでみる認知症診療．日本医事新報社，2012．

3 病型別の治療法

1 認知症診断の実際

1) 5秒でわかる診断?

　外来にもの忘れの患者さんが受診したとします。病型を診断する前に考えることは「目の前にいる患者さんが認知症か否か」だと思います。忙しい外来であればできるだけ短い時間で診断しないといけません。大学病院のような高度な医療機器がなければ,症状だけで判断しないといけませんが,CTやMRI,脳血流検査装置がなくても診断と治療は可能です。

　診断の進め方はⅠ章「臨床かんたん診断」で説明しましたが,実はもっと簡単な診断方法があります。5秒でできます。年齢を聞くのです。

「失礼ですが,年齢はおいくつですか?」

　もし年齢が言えなければ認知症です。
　家族のほうを振り返ったら,アルツハイマー型認知症(ATD)である可能性が高いのです。
　年齢が答えられない場合は,おそらく中等度以上の認知症です。改訂長谷川式簡易知能評価スケール(HDS-R)でいうとだいたい15点以下の認知症です。
　ATDの患者さんは,年齢が答えられないと生年月日でごまかしたり,「齢はあまり気にしていないから」などと言いわけをします。脳血管性認知症(VD)の患者さんは,困った顔をします。レビー小体型認知症(DLB)

の患者さんは，はっきりとせず，元気のない顔をしています。前頭側頭型認知症（FTD：ピック病）の患者さんは，年齢を聞くと不機嫌になります。軽度認知障害（MCI）の患者さんは，もちろん年齢は正確に答えられます。

2）患者さんが椅子に座るまで

　患者さんが診察室に入ってくる様子も参考になります。

　パーキンソン様のよちよち歩き（小刻み歩行）ならレビー小体型認知症（DLB）の可能性があります。ゆっくりとした動作なら脳血管性認知症（VD）かもしれません。不機嫌そうに入ってきたら前頭側頭型認知症（FTD：ピック病）の可能性もあります。

　椅子に座って身体が横に傾いていればDLBです。挨拶をして呂律が悪ければVDかもしれません。慣れると患者さんが診察室に入って椅子に座るまでの間に，おおよその診断ができることがあります。

　1人で来院されたら，おそらくただのもの忘れか，軽度認知障害（MCI）でしょう。家族に連れられて来院し，本人に病識がなければ認知症の可能性が高いのです。

　「臨床かんたん診断」の手順は，まず患者さんをよく観察することから始まります。そして限られた時間でもよく話を聞くことです。

　家族に病歴を聞くことは大事です。もの忘れはいつからあるのか。どんな生活障害があるのか。易怒性はないか。不穏や興奮，被害妄想はないか。幻視や寝言は，こちらから聞かないと話をしてくれないことが多いものです。

　家族に話を聞く間，患者さんの様子を観察することも大事です。言いわけや取り繕いが多ければATDの可能性が高いです。ぼんやりとしていたり，目をつぶって寝ているようであればDLBかもしれません。悪ふざけをしたり，いきなり怒り出すようであればピック病の可能性があります。

3）触診でわかるレビー小体型認知症

　次に大事なのは，患者さんの身体に触ることです。レビー小体型認知症（DLB）を疑ったら，肘の硬さ（筋強剛）を確かめます。患者さんの手首を持って，ゆっくりと前後に動かすのです。硬く抵抗があればDLBに特有

のパーキンソン症状の可能性があります（29頁 図8「歯車現象」参照）。

ここまでの診察でDLBと前頭側頭型認知症（FTD：ピック病）は鑑別しなければなりません。

4）最後に指模倣テスト，時計描画テスト，改訂長谷川式簡易知能評価スケールを行う

この後，「かんたん診断」の指模倣テスト，時計描画テストを行います。

時間がなくてもできるだけ改訂長谷川式簡易知能評価スケール（HDS-R）は実施したほうがよいと思います。指模倣テストと時計描画テスト，HDS-Rでアルツハイマー診断を行います。

◎

おおよその診断ができたら，いよいよ治療です。正確な診断にこだわる必要はありません。高齢者の認知症は複数の病型が合併していることが多いですし，経過の途中で変化していくことが多いものです。

大事なのはレビーっぽさを感じたら薬の処方量に気をつけること，ピックっぽさを感じたら，安易にコリンエステラーゼ阻害薬を処方せず，行動・心理症状（BPSD）の治療を優先することです。

2 アルツハイマー型認知症の治療

1）基本的な治療の考え方

高齢者のアルツハイマー型認知症（ATD）は経過の最初から最後までATDであるとは限りません。病期が進むとレビー化したり，ピック化したりすることがあります。また病初期からレビー症状やピック症状が前面に出ていることも多くあります（図1）。

普通タイプのATDと区別して，本書ではこれをわかりやすく，怒りっぽいタイプのATD，レビー様タイプのATDとします。怒りっぽいタイプのATDは一般的にはフロンタルバリアントと呼ばれているものです。これらはいわゆる前頭側頭型認知症（FTD：ピック病），レビー小体型認

知症（DLB）ではなく，ATDの特徴を強く有していることが特徴です。また，レビーとピックの両方の症状を併せ持ったタイプもあります。本書ではこれをレビー・ピックタイプのATDとします。

本項ではタイプ別の治療を紹介しますが，ここでは図2をイメージして理解して下さい。

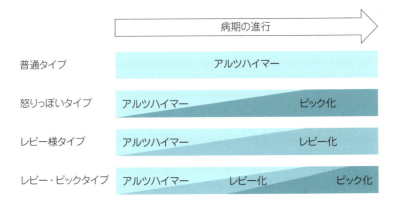

図1 ● アルツハイマー型認知症の4タイプ

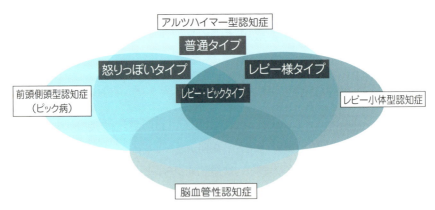

図2 ● アルツハイマー型認知症の4タイプと他の認知症との関係

2) アルツハイマー型認知症への治療薬の使い方（図3）

① タイプによる治療薬選択

a) 普通タイプの治療薬選択

普通タイプの場合，認知症治療薬（コリンエステラーゼ阻害薬）3剤のどれを使ってもよいと思いますが，筆者はドネペジル（アリセプト®）かガランタミン（レミニール®）をお勧めします．リバスチグミン（イクセロン®・リバスタッチ®）は貼付薬であることが欠点です．

普通タイプの場合，若年性のアルツハイマー病や，65歳以上でも比較的若くて元気な患者さんは，規定量（常用量）での治療が可能です．

b) 怒りっぽいタイプの治療薬選択

怒りっぽいタイプのアルツハイマー型認知症（ATD）の場合，アリセプト®は思い切って少量で使うか，易怒性の少ないレミニール®やイクセロン®・リバスタッチ®を使います．ただしレミニール®といえども稀に興奮があるので注意が必要です．

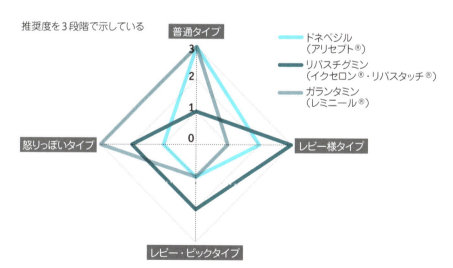

図3 ● アルツハイマー型認知症の治療薬（コリンエステラーゼ阻害薬）の選択：推奨レーダーチャート

c）レビー様タイプの治療薬選択

レビー様タイプのATDの場合，著効例が多いのはイクセロン®・リバスタッチ®です。レビー様で高齢者であれば，筆者はイクセロン®・リバスタッチ®を好んで使います。第二選択はアリセプト®です。

d）レビー・ピックタイプの治療薬選択

レビー・ピックタイプのATDも少量でないと怒りっぽくなるので投与量に注意します。効果の点ではイクセロン®・リバスタッチ®を推奨します。少量で効果を認めることがあります。

注意点は普通タイプのATD以外はコリンエステラーゼ阻害薬を規定量では使いにくいということです。怒りっぽいタイプやレビー・ピックタイプのATDは容易に興奮しますし，レビー様タイプの場合，レビー小体型認知症（DLB）ほどではありませんが副作用が出やすい（薬剤感受性が高いことがある）ので，コリンエステラーゼ阻害薬は加減をして使わないといけません。

②抑制系薬剤の選択

怒りっぽいタイプやレビー・ピックタイプの場合，ほとんどのケースで抑制系薬剤が必要になります。抑制系薬剤は抑肝散やチアプリド（グラマリール®），クエチアピン（セロクエル®）などの比較的弱い抗精神病薬〈ステージ1～3〉から使用しますが，それでもコントロールできない場合は，極少量のクロルプロマジン（ウインタミン®）〈ステージ4〉を使用します。抑制系の薬剤は必要最小限で使用します。

③シロスタゾールの併用

シロスタゾール（プレタール®）はどのタイプのATDにも有効です。軽症のみならず重症のATDでも効果が期待できます。ただしプレタール®の併用は，コリンエステラーゼ阻害薬が適量であることが前提条件です。コリンエステラーゼ阻害薬が過量投与のままではプレタール®の効果はまったく得られません。

怒りっぽいタイプのATDでコリンエステラーゼ阻害薬が使いにくい場合，筆者はコリンエステラーゼ阻害薬3剤の使用は諦めてプレタール

®単独で治療することもあります。プレタール®で認知機能の維持を期待しながら，最小限の抑制系薬剤（抗精神病薬）で興奮性の行動・心理症状（BPSD）をコントロールするという治療戦略です。

興奮性のBPSDがある場合，最初はプレタール®と抑制系薬剤で治療を開始し，BPSDが落ちついた後にコリンエステラーゼ阻害薬を少量から開始するのもよいと思います。

図4～7に認知症治療薬の使用症例を示します。

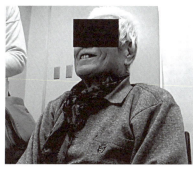

80歳男性，アルツハイマー型認知症（普通タイプ）。他医でアリセプト®5mgで治療。易怒，興奮あり。刃物を持って隣の家に行き，警察のお世話になった。当院受診時のHDS-Rスコアは9点。アリセプト®を2.5mgに減量し，グラマリール®25mg×2を併用。いらいらはなくなり明るく穏やかになった。その後アリセプト®を0.75mgにまで減量。グラマリール®は中止とした。
1年経過した後もHDS-Rスコアは10点前後で推移している。毎日笑顔が増えたとのこと。

図4 ▶ アリセプト®減量で易怒，興奮が改善した症例

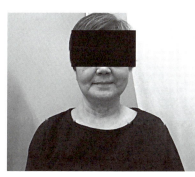

77歳女性，アルツハイマー型認知症（普通タイプ）。他医でアリセプト®10mgを処方され不穏，興奮とともに，ひどい被害妄想が出現した。
当院初診時のHDS-Rスコアは14点。アリセプト®を5mgに減量し，不穏，興奮だけでなく被害妄想も完全になくなる。
減量して2年後のHDS-Rスコアも14点とまったく悪化はない。穏やかである。

図5 ▶ アリセプト®10mgから5mgへ減量で興奮・妄想が改善した症例

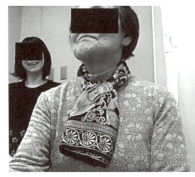

76歳女性，アルツハイマー型認知症（普通タイプ）。アリセプト®10mgで怒りっぽくなり，興奮し，夫に物を投げるようになった。アリセプト®を5mgに減らし，興奮は消失。HDS-Rスコアは12点から半年で16点に改善。
その後グラマリール®25mg×2を併用し，易怒性や興奮は完全になくなる。さらにプレタール®100mg×2の併用を開始。1年後も認知機能は悪化することなく，3年目の現在もHDS-Rスコアは16点で維持できている。最近は，何年もしていなかった料理もするようになったそうである。

図6 ▸ アリセプト®10mgから5mgへ減量で易怒性・興奮改善，グラマリール®とプレタール®併用での維持症例

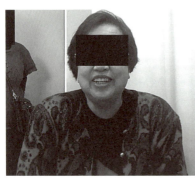

86歳女性，アルツハイマー型認知症（普通タイプ）。他医でアリセプト®5mgが処方され易怒性が悪化し，被害妄想が増えた。
当院初診時のHDS-Rスコアは21点。アリセプト®を2.5mgに減量し，グラマリール®25mg×2の併用で治療を開始。半年後のHDS-Rスコア22点。その後プレタール®50mg×2の併用を開始し，2年後にはHDS-Rスコア24点に改善した。
3年目の現在，相変わらずもの忘れは多く，軽い被害妄想もあるが，問題となるようなBPSDはない。非常に穏やかで笑顔が多く，健やかに過ごされている。

図7 ▸ アリセプト®5mgから2.5mgへ減量後，グラマリール®とプレタール®併用での改善症例

column

薬の減量で行動・心理症状が治療できる

　治療開始時には行動・心理症状（BPSD）が目立たなかった普通タイプのアルツハイマー型認知症（ATD）でも，1年，2年と経過するうちにBPSDが出現することがあります。

　コリンエステラーゼ阻害薬の副作用でBPSDの陽性症状が出現した場合，減量するだけで改善します。また，元気がなくなった，無気力になったなどのBPSDの陰性症状がコリンエステラーゼ阻害薬の治療後に認められるようになった場合も，薬を減らすか止めることで改善することがあります。

　コリンエステラーゼ阻害薬が過剰である場合，投与量を減らしても認知機能はあまり悪くなりません。逆に良くなることが多いのです。

　大事なのは，今あるBPSDが副作用ではないかと疑うことと，安易に抗精神病薬を使わないことです。

　副作用がある場合の適宜減量は，薬剤製造元の添付文書の用法にも記述がみられます。また，平成28年6月1日付の厚生労働省の国民健康保険中央会への事務連絡「先発医薬品と効能効果に違いがある後発医薬品の取扱い等について」により，規定量以下の治療で支払い基金の査定を受けることはなくなりました。躊躇することなく少量投与（＝適量処方）を行いましょう。それが患者さんのためです。

　認知症を治すことはできません。しかし良くすることはできます。寿命を延ばすことはできなくても，介護負担を減らし，幸せな時間をできるだけ延ばすことはできます。

　認知症治療では「笑顔」を治療効果の指標にしましょう。患者さんと介護者の笑顔です。そのために患者に合った薬の適量処方が必要なのです。認知症治療薬を適切に使えば，認知機能は最大限に改善し，BPSDは最小限になります。

3　病型別の治療法

3) 普通タイプのアルツハイマー型認知症の治療

①認知症治療薬の使い方（図8）

a) ドネペジルは使いやすいが副作用に注意

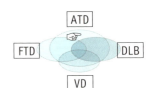

リバスチグミン（イクセロン®・リバスタッチ®）は貼付薬であり，ガランタミン（レミニール®）は1日2回服用の薬であることから，介護者がいない環境や，薬の管理ができない患者さんでは使用は難しいと思います。その点，最も使いやすいのはドネペジル（アリセプト®）です。1日1回服用すればよく，また半減期が長いので，週に1，2回飲み忘れても，大きな問題にはなりません。

前頭葉を賦活する効果が強力であるという特徴と，副作用が出やすいという欠点をよく理解して使えば，アリセプト®を用いた治療が最も良い方法だと思います。

「怒りっぽさがなければアリセプト®が一番」と考えるとよいでしょう。

高齢者であればアリセプト®2.5mgで有効なことも多く（図9），0.75mgでも治療できることがあります。規定量にとらわれるのではなく，副作用が出現しない量で治療することが大事です。

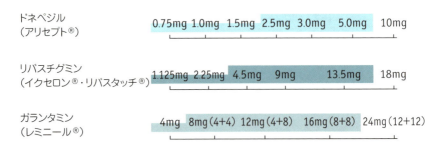

図8 ▶ 普通タイプのアルツハイマー型認知症への治療薬（コリンエステラーゼ阻害薬）の推奨使用量

推奨度を図の帯の幅で示す。幅の広いところが推奨，狭いところが使用可能な範囲。

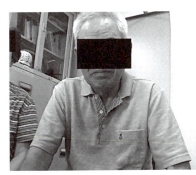

76歳男性，アルツハイマー型認知症（普通タイプ）。数年前から徐々に記憶力が悪くなり，やる気もなくなる。初診時のHDS-Rスコアは8点。
アリセプト®2.5mgで治療を開始し，半年でHDS-Rスコア11点に改善。やる気が出てきて，妻の手伝いなどもするようになった。
3年を経過した現在も，アリセプト®2.5mgで治療している。HDS-Rスコア12点前後で推移しており悪化はまったくない。目立ったBPSDはなく，穏やかに過ごされている。

図9 少量のアリセプト®で長期間認知機能を維持している症例

b) 長期の治療成績が良いガランタミン

もし1日2回の服薬管理ができるのであれば，長期の効果が期待できるガランタミン（レミニール®）を使うことをお勧めします。レミニール®の場合，治療開始直後には明らかな効果を認めなくても，1年，2年を経過して認知機能が改善する例があります（図10，11）。

c) 高齢者によいリバスチグミン

リバスチグミン（イクセロン®・リバスタッチ®）は若い患者さんよりも元気がない高齢の患者さんに使うのがよいと思います。理由は脚力を強くし，元気を出す，食欲を増すという作用など，日常生活動作（ADL）を改善する作用があるからです。

d) メマンチンは服用可能量で長期間継続がよい

メマンチン（メマリー®）は，うつ症状や無意欲などアパシーのある患者さんには活力を奪うことがあるので注意すべきですが，普通タイプのアルツハイマー型認知症（ATD）で比較的元気がある患者さんにはよい適応です。

e) シロスタゾールは単独でも有効

普通タイプのATDにシロスタゾール（プレタール®）は単独でも有効です。軽症でも重症でも効果があります。もし何らかの理由でコリンエステラーゼ阻害薬が使えない場合，筆者はATDをプレタール®だけで治療しています（図12）。認知機能の改善だけでなくADLの改善でも，プレタール®はコリンエステラーゼ阻害薬に劣らない効果があります。

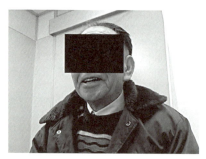
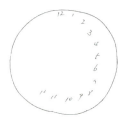

初診時の時計描画テスト

76歳男性，アルツハイマー型認知症（普通タイプ）。
もの忘れを主訴に来院。初診時のHDS-Rスコアは18点であった。レミニール®で治療を開始したところ，4カ月後のHDS-Rスコアは22点に改善。もの覚えがあまりにも良くなったので，家族に「お父さんは，どうなっているの？」と驚かれたそうである。
5年目の現在はもの忘れはほとんどない。時計描画は正常化し，HDS-Rスコアは27点にまで改善している。現在の処方は，レミニール®8mg×2，シンメトレル®50mg×1（朝）。

図10 レミニール®で認知機能が徐々に改善した症例①

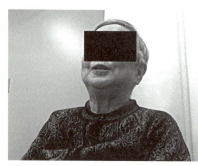

89歳女性，アルツハイマー型認知症（普通タイプ）。もの忘れと易怒性，重度の被害妄想あり。初診時のHDS-Rスコアは8点。易怒性があるためレミニール®4mg1錠から治療を開始し，様子をみながら徐々に増量した。4mg＋8mg（12mg）で維持。3年を経過した現在もHDS-Rスコアは11点であり悪化はない。もの忘れはあるが，目立ったBPSDはない。悲観的な言葉もたまにあるが，笑顔が目立ち，ふだんは陽気でお元気に過ごされている。

図11 レミニール®で認知機能が徐々に改善した症例②

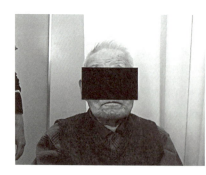

91歳男性，アルツハイマー型認知症（普通タイプ）。神経原線維変化型老年期認知症（SD-NFT）疑い。他医で処方されたアリセプト®5mgで不穏，興奮あり。不随意運動（ふるえ）も出現。
当院受診時のHDS-Rスコアは6点であった。アリセプト®を中止し，プレタール®50mg×2だけで治療する。アリセプト®中止後は不穏，興奮はなくなり，ふるえも消失。もの忘れは高度だが，元気で過ごされている。
1年後のHDS-Rスコアは7点であり，認知機能は維持できている。

図12 プレタール®だけで認知機能を維持できている症例

②抑制系薬剤の使い方

　普通タイプのATDはもの忘れ症状が主であり，比較的行動・心理症状（BPSD）が目立たないので，抑制系薬剤はあまり使わずに済むことが多いと思います。もしコリンエステラーゼ阻害薬の開始後に易怒性や興奮が出現した場合には，当然ながら処方量を減量すれば改善します。

　一番よくないのはコリンエステラーゼ阻害薬を減量しないまま，BPSDの陽性症状を抗精神病薬で抑え込もうとすることです。

　普通タイプの場合，易怒性などのBPSDの陽性症状には主に抑肝散かチアプリド（グラマリール®）〈ステージ1，2〉，またはクエチアピン（セロクエル®）〈ステージ3〉を少量使って治療するのがよいと思います。

> **普通タイプのATDへの治療薬使用のポイント**
> 1. コリンエステラーゼ阻害薬は3剤どれを使ってもよい
> 2. 使いやすいのはアリセプト®だが，副作用に注意
> 3. 長期の治療成績はレミニール®が一番良い
> 4. イクセロン®・リバスタッチ®はADLを上げ，高齢者に向く
> 5. 効いたと思ったら増やさない。足りないと思ったら増やす。多すぎると思ったら必ず減量する
> 6. メマリー®は服用可能な量で長期間継続する
> 7. プレタール®が有効
> 8. 易怒性には抑肝散かグラマリール®，あるいはセロクエル®を少量使う

4）レビー様タイプのアルツハイマー型認知症の治療

①認知症治療薬の使い方（図13）

　レビー様タイプのアルツハイマー型認知症（ATD）は，典型的なレビー所見はなく，アルツハイマー型の症状が主であるため，ATDと診断されます。

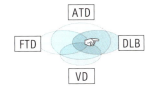

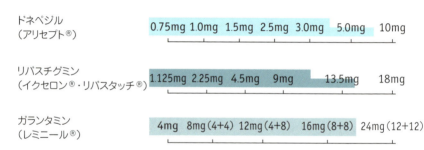

図13 レビー様タイプのアルツハイマー型認知症への治療薬（コリンエステラーゼ阻害薬）の推奨使用量

推奨度を図の帯の幅で示す。幅の広いところが推奨，狭いところが使用可能な範囲．

　純粋なレビー小体型認知症（DLB）と異なり，幻視もパーキンソン症状も明らかではありませんが，見るからに弱々しく，歩行もゆっくりです．表情に乏しいのも特徴です．DLBほどではないですが，高齢者では体幹斜傾も認められます．意欲がなく，活気もないのが特徴で，アパシーを認めることもあります．

　完全にレビー化すればDLBと診断できるのですが，レビーの症状はないのでDLBとも診断できません．DLBの診断の決め手になる心筋シンチグラフィを行えば，明らかな症状はなくても最初からDLBと診断できるケースもあると思われます．

　このようなレビー手前のATDの患者さんを，筆者は「隠れレビー」とも呼んだりしていますが，このレビー様タイプのATDは実はかなり多いのです．

a）レビー様タイプは薬の副作用に注意

　レビー様タイプのATDで大事なのは，コリンエステラーゼ阻害薬の副作用により，認知機能や全身状態を悪化させてしまうことがある点です．DLBほどではありませんが，このレビー様タイプのATDも薬剤感受性が高いことがあるのです．当然ながら，薬剤の投与量には慎重でなければなりません．

b）コリンエステラーゼ阻害薬，少量のリバスチグミンの著効もあり

　一方で，コリンエステラーゼ阻害薬が著効することがあるのも，このレ

ビー様タイプのATDの特徴であり，特にリバスチグミン（イクセロン®・リバスタッチ®）では驚くような変化をみせることがあります。レビー様タイプのATDはDLBよりも進行が遅いことが多く，適量のコリンエステラーゼ阻害薬で治療すると長期間良い状態を維持できることがあるのです。ドネペジル（アリセプト®）やイクセロン®・リバスタッチ®であれば少量で開始し，規定量以下で維持したほうが良いようです。

ガランタミン（レミニール®）はコリン作用が弱いことが幸いし，副作用の点では安全ですが，傾眠やアパシーの悪化が起こりやすいので注意しなければなりません。レミニール®での長期治療例を示します（図14）。

c) コリンエステラーゼ阻害薬を減量することで良くなることがある

もし既にコリンエステラーゼ阻害薬を規定量で治療していて，元気がない，食事が摂れない，歩けないなどの身体症状がある場合，コリンエステラーゼ阻害薬の投与量を半分に減らしてみて下さい。それだけで良くなる可能性があります（図15）。

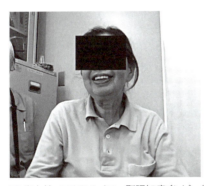
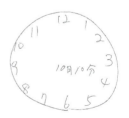

初診時の時計描画テスト

77歳女性，アルツハイマー型認知症（レビー様タイプ）。
初診時のHDS-Rスコアが3点の重症の認知症。弱々しく，歩行はゆっくり。幻視や寝言，妄想はない。パーキンソン症状もなく，臨床的にはアルツハイマーの症状のみである。レビー様タイプのアルツハイマー型認知症と診断し，レミニール®で治療を開始。1年後のHDS-Rスコアは7点で，2年後のHDS-Rスコアは9点にまで改善。現在4年目だが，もの忘れは強いもののBPSDはなく，笑顔に包まれ，ご夫婦で幸せに暮らせている。現在の処方はレミニール®8mg×2のみである。

図14 ▶ レミニール®で長期間治療できている症例

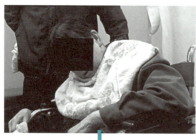

77歳女性，アルツハイマー型認知症（レビー様タイプ）。
3年前から他医にてアリセプト®で治療開始。1年前から徐々に歩けなくなり，2カ月前に5mgから10mgに増量されたところ，立つこともできなくなり，食事も摂れなくなった。当院受診時はもうろうとした状態で，会話も不能。アリセプト®を5mgに減量した。

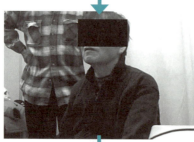

1カ月後の2回目の受診。頭がはっきりしてきて，食事および簡単な会話も可能になった。さらにアリセプト®を2.5mgにまで減量する。

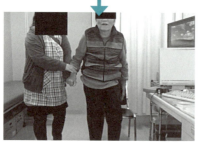

2カ月後，1人で歩けるようになり，会話も可能になった。食欲も出てきて1人で食事ができるようになり，笑顔もみられるようになった。

図15 ▶ アリセプト®過量投与で食事が摂れなくなった症例

d) メマンチンは副作用に注意

メマンチン（メマリー®）はこのレビー様タイプのATDには非常に使いにくく，活力を奪ったり，めまいやふらつきなどの副作用を強く認めることがあります。

e) シロスタゾールがよく効く

シロスタゾール（プレタール®）はレビー様タイプのATDには良い適応です。併用でも単独でも治療できます（図16）。適量のコリンエステラーゼ阻害薬とプレタール®との組み合わせで長期の効果が期待できます。

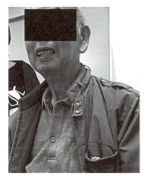

76歳男性，アルツハイマー型認知症（レビー様タイプ）。
もの忘れとアパシーで来院。ペースメーカ埋め込みで他医に入院した際にせん妄が出現し，オランザピン（ジプレキサ®）が処方され歩けなくなったことがあるとのこと。
来院時のHDS-Rスコアは19点。幻視，寝言，妄想はない。パーキンソン症状はないが，歩行はゆっくりで動作は緩慢である。臨床症状はアルツハイマー型認知症。
レビー様タイプのアルツハイマー型認知症と診断し，プレタール®単独で治療を開始した。半年後のHDS-Rスコアは22点。1年後のHDS-Rスコアは25点に改善。アパシーも改善している。現在2年目だが，もの忘れはあるものの穏やかに生活できている。明らかなBPSDはない。

図16 プレタール®だけで認知機能を維持できている症例

②抑制系薬剤の使い方

レビー様タイプのATDの場合，興奮や妄想などの行動・心理症状（BPSD）の陽性症状がある場合は〈ステージ1～3〉の抑肝散，チアプリド（グラマリール®），クエチアピン（セロクエル®）などを少量使うとよいようです。

不眠がある場合にはベンゾジアゼピン系の薬剤よりも眠前に抑肝散1包や，セロクエル®を少量（12.5mgまたは25mg）使うとよいと思います。ベンゾジアゼピン系の薬剤でせん妄が起こりやすいのもこのタイプです。

レビー様タイプのATDへの治療薬使用のポイント

1. 特に薬の副作用に注意
2. コリンエステラーゼ阻害薬が著効することがある
3. 少量のイクセロン®・リバスタッチ®が著効することが多い
4. コリンエステラーゼ阻害薬を減量することで良くなることがある
5. メマリー®の使用には注意が必要
6. プレタール®がよく効く
7. 抑制系薬剤は抑肝散，グラマリール®，セロクエル®を少量使う

5）怒りっぽいタイプのアルツハイマー型認知症の治療

①認知症治療薬の使い方（図17）

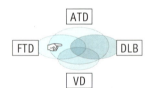

高齢者のアルツハイマー型認知症（ATD）では，初期からもの忘れ症状よりも易怒性や興奮，暴言・暴力などの行動・心理症状（BPSD），前頭葉症状が前面に出ていることが少なくありません。前頭側頭型認知症（FTD）のピック病ではありませんが，怒りっぽくて，わがままで，症状はピック的です。これが本書で言う怒りっぽいタイプのATDです。このタイプのATDにコリンエステラーゼ阻害薬を使う場合には，BPSDが悪化しないように，細心の注意が必要です。

a）怒りっぽいタイプの第一選択はガランタミン，第二選択はリバスチグミン

怒りっぽくならないということで一番安心なのはガランタミン（レミニール®）であり，ついでリバスチグミン（イクセロン®・リバスタッチ®）です。易怒性や興奮を悪化させることがあるのでドネペジル（アリセプト®）は非常に使いにくいのですが，もし使う場合には少量から開始します。

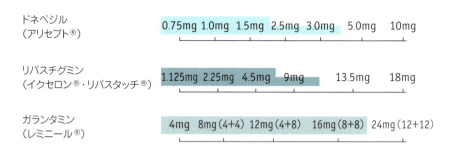

図17 怒りっぽいタイプのアルツハイマー型認知症への治療薬（コリンエステラーゼ阻害薬）の推奨使用量
推奨度を図の帯の幅で示す。幅の広いところが推奨，狭いところが使用可能な範囲。

b) 適量のメマンチンの併用も有効

怒りっぽい患者さんにはメマンチン（メマリー®）も有効です。ただし，たまに開始量の5mgでも易怒性や興奮が悪化することがあるので注意が必要です。

c) シロスタゾールの先行使用もあり

ATDの患者が怒りっぽい場合，シロスタゾール（プレタール®）で治療を開始するのも1つの手です。プレタール®には易怒性や興奮といった副作用がないからです。

d) コリンエステラーゼ阻害薬は少量で

怒りっぽいタイプのATDで大事なのは，コリンエステラーゼ阻害薬は思い切って少量で使うことです。そして薬によるBPSDの出現を避け，抗精神病薬は必要最小限で使うことです。そうすれば2年，3年と長期間認知機能を維持することができます。

②抑制系薬剤の使い方

コリンエステラーゼ阻害薬を少量で使うと，抑制系薬剤を使わなくても易怒性や妄想などのBPSDの陽性症状が治まることがあります。特にイクセロン®・リバスタッチ®では妄想が改善することがあります。しかし多くの場合では，やはり抑制系薬剤が必要になります。

怒りっぽいタイプのATDの場合，抑肝散〈ステージ1〉だけではまったく不十分なことが多く，また抑肝散の効果を過信して漫然と1日3包で続けることもよくありません。まずチアプリド（グラマリール®）かクエチアピン（セロクエル®）〈ステージ2，3〉を使いますが，抑肝散とセロクエル®には抗不安作用もあるので，抑肝散とグラマリール®，または抑肝散とセロクエル®との併用を試みてもよいと思います。それでも不十分な場合にはクロルプロマジン（ウインタミン®）の極少量治療を考慮します〈ステージ4〉。

また暴言・暴力などのBPSDがある場合にはバルプロ酸（デパケン®）も有効です。眠くなるのが欠点ですが，100～300mgまでを目安に抑制系薬剤との併用で治療します。

図18～22に怒りっぽいタイプのATDの治療例を示しました。

> **怒りっぽいタイプのATDへの治療薬使用のポイント**
> 1. 第一選択はレミニール®。第二選択はイクセロン®・リバスタッチ®
> 2. メマリー®の併用も有効だが,適量での使用が必要
> 3. プレタール®を先行させるのも良い方法
> 4. コリンエステラーゼ阻害薬は思い切って少量で使う
> 5. 抑制系薬剤は抑肝散,グラマリール®,セロクエル®を使うが,それでも不十分な場合にはウインタミン®を極少量使う
> 6. 暴言・暴力にデパケン®も効果的

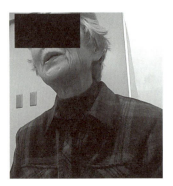

73歳女性,アルツハイマー型認知症(怒りっぽいタイプ)。もの忘れのほかに易怒,易刺激性と高度の被害妄想あり。初診時のHDS-Rスコアは14点。まずアリセプト®0.75mg単独で治療開始。すると易怒性も妄想もなくなり,穏やかになる。
4年経過した後もアリセプト®は0.75mgのままである。認知機能の悪化はまったくなく,5年目のHDS-Rスコア15点。笑顔が絶えず,穏やかである。

図18 アリセプト®極少量で長期の治療ができている症例

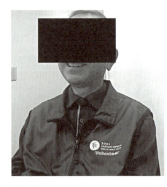

71歳男性,アルツハイマー型認知症(怒りっぽいタイプ)。もの忘れで来院。強いいらいら感,易怒性あり。レミニール®4mg×2と抑肝散2包で治療を開始。その後メマリー®とプレタール®を追加。もの忘れは改善し,易怒性はなくなる。3年後のHDS-Rスコアは26点と,治療前の21点から5点改善している。4年目の現在の処方はレミニール®8mg×2,抑肝散2包,メマリー®15mg,プレタール®100mg×2である。

図19 レミニール®,メマリー®,プレタール®併用で治療した症例

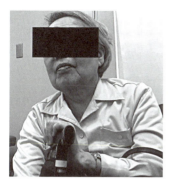

88歳女性，アルツハイマー型認知症（怒りっぽいタイプ）。3年前に他医でアリセプト®3mgを処方されたところ，興奮が出現。攻撃的になり，治療を中止している。当院初診時のHDS-Rスコアは14点。易怒性，易興奮あり。プレタール®とグラマリール®で治療を開始したが，プレタール®の副作用である頻脈があり，25mg×2に減量している。
1年後のHDS-Rスコアは15点と悪化なし。その後，アリセプト®0.75mgの併用を開始した。もの忘れは多いが，2年目の現在も易怒性はなく，穏やかに過ごされている。HDS-Rスコアも15点前後で推移しており悪化はしていない。
現在の処方は，アリセプト®1mg，プレタール®25mg×2，グラマリール®25mg×2である。

図20 ▶ 少量のアリセプト®とプレタール®で効果を認めた症例①

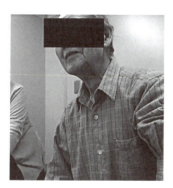

85歳男性，アルツハイマー型認知症（怒りっぽいタイプ）。もの忘れで来院。HDS-Rスコアは14点。アルツハイマー型認知症と診断。プレタール®単独で治療開始。1年後，HDS-Rスコアは15点で変化なし。リバスタッチ®4.5mgを開始したところ易怒性，暴力が出現。言い争いが増えたため，レミニール®に変更。半年後にはHDS-Rスコアが23点にまで改善したが消化器症状のため継続できず，アリセプト®1mgに変更した。しかし再び易怒性，興奮が出現したため，アリセプト®0.5mgにまで減量し，どうにか落ちついた。2年後のHDS-Rスコアは21点と改善を維持している。現在の処方はアリセプト®0.5mg細粒，プレタール®100mg×2，抑肝散1包（昼）である。

図21 ▶ 少量のアリセプト®とプレタール®で効果を認めた症例②

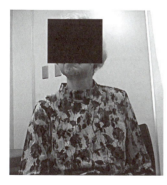

83歳女性，アルツハイマー型認知症（怒りっぽいタイプ）。もの忘れで来院。脱抑制症状と興奮があり，HDS-Rスコア26点。怒りっぽいタイプのアルツハイマー型認知症と診断し，プレタール®で治療を開始。1年後も変化なく推移していたが（HDS-Rスコア25点），入院を契機に認知症が一気に悪化。妄想，易怒性がひどくなり，HDS-Rスコアも15点に低下した。
3年目の現在は，プレタール®100mg×2，レミニール®4mg×2，グラマリール®25mg×2で治療している。もの忘れはあるものの目立ったBPSDはなく，非常に穏やかに生活できている。

図22 ▶ プレタール®と少量のレミニール®で効果を認めた症例

6) レビー・ピックタイプのアルツハイマー型認知症の治療

① 認知症治療薬の使い方（図23）

a) 薬剤過敏性がある可能性を考慮

レビー・ピックタイプのアルツハイマー型認知症（ATD）はレビー小体型認知症（DLB）のように弱々しく，薬剤過敏性がありながら，ピックのような興奮や不穏，時に暴言，暴力があるのが特徴です。

レビー・ピックタイプのATDと，DLBのピック化は実際には区別できないことが多く，特に高齢者で認知症の病期が進んでいる場合には，両者は同じものと考えたほうがよさそうです。高齢者施設や療養型病棟で最も多く見る認知症がこのタイプです。

レビー・ピックタイプのATDの治療は，薬剤過敏性がある可能性を考慮しながら，怒りっぽいタイプと同じ治療を行います。

介護が困難になるような易怒性や興奮があるのであれば無理にコリンエステラーゼ阻害薬を使わずに，行動・心理症状（BPSD）の治療を優先させます。コリンエステラーゼ阻害薬を使うのだけが認知症治療ではありません。患者を穏やかにし，介護をしやすくするのも認知症の治療です。

b) 第一選択はガランタミン。リバスチグミンは少量で著効例も

レビー・ピックタイプも怒りっぽくならない，興奮しにくいということ

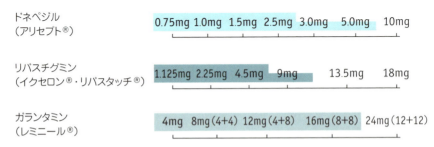

図23 ▶ レビー・ピックタイプのアルツハイマー型認知症への治療薬（コリンエステラーゼ阻害薬）の推奨使用量

推奨度を図の帯の幅で示す。幅の広いところが推奨，狭いところが使用可能な範囲。

で一番安心なのはガランタミン(レミニール®)ですが，効果の点でお勧めするのはリバスチグミン(イクセロン®・リバスタッチ®)です．少量のイクセロン®・リバスタッチ®が著効することが多く，イクセロン®・リバスタッチ®2.25mgという量でも著効し，覚醒して家族が驚くことがあります．

ドネペジル(アリセプト®)なら開始量0.75mgか1.0mgで，レミニール®でも開始量の4mg×2で元気が出て，日常生活動作(ADL)の改善を認めることがあります．もちろんピック化しているので，この量でも興奮することがあります．

c) ドネペジルは極少量で

レビーとピックの性格を併せ持つこのタイプにアリセプト®は非常に使いにくいのですが，コスト面で有利，かつ1日1回の内服でよいため，筆者は0.75mgから開始し，多くは1.5mg以下，最大でも2.5mgで維持するようにしています．過量になると間違いなく興奮するか，興奮，錯乱を通り越して覚醒レベルを下げます．また数カ月して食事が摂れなくなり，歩けなくなります．これはイクセロン®・リバスタッチ®でも同じです．

薬の過量投与による興奮を，間違ってもリスペリドン(リスパダール®)やハロペリドール(セレネース®)などといった抗精神病薬で鎮静してはなりません．レビー・ピックタイプで高齢の患者さんはあっという間に寝たきりになり，肺炎に罹ります．本書で推奨する〈ステージ1～4〉以外の抗精神病薬は，専門医ならではの微妙な使いこなしが必要です．

ピック症状にメマンチン(メマリー®)が使われることも多いと思いますが，もしこのタイプに使うのであれば，5mgで開始してゆっくりと増量し，無理のない量で服用してもらうのがよいと思います．

d) シロスタゾールもある程度有効

レビー・ピックタイプのATDにもシロスタゾール(プレタール®)はある程度有効です．しかし高齢者のレビー・ピックタイプは既に病期(脳の変性)が進行しているケースが多く，同じ高齢者でもレビー様タイプほどの効果はありません．しかし著効例は少ないものの，認知機能や覚醒度をある程度改善できることもあるので，プレタール®を使用する意義はあると思います(図24)．

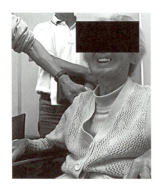
97歳女性，アルツハイマー型認知症（レビー・ピックタイプ）。以前よりもの忘れあり。初診時のHDS-Rスコアは0点（検査不能）。疎通性が悪く，易怒性，易興奮あり。歩行障害はあるが，パーキンソン症状はなかった。臨床症状はアルツハイマー型認知症であり，レビー・ピックタイプと診断。
リバスタッチ®2.25mgを処方したところ，直後より不穏，興奮，暴力的行為が出現した。リバスタッチ®を1.125mgに減量したところ，疎通性が良くなり，介護も楽になる。
1年後の現在も悪化なし。現在の処方はリバスタッチ®1.125mg，抑肝散1包（夕），プレタール®35mg×2。プレタール®は50mgで頻脈があり，細粒で35mg×2に減量して継続している。最近は笑顔がみられるようになった。

図24 リバスタッチ®1.125mgと少量のプレタール®の併用で治療した症例

②抑制系薬剤の使い方

　抑制系薬剤はまず〈ステージ1～3〉，すなわち抑肝散，チアプリド（グラマリール®），クエチアピン（セロクエル®）までを考慮します。純粋なピック病ではグラマリール®は効果がありませんが，ATDがベースである場合にはグラマリール®でも有効なことがあります。

　まずBPSDの陽性症状をコントロールすることを目的に，〈ステージ1, 2〉（抑肝散，グラマリール®）で効果がない場合は〈ステージ3〉（セロクエル®）を試みます。それでもコントロールが難しい場合には〈ステージ4〉（ウインタミン®細粒）を試みますが，大事なことは極少量を使うことです。ウインタミン®細粒4mgと6mgではまったく効果が異なりますので，かなり細かなさじ加減が必要です。どの薬剤を使う場合でも過鎮静には十分に注意しなければなりません。

> **レビー・ピックタイプのATDへの治療薬使用のポイント**
> 1. 第一選択はレミニール®
> 2. イクセロン®・リバスタッチ®は少量で著効することがある
> 3. アリセプト®は極少量で治療する
> 4. プレタール®の効果も期待できる
> 5. 抑制系薬剤は必要最小限で使用する。過鎮静に注意

3 脳血管性認知症の治療

1）基本的な治療の考え方

Ⅰ章「臨床かんたん診断」でも述べましたが，筆者はアルツハイマー型認知症（ATD）と脳血管性認知症（VD）を厳密に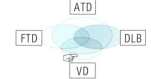
区別しなくてよいと考えています．その理由は，両者は合併例が多く実際には鑑別が困難なこと，また治療方法に大きな差がないからです（図25）．

高齢者のVDでは，ATDほどではありませんが脳内のアセチルコリン（Ach）が低下しているので，この低下したAchを治療薬（コリンエステラーゼ阻害薬）で少しだけ補充するのです．

ここで注意すべきは，純粋なVDであればあるほど，コリンエステラーゼ阻害薬は少ししか効かないという治療感覚です．VDはAchが大きく低下しているATDとは異なるので，「60点でよしとする」という考えで治療するとうまくいきます．100点を狙うと過量投与で失敗します．

VDにコリンエステラーゼ阻害薬を使う意味は，記憶力を良くするというよりも，前頭葉を賦活して脳を少し活動的にしているだけなのかもしれません．しかし脳を少し賦活させるだけで記憶力が良くなったようになり，日常生活動作（ADL）も改善します．

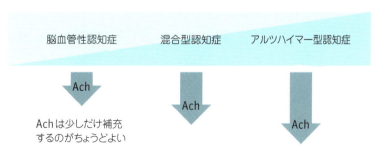

図25 ● 脳血管性認知症の治療の考え方
Ach：アセチルコリン

2) 脳血管性認知症への治療薬の使い方（図26）

①ガラ ンタミンが第一選択

　脳血管性認知症（VD）の第一選択はガランタミン（レミニール®）です。VDの患者さんはアセチルコリン（Ach）はあまり低下していないことが多く，また高齢であればあるほどドパミンやセロトニンなどのほかの神経伝達物質も低下しています。VDに症候性のパーキンソニズムやうつ症状が多いのもそのためです。レミニール®はAchの作用は弱いのですが，ほかの神経伝達物質も増やす作用（APL作用）があるので好都合なのです。レミニール®の治療例を図27，28に示します。

　VDでも覚醒が悪い場合，ぼんやりしている場合にはリバスチグミン（イクセロン®・リバスタッチ®）のほうが，より効果があります。

②60点の治療効果をめざす

　VDはアルツハイマー型認知症（ATD）やレビー小体型認知症（DLB）と異なり，コリンエステラーゼ阻害薬にまったくレスポンスがないことも多く，イクセロン®・リバスタッチ®18mgやドネペジル（アリセプト®）10mgを使用してもビクともしないことがあります。このような場合には規定の最大量で治療してもよいのですが，少し元気になっても，その後数カ月を経過して認知機能が急激に悪化することがあるので注意が必要です。

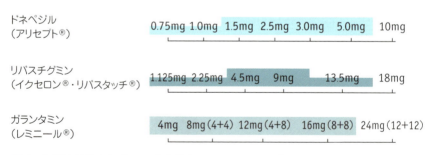

図26 脳血管性認知症への治療薬（コリンエステラーゼ阻害薬）の推奨使用量
推奨度を図の帯の幅で示す。幅の広いところが推奨，狭いところが使用可能な範囲。

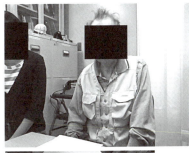

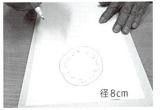

径8cm

図27 少量のレミニール®で効果を認めた症例①

82歳男性,脳血管性認知症。
以前からもの忘れはあったが,ここ2カ月で急にひどくなった。病識あり。易怒性なし。人格は正常。以前から歩行障害あり,手押し車でどうにか歩くが,動作緩慢で呂律も悪い。最近,失禁がみられるようになったとのこと。
初診時のHDS-Rスコアは19点。指模倣は正常。時計描画もほぼ正常。脳血管性認知症と診断し,レミニール®4mg×1で治療開始。治療開始後しばらくは変化がなかったが,徐々にもの忘れが減り,自分でトイレに行けるようになった。失禁はなくなる。その後レミニール®4mg×2に増量。6カ月後のHDS-Rスコアは21点に改善していた。

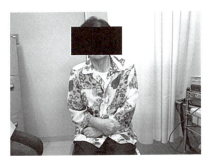

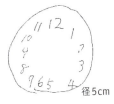

径5cm
初診時の時計描画テスト

図28 少量のレミニール®で効果を認めた症例②

87歳女性,脳血管性認知症。
以前からもの忘れはあったが,1カ月前より急に様子がおかしくなり,電気を消し忘れ,水道の水を出しっぱなしにするようになった。トイレも流さない。服は脱ぎっぱなし,鍵を掛けられないという。表情は暗く,笑わなくなったとのこと。意欲がなく,家に閉じこもり気味になった。動作はやや緩慢。パーキンソン症状はない。
当院初診時のHDS-Rスコアは20点(遅延再生4点)。指模倣はどうにか可能。時計描画はほぼ正常。脳血管性認知症と診断し,レミニール®4mg×2を処方する。独居だが,薬は別居の家族が朝夕服用させるようにした。
2カ月後,HDS-Rスコアは24点(同4点)に改善。6カ月後のHDS-Rスコアも23点(同4点)であった。電気の消し忘れや,水の出しっぱなしという症状はなくなり,日常生活で困ることは少なくなった。表情も明るく,よく笑うようになり,元のおばあさんに戻ったそうである。3年後の現在も独居。レミニール®は4mg×2で継続している。

またVDであっても易怒性や興奮，パーキンソニズムなどの副作用が認められることは少なくないので，効果に乏しいからといってコリンエステラーゼ阻害薬を最大量で治療していると患者さんの状態を悪化させてしまうことがあります。

1日2回の服薬管理ができない場合，レミニール®を1日1回で処方することもあります。また1日1回服用すればよいアリセプト®を適量で処方することもあります。

③シロスタゾールも効果あり

認知機能の改善ということであればコリンエステラーゼ阻害薬を使うのではなく，シロスタゾール（プレタール®）でVDを治療するのが良い方法です。筆者の経験ではVDにはレミニール®とプレタール®の組み合わせが最も親和性が高く，適量のレミニール®とプレタール®とを併用すれば3年，4年といった長期の認知機能の維持効果が期待できます。

VDに対するプレタール®の単独治療の効果は，DLBやATDに比べると劣りますが，ときどき驚くような効果を認める症例に遭遇することがあります。ATDとの差異は1年以上の長期の効果が劣る点ですが，50mg×2を100mg×2に増量することで，一度低下した認知機能が再びアップすることがあります。抗血小板薬であるプレタール®は脳梗塞の再発予防に使用する薬なので，認知機能も回復すればまさに一石二鳥ということになります。

VDにプレタール®を使う場合，100mg×2で使用するほうが50mg×2で治療するよりも明らかに効果的であり，ATDよりも用量依存的です。

ただし，若年者で何度も脳梗塞を繰り返すような症例，85歳以上の高齢者で複数回の脳梗塞を繰り返しているような症例では，なかなかプレタール®の効果が得られません。理由は不明ですが前述（196頁）の通り，動脈硬化が強すぎるとプレタール®の効果が十分に得られないのかもしれません。

プレタール®の治療例を**図29～32**に示しました。

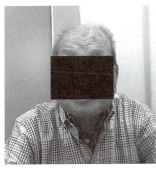

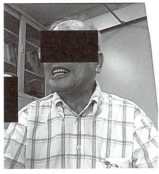

79歳男性，脳血管性認知症。
1年前からもの忘れがひどくなる。最近は尿便の失禁がみられるようになったとのこと。初診時のHDS-Rスコアは9点（遅延再生2点）。感情に乏しく，あまりしゃべらない。病識あり。動作は緩慢。呂律障害があり，パーキンソン症状，幻視，妄想，寝言はない。時計描画はほぼ正常。脳血管性認知症と診断し，プレタール®50mg×2を処方する。
1カ月後，奥さんの話では「尿便の失禁がなくなりました」「話しかけるとすぐ反応が返ってくるようになりました」とのこと。HDS-Rスコアも19点（同4点）と10点改善しており，本人は「頭がなんだか，開いた感じです」と言う。
その半年後には23点（同5点）に改善。
1年後，HDS-Rスコア18点（同4点）とやや落ちたため，プレタール®を100mg×2に増量した。すると1年半後には再びHDS-Rスコアは23点（同6点）に改善した。
4年目の現在もプレタール®だけで治療している。BPSDなし。困るような生活障害はない。

図29 プレタール®だけで治療できた症例①

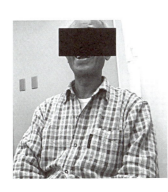

76歳男性，脳血管性認知症。
もの忘れ症状を主訴に来院。記銘力は悪く，意欲に乏しいが，易怒性はなく，問題となるようなBPSDは認めない。ある程度の病識あり。指模倣は正常。時計描画も正常。MRIでは大脳白質にラクナ梗塞を多数認めた。HDS-Rスコアは21点。脳血管性認知症と診断し，プレタール®50mg×2を処方した。
2カ月後にはHDS-Rスコアは27点に改善。2年を経過した現在もプレタール®50mg×2だけでHDS-Rスコア24点を維持している。
以前は家の中にいるばかりで何もしようとしなかったそうだが，最近は明るくなり，妻の手伝いなどを積極的に行うようになったそうである。「注意力が出てきました」とのこと。

図30 プレタール®だけで治療できた症例②

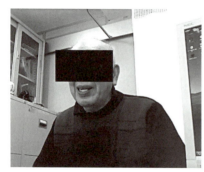

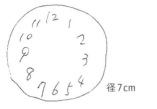

径7cm

74歳男性，脳血管性認知症。
最近もの忘れが多いとのことで来院。動作はやや緩慢，軽い呂律障害あり。易怒性，妄想，パーキンソン症状なし。
初診時のHDS-Rスコアは16点（遅延再生6点）。指模倣，時計描画は正常。脳血管性認知症と診断し，プレタール®50mg×2で治療を開始した。
6カ月後のHDS-Rスコアは15点（同3点）とほぼ横ばい。1年後のHDS-Rスコアは18点（同3点）と若干改善。レミニール®4mg×2の併用を開始し，1年半後にはHDS-Rスコア20点（同5点）に改善。
その後プレタール®を100mg×2に増量したところ，2年半後にはHDS-R21点（同6点）に改善する。
日常生活で特に困ることはないそうである。以後の処方はレミニール®8mg×2，プレタール®100mg×2である。

図31 プレタール®とレミニール®の併用が有効であった症例

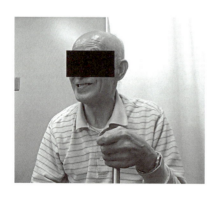

73歳男性，脳血管性認知症。
1年前からのもの忘れを主訴に来院。易怒性，興奮なし。幻視などもなし。
初診時のHDS-Rスコアは19点。プレタール®50mg×2で頭痛が現れたため中止し，リバスタッチ®4.5mgで治療する。1年後にはHDS-Rスコアは24点に改善したが，その半年後には15点に悪化したためプレタール®を25mg×2で再開。半年後に50mg×2に増量するが，頭痛はなし。
治療3年目のHDS-Rスコアは23点で維持できている。処方は，リバスタッチ®9mg，プレタール®50mg×2。

図32 少量のリバスタッチ®とプレタール®の併用が有効であった症例

3) 脳血管性認知症への抑制系薬剤の使い方

①チアプリドと抑肝散が効果的

　脳血管性認知症（VD）の興奮系の行動・心理症状（BPSD）に効果的なのはチアプリド（グラマリール®）〈ステージ2〉と抑肝散〈ステージ1〉です。特にグラマリール®は不穏，興奮に効果があり，25mg×2から50mg×2の間の量で効果を認めます。

　抑肝散は，不安がある場合，焦燥が強い場合，いらいら感がある場合にはある程度有効ですが，不穏や興奮を鎮静させるまでの効果はありません。

　グラマリール®は50mg×3（1日150mg）まで使用可能ですが，副作用を考えると150mgは一時的な使用にとどめたほうがよいと思います。グラマリール®と抑肝散の併用は効果的で，両者を併用すればたいがいのVDの興奮は治療できます。

　グラマリール®での鎮静が不十分な場合はクエチアピン（セロクエル®）〈ステージ3〉を12.5mg×2（1日量25mg）から使用します。クロルプロマジン（ウインタミン®・コントミン®）〈ステージ4〉が必要になることはめったにありませんが，どうしても必要であれば4mg，6mgといった極少量から使用します。また一時的な不穏であれば，リスペリドン（リスパダール®）を頓用で使用します。暴言・暴力的な行為があれば少量のバルプロ酸（デパケン®）が有効です。VDの場合，1日100〜300mg程度で使用します。

　メマンチン（メマリー®）もVDの興奮や不穏にある程度有効ですが，めまいやふらつきなどの副作用が多く，使用には注意が必要です。

②陰性症状にもコリンエステラーゼ阻害薬は有効

　VDの場合，臨床的に問題となるのは意欲の低下や，うつ症状などの陰性症状です。VDの陰性症状にもコリンエステラーゼ阻害薬は有効です。陰性症状に最も効果があるのはリバスチグミン（イクセロン®・リバスタッチ®）であり，意欲の低下などの陰性症状と不穏や興奮などの陽性症状を一緒に治療できます。ついで有効なのがドネペジル（アリセプト®）ですが，前頭葉賦活による易怒性の悪化に注意します。

③ うつ症状,意欲の低下にはニセルゴリン,アマンタジンも効果的

　コリンエステラーゼ阻害薬以外では,ニセルゴリン(サアミオン®)やアマンタジン(シンメトレル®)がVDの陰性症状にある程度効果的です。

　サアミオン®は意欲低下,うつ症状に有効です。シンメトレル®は意欲低下,うつ症状に加え自発性の低下にも有効です。ただしシンメトレル®は幻覚の副作用があるので注意が必要です。

> **VDへの治療薬使用のポイント**
> 1. 60点の治療効果をめざすのがコツ
> 2. レミニール®が第一選択
> 3. プレタール®も効果的
> 4. 抑制系薬剤はグラマリール®と抑肝散を使う
> 5. 陰性症状にもコリンエステラーゼ阻害薬は有効
> 6. うつ症状,意欲の低下にはサアミオン®,シンメトレル®も効果的

column 脳血流の低下が認知症を悪化させる

脳血管性認知症とは何か？

脳血管性認知症（VD）は脳梗塞の既往があることが条件ではありません。また脳梗塞の既往があるからといってVDであるとは限りません。アルツハイマー型認知症（ATD）とVDは明確に区別できるものではなく，両者の境界はないといってよいのです。つまり高齢者では両者は併存しているということです（図1）。

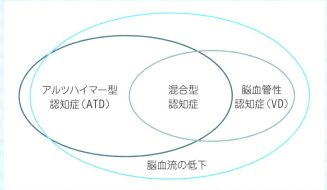

図1 ▶ 高齢者のアルツハイマー型認知症と脳血管性認知症の関係

VDは脳梗塞の存在が認知症の原因になっているケースと，脳血流の低下が認知症の原因になっているケースがあると考えたほうがよいと思います。VDの理解には，大きく分けて以下の2つのタイプがあると考えるとわかりやすいでしょう（図2）。

① 脳梗塞が認知症の原因となっているタイプ（脳梗塞タイプ）
② 脳血流の低下が認知症の原因となっているタイプ（脳循環障害タイプ）

①脳梗塞タイプ

　海馬や視床，脳幹，前脳基底部など，認知機能に関わる重要な部位に脳梗塞ができる（限局性病変）と，それだけで認知症になることがあるのですが，頻度は比較的稀です。

　また大脳に比較的大きな脳梗塞が生じても，それだけでは認知症にはなりません。大脳の場合，脳梗塞病変の容積が50mL程度までなら認知症になることは稀で，複数の脳梗塞があり病変の容積が100mL以上になると認知症になる可能性が高まります（多発性脳梗塞）。脳梗塞タイプは高次脳機能に直接関わる部位の障害により，記憶障害や意欲の低下などの症状が出現するタイプです。

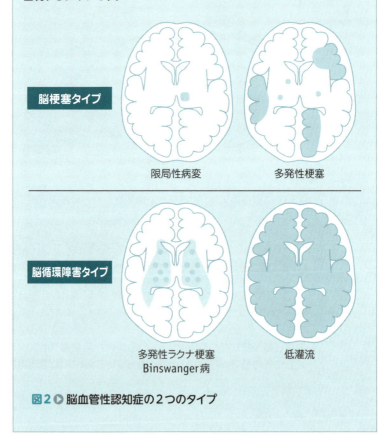

図2 ▶ 脳血管性認知症の2つのタイプ

②脳循環障害タイプ

多発性ラクナ梗塞やBinswanger病（進行性皮質下脳血管性脳症）による認知症は小血管性認知症と言われますが，脳血流の慢性的な低下が主要な原因となっています。また動脈硬化により脳全体の血流が低下すること（低灌流）も，認知症の原因になります。

高齢者のATDは，脳梗塞だけでなく脳血流の低下を合併していることが多く，ATDであっても急激に症状が悪化したり，階段状に進行することがあります。またVDであっても必ずしも階段状に増悪するとは限らず，緩徐に進行することもあります。

おおまかに言うと，半数以上の症例でATDをはじめとする認知症の悪化に，脳の循環低下（低灌流）が関与していると考えられます。

高齢者は高血圧がよい

筆者は高齢者の認知症は，かなりの割合でこの脳循環障害が関係しているのではないかと考えています。脳循環障害は大脳全体の萎縮にも関与しますし，脳幹などの意識の中枢の血流が低下すると，覚醒レベルも低下します。筆者は脳血流を確保することが高齢者の認知症の進行をくい止める1つの手段になるのではないかと思っています。

臨床的には85歳以上の高齢者では，VDに限らずATDでも血圧を高めに維持することが必要であり，高血圧症の治療目標も収縮期血圧140mmHgでもよしとすると考えています。実際筆者は収縮期血圧が120mmHg以下では認知症が悪化するケースを多く経験しています。

80歳以上の高齢者では漫然と降圧治療を行うのではなく，あえて降圧薬を止めることが認知症の予防あるいは治療になるのではないでしょうか。特に85歳以上の高齢者では脳循環を確保するために血圧を高めに誘導することが必要でしょう。高血圧症の治療が認知症予防になるのは壮年期から70歳代の高年期までに当てはまることだと思います。

4 レビー小体型認知症の治療

1) レビー小体型認知症の２つのタイプ

レビー小体型認知症（DLB）には２つのタイプがあります。

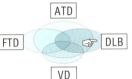

① 純粋型

発症年齢が40歳代と若く，脳の中にアルツハイマー病変がないのが特徴で，記憶障害よりも，幻視や妄想などの行動・心理症状（BPSD）やパーキンソン症状が初発症状として現れるのが特徴です。

② 通常型

高齢者に多いDLBで，脳の中にレビー病変だけでなくアルツハイマー型認知症（ATD）の病変があることが知られています。もの忘れなどの記憶障害が初発症状として多いのが特徴です。DLBの数は圧倒的に通常型が多く，我々が診るのはほとんどが通常型です。

2) レビー病としてのレビー小体型認知症とパーキンソン病（図33）

レビー小体型認知症（DLB）とパーキンソン病（PD）は同じレビー病です。

Ⅰ章「臨床かんたん診断」でも述べましたが，脳幹だけが侵されるのがPDであり，DLBは海馬や扁桃体などの大脳辺縁系を含め大脳皮質全体にレビー小体が認められます。

DLBの神経症状は大脳皮質だけでなく大脳辺縁系や脳幹の機能低下が関係していると考えられ，これが幻視やうつ症状，高度な場合には意識障害の原因となります。

PDと同じく，黒質など運動に関わる神経核もレビー小体で侵されるので，DLBではパーキンソニズムを認めることがあります。

アルツハイマー型認知症（ATD）とDLB，DLBの純粋型と通常型，そしてPD。これらの違いがわかりにくいと思いますので，筆者のイメージを紹介します（図34）。

3）アルツハイマー型認知症とレビー病

アルツハイマー型認知症（ATD）とレビー病は重なっており（疾患として併存しており），両者の特徴を持つのが通常型のレビー小体型認知症

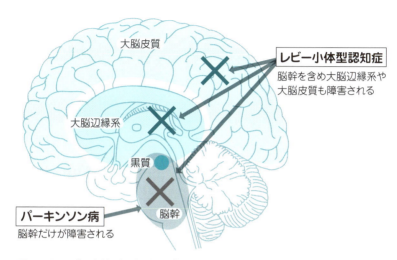

図33 レビー小体型認知症とパーキンソン病の違い

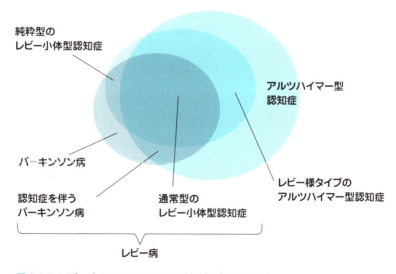

図34 レビー病とアルツハイマー型認知症との関係

(DLB), そしてATDの外側にあるのが純粋型のDLBです。また，病初期にはDLBの特徴を持たない認知症が，認知症を伴うパーキンソン病（PDD）という理解のしかたです。本書でいうレビー様（っぽい）タイプのATDは，DLBの辺縁（境界部分）にあると考えます。辺縁にあるのでDLBの症状に乏しいというわけです。

実際にはこれらの疾患は移行型が多く，画像検査を駆使しても明確に区別できるものではありません。PDDはパーキンソン症状が先行するのがDLBとの違いですが，臨床的には両者の区別は難しいことがあります。

我々が診るDLBはほぼすべて通常型のDLBですから，その治療法を知れば十分かと思います。治療薬が著効することが多いので，認知症治療で「治す喜び」が味わえます。

column レビー小体型認知症の幻視
―― インタビューするように幻視を聞き出す

レビー小体型認知症（DLB）に特徴的な症状のひとつが幻視です。アルツハイマー型認知症（ATD）や脳血管性認知症（VD）でも幻視がないわけではありませんが，DLBの幻視は実にリアルな幻視で，診断の決め手になります。

「幻視」は簡単に言うと，実際にはないものが見えるというもので，家の中に知らない人や子どもがいる，などというものです。動物であることもあれば，虫や蛇が見えることもあります。また，壁のシミやカーテンのしわなど，実際にあるものを人や動物，虫など違うものに見間違えたりする「錯視」も多く認められます。

診察室で大事なことは，家族，介護者から幻視の有無の情報を得て，本人から具体的な幻視の内容を聞き出すことです。幻視の存在は，こちらから聞かないとわからないことがあります。家族が患者さんの話を否定していることが多いので，患者さん本人も進んでは幻視の話をしてくれません。

医師に必要なのは，あたかもインタビューをするようにうまく話を聞き出すことです。「そんなことがあるはずがない」と否定するのではなく，うまく話を合わせて患者さんの話を聞く（聞き出す）ことが必要です。

「幻視」のイメージをつかんで頂くために，筆者の症例から，幻視を聞き出す様子を以下に再現してみます。

子どもが家に遊びにくる幻視：83歳女性（図1）

家族の話では，2カ月前から，家の中に子どもがいると言うようになったとのことです。年齢相応のもの忘れはありますが，認知症の治療歴はありません。

―子どもが家にくるんですか？ 毎日くるの？
毎日では，ないな。
―女の子？
女の子は5，6人。男の子もそのくらいかな。
―じゃあ全部で10人ちょっと？
そうですね。男の子のほうが活発で，帰るのも女の子より遅いし。
―いくつくらいの子たちですか？
小学生くらいですね。
―家の中で，何してるの？
勉強ですね。男の子たちは元気だけど，女の子たちは静かです。
―子どもたちはどんな格好をしているのですか？
上は制服ですね。
―家には何時くらいにきますか？
夕方，4時前後くらいですね。
―帰って行くのは，何時くらいですか？
1時間か2時間くらいすると，帰って行きますね。
―家のどの部屋にいるんですか？

板の間ですね。広いテーブルがあるんですけど,そこで勉強してますね。

―どのくらい前からきているんですか？

そうですね。もう,4年くらいは経ちますね。

―ありがとうございました。すいませんね。いろいろ聞いてね。

いえいえ。私もいろいろ聞いて頂いて良かったです(笑)。

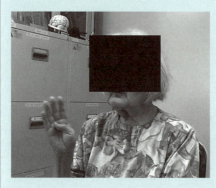

図1 ▶ レビー小体型認知症の幻視①：子どもが家に遊びにくる幻視

リバスタッチ®4.5mgを処方

2週間後

―子どもたちはまだ来ますか？

もう大きくなっちゃって,家には来ません。

―来なくなったの？

もう来ませんねえ(笑)。

(以後,幻視はなくなりました)

家に釣り人がくる幻視：75歳男性(図2)

　奥さんの話によると,半年前から,毎日夕方になると庭の池に大勢の人が釣りにくると言うようになったとのことです。前医で2年前からドネペジル(アリセプト®)5mgが処方されています。

―何人くらい家に釣りにくるんですか？

いっぱいだよ。
― 10人くらい？
グループっていうの，3人とか4人とか。そういうグループで。
― じゃあ10人以上？
10人以上。
― 20人はいない？
20人まではいない。
― 男の人ばかり？ それとも女の人も？
女の人，じいさん，ばあさんもいますね。
― じいさん，ばあさんも釣りするの？
ええ。そりゃもうでかいやつだから。(手を広げて魚の大きさを表す)
― それはどんな魚？
あんまり市場じゃ見ないような。
― 鯛のような？
そう。鯛。鯛の黒いようなやつ。
― みなさん釣れてますか？
結構上がってる。ええ。
― それは毎日？ 毎日釣りにくるのですか？
そう，毎日。
― 時間は何時くらいですか？
朝早くてね。4時，6時頃から始めて，12時頃までやっているんだよね。何時にきて，何時に上がるとか，決まりないみたい。
― 朝から？
そう，朝から。ほんと，うっとうしいんですよ。
― 塀の外から釣っているの？ 中から？
そう。塀の中から。椅子に座ってこうやって(竿を投げる仕草)。
― 釣ってるわけか。それを見ているんですか？
そう。それを，障子の破れた穴から，こうやって(覗く仕草)。

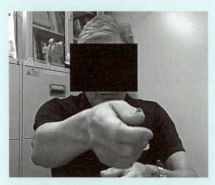
図2 ▶ レビー小体型認知症の幻視②家に釣り人が来る幻視：竿を投げる仕草

―見ているんですか？
あ，また上がったって(笑)。
―家の中には(人は)入ってこないんですか？
入ってこられたら困りますよ(笑)。塀の上にもずらっと並んでね。船で釣っている人も。2人くらい乗って(奥さんの話によると，実際は2mほどの小さな池だそうです)。先生も，一度きて見てもらうといいですよ。
―はい，ありがとうございました。

リバスタッチ®4.5mgを処方。アリセプト®は中止。

2週間後

―この前，家の池で釣りをしている人がいると聞いたんですけど。
ここ3日，4日は見ないけど。いますね。10人くらいはいますね。
(まだ釣り人はいるようです)。

リバスタッチ®9mgに処方変更

1カ月後

―この前の話，家で釣りをしている人の話を聞いたんですが，最近はどうですか？
今，いなくなって，消えちゃったんだよね。
―え？いない？いなくなったんですか？
うん。いなくなった(少し寂しそうに)。

> ―他に人はきませんか？ 釣り人以外に。
>
> ほんと，いないと思いますよ。まったくいない。
>
> ―ああ，じゃあ良かったですね。静かになりましたね。
>
> 静かになった。ええ(笑)。
>
> ― 奥さんの話 ―
>
> 前は夜中に家を出て行って，昼間に帰ってきたりしてたんですけど。
>
> ―夜中に家を出て行ったのですか？
>
> 今はそれもなくなりました。
>
> ―夜は寝ていますか？
>
> はい。よく寝ています。
>
> (幻視はなくなり，夜中の徘徊もなくなりました)

4) レビー小体型認知症の基本的な治療の考え方

①治療効果が得られやすいレビー小体型認知症

　レビー小体型認知症(DLB)は最も治療効果が得られやすい認知症です。リバスチグミン(イクセロン®・リバスタッチ®)がよく効きますし，シロスタゾール(プレタール®)も効きます。

　イクセロン®やリバスタッチ®で60%以上，プレタール®でも60%以上で幻視を消すことができます。イクセロン®やリバスタッチ®とプレタール®を併用し，それに抑肝散を併用すれば，初発のDLBであればほぼ100%幻視を消せます。もちろん認知機能も改善します。

　ただし，**イクセロン®・リバスタッチ®**を低用量(少量)で使うことが大事なコツです。

②低用量で得られるリバスチグミンの覚醒作用

　リバスチグミン(イクセロン®・リバスタッチ®)がDLBの幻視を消す

のは，おそらくその覚醒作用によります．DLBは意識障害を伴う認知症であり，同じレビー病でもここが認知症を伴うパーキンソン病（PDD）との違いです（図35）．

　脳内のアセチルコリン（Ach）が低下しているのはDLBもPDDも同じですが，Ach作動性神経の障害部位が異なる，つまりDLBでは覚醒中枢のAchが優位に低下しているのではないかと思われます．

　イクセロン®・リバスタッチ®の覚醒作用は低用量で得られます．具体的には1.125～9mgです．これ以上の量の13.5mgや18mgでは脳内の神経伝達物質のバランスを崩し，治療に失敗します．

　イクセロン®・リバスタッチ®を貼るとたまに傾眠やアパシーが出現することがありますが，それはドパミンなど他の神経伝達物質が相対的に低下してしまうからです．ちなみにAchが低下していない健常者に貼付すると眠くなることがあります．

③ **副作用が出やすいレビー小体型認知症へのドネペジルの使用**

　DLBに適応があるのはわが国ではドネペジル（アリセプト®）だけですが，残念ながらアリセプト®ではDLBの患者さんの30％ほどしか治療できません．それも極少量のアリセプト®を使いこなした上でであり，幻視も完全には消えず，多くの場合が軽減する程度です．

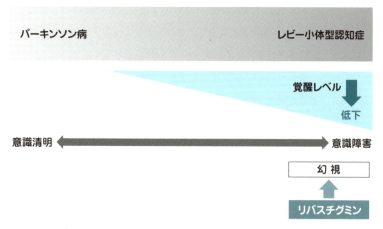

図35 ▶ パーキンソン病とレビー小体型認知症：意識の覚醒レベルの違い

アリセプト®を5mg，10mgの規定量で使うと，アルツハイマー型認知症（ATD）の幻視であれば軽減しますが，それも有効なのは全体の1割程度です。DLBは，アリセプト®の副作用で運動障害が出現してしまいます。

◎

DLBはレビー様タイプのATDを含め，非常に多い認知症です。正しい治療を行えば必ず良くすることができます。ですから認知症診断でDLBを見逃さないことが，認知症全体の治療成功率を上げる秘訣なのです。

5) レビー小体型認知症への治療薬の使い方（図36）

①第一選択はリバスチグミン

レビー小体型認知症（DLB）の治療の第一選択はリバスチグミン（イクセロン®・リバスタッチ®）です。これは通常型のDLBでも純粋型のDLBでも同じです。

イクセロン®・リバスタッチ®にはDLBの認知機能の改善，幻視，妄想，うつ症状などを良くする効果のほかに，歩行を改善させるという効果があります。脚力を強くするというイメージです。これはコリンエステラーゼ阻害薬の中でもイクセロン®・リバスタッチ®特有の作用です。

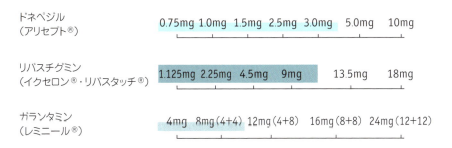

図36 レビー小体型認知症への治療薬（コリンエステラーゼ阻害薬）の推奨使用量
推奨度を図の帯の幅で示す。幅の広いところが推奨，狭いところが使用可能な範囲。
規定量のドネペジルは若年の元気な患者でないと使えない。
レビー小体型認知症にリバスチグミン，ガランタミンを使う場合は，保険適用上，病名がアルツハイマー型認知症である必要がある。

②薬剤過敏性に注意

　開始量は重症度と年齢を考慮して1.125～4.5mgですが，症例によっては4.5mgでも過量投与になります．食欲不振だけでなく，元気がなくなり歩けなくなります．

　維持量は1.125～9mgまでです．過量投与になると身体が動かなくなり，食事が摂れなくなります．Ⅲ章「認知症治療薬の使いこなし」で述べましたが，ドネペジル（アリセプト®）はもちろん，イクセロン®・リバスタッチ®でも過量で動けなくなります．少量であれば歩行障害が改善しますが，過量になると逆に歩行困難になります．13.5mg以上が要注意です．幻視が消えても，歩けなくなれば元も子もありません（図37）．

　イクセロン®・リバスタッチ®は貼付薬であることから，低用量でも皮膚症状のために貼付を継続できないことがあります．その場合の第二選択はアリセプト®ですが，アリセプト®を使う場合には0.75mgか1mgで開始し，0.75～3mgの範囲で維持しなければなりません．これ以上の投与量になると高齢のDLBでは不随意運動が出て身体も固くなり動けなくなります．5mg以上が使えるのはたいがい若い患者さんです．

　治療がうまくいかない場合は開始量から過量投与になっていることが原因です．若年者のDLBであれば開始量がイクセロン®・リバスタッチ®4.5mg，アリセプト®3mgでも大丈夫ですが，高齢者のDLBの場合，過半数で失敗します．

③ガランタミンは不向き

　ガランタミン（レミニール®）は覚醒作用が弱いため，DLBには不向きです．治療効果がまったくないとは言いませんが，治療成功率はきわめて低く，副作用も多く認めます．

　筆者は，現在はDLBとわかっている場合レミニール®は使用しませんが，過去には幻視が消えた症例も経験しています．しかし効率は悪く，イクセロン®・リバスタッチ®というよく効く薬がある以上，使う理由はありません．レミニール®はあくまで第三選択の薬剤です．

　DLBの治療がうまくいかない場合は，コリンエステラーゼ阻害薬の処方量を減らしてみて下さい．高齢者，重症例，低体重者ほど少量投与です．

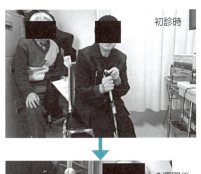

初診時

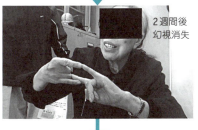

2週間後
幻視消失

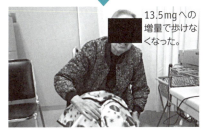

13.5mgへの
増量で歩けな
くなった。

82歳女性，レビー小体型認知症。77歳時より家に猫などがいるという幻視があり，着物を着た4歳くらいの子どもや，知らない男が自分のベッドに寝ていると言う。80歳頃から歩行障害が出現し，転びやすくなる。歌を唄うような夜中の大声あり。

当院初診時のHDS-Rスコアは22点。歩行は困難。

リバスタッチ®2.25mgで治療を開始し2週間後には幻視が消失。寝言もなくなる。しかし依然脚力は弱かったため，リバスタッチ®を4.5mgにしたところ歩けるようになる。9mgに増やした3カ月後のHDS-Rスコアは24点に改善した。

4カ月後に13.5mgに増量したところ，翌日より脚力が弱くなり，急に歩けなくなる。前もっての指示通りに家族がハサミで半分に切り，6.75mgに減量したところ，翌日には再び歩けるようになった。

以前はよく夢を見ていたが，最近はまったく見なくなったとのこと。処方はリバスタッチ®9mgのみで継続。

図37 ▶ リバスタッチ®2.25mgで幻視消失，13.5mgで歩行困難となった症例

④シロスタゾールが有効

　イクセロン®・リバスタッチ®と同じくらい有効なのがシロスタゾール（プレタール®）で，幻視を消し，認知機能を改善させます。筆者は数多くのDLBをプレタール®だけで治療していますが，純粋型でも通常型でもよく効きます。イクセロン®・リバスタッチ®と併用するとほぼ完璧に治療できます。プレタール®による治療例を図38～41に示します。

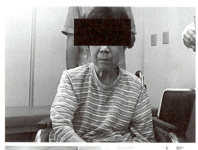

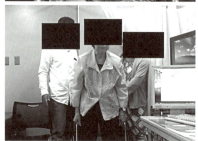

図38 プレタール®と少量のリバスタッチ®で長期治療している症例

80歳女性，レビー小体型認知症（通常型）。
1カ月前から幻視あり，車椅子で来院。
家の中に赤ん坊，猫，ネズミなどがいると言うようになった。来院時のHDS-Rスコアは15点。幻視のほかにパーキンソン症状があり，歩行障害もあり，介助がないと起立も困難な状態。
プレタール®50mg×2とドパコール®25mg×2，抑肝散2包で治療を開始した。2週間後，幻視はやや減ったが完全には消えなかった。リバスタッチ®を追加したところ，翌日より幻視はほぼ完全に消え，2日後より歩行も可能となった。
2年を経過した現在も幻視はなく，つかまり歩きは可能。HDS-Rスコアも20点に改善。現在の処方はリバスタッチ®4.5mg，プレタール®100mg×2，抑肝散1包（夕），ドパコール®25mg×3。

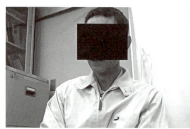

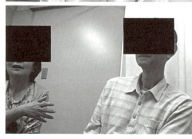

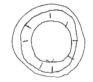

初診時の時計描画テスト

図39 プレタール®だけでHDS-Rスコアが13点改善した純粋型の症例

66歳男性，レビー小体型認知症（純粋型）。
55歳頃から夜中に誰かと話をするような大声の寝言があり，ここ数年元気がなく，何事もやる気がなくなった。最近，夜中に飛び起きて開いている窓に一生懸命鍵をかけようとする，また，妻の服を着るといった異常な行動があった。
当院初診時のHDS-Rスコアは15点。明らかな幻視なし。パーキンソン症状なし。
プレタール®50mg×2で治療を開始し，3週間後に再診。「頭がすっきりした」と言う。妻の話では「会話が普通になった」とのこと。記銘力は3週間で改善し，HDS-Rスコアは28点となっていた。
以後プレタール®だけで治療。100mgでは頭痛があるため50mg×2とした。
HDS-Rスコアは1年後26点，2年後は24点。幻視や寝言は今もなく，生活障害もない。3年目の現在の処方もプレタール®50mg×2のみである。

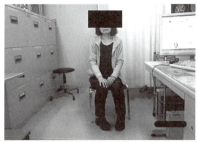
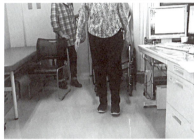
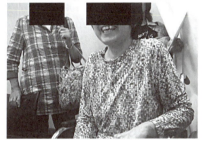

図40 リバスタッチ®少量とプレタール®で治療した純粋型の症例

56歳女性，レビー小体型認知症（純粋型）。

45歳頃よりうつ症状あり。家事ができなくなる。うつ病と思われていたが，徐々に記銘力が低下し，1年前から歩行障害が出現。大学病院で様々な検査を実施。MIBG心筋シンチグラフィで集積の低下があったとのことであるが，診断に至らず当院受診。

当院来院時のHDS-Rスコアは24点。収縮期血圧90mmHg。歩行はきわめて不安定。幻視は明らかではないが，症状よりレビー小体型認知症と診断し，リバスタッチ®，プレタール® レボドパで治療を開始した。

しばらく歩行不能であったが，1年を経過し病状は徐々に改善。2年を経過し，どうにか1人で歩けるようになった。認知機能も徐々に改善。

3年目の現在HDS-Rスコアは28点に回復している。うつ症状も改善し，笑顔が多い。

現在の処方はリバスタッチ®9mg，プレタール®100mg×2，ドパコール®50mg×3。

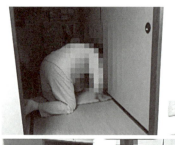
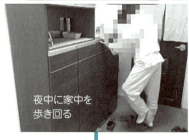

夜中に家中を歩き回る

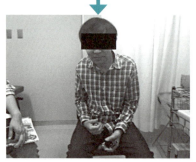

62歳男性，レビー小体型認知症（純粋型）。

50歳頃から仕事の間違いが増え，退職。当時からはっきりとした寝言があった。1年前からサソリ，イモムシ，クマバチ，子どもなどの幻視と記憶障害の悪化あり。半年前から夜中に家中を歩き回るという夢遊病者のような症状があった。いくつかの医療機関で治療を受けるが改善せず。当院来院時にはロゼレム®やリボトリール®などを処方されていた。軽度の歩行障害，収縮期血圧70mmHg以下の異常低血圧あり。初診時のHDS-Rスコアは19点。レビー小体型認知症およびREM睡眠行動障害と診断。プレタール®と抑肝散2包を処方，幻視は改善し，REM睡眠行動障害は消失。リバスタッチ®4.5mgを追加したところ，2カ月後には幻視は完全に消失し，歩行も改善。

1年後，幻視もREM睡眠行動障害もない。HDS-Rスコアは19点のままだが家族の話では精神的に落ちついたことで生活障害は格段に改善しているそうである。血圧は今も低い。

3年目の現在の処方はリバスタッチ®9mg，プレタール®100mg×2，抑肝散2包，ドプス®100mg×2。

図41 ▶ プレタール®で幻視とREM睡眠行動障害が改善した純粋型の症例

6）レビー小体型認知症への抑制系薬剤の使い方

　レビー小体型認知症（DLB）の抑制系薬剤の第一選択は抑肝散〈ステージ1〉です。第二選択はクエチアピン（セロクエル®）〈ステージ3〉少量です。「かんたん治療」では原則的にこれだけで治療します。チアプリド（グラマリール®）〈ステージ2〉は運動障害の副作用が現れることが多いので，使用しません。

抑肝散にはDLBの幻視や妄想を改善させる効果が知られています。抑肝散だけでは幻視を完全には消せないことが多いのですが、リバスチグミン（イクセロン®・リバスタッチ®）あるいはシロスタゾール（プレタール®）と併用することで、初発例であればほぼ全例で幻視を消すことができます。

　セロクエル®を使うのは妄想や不穏などのBPSDの陽性症状が強いときですが、イクセロン®・リバスタッチ®やプレタール®では幻視だけでなく妄想も良くなることが大半なので、筆者はあまり使用しません。

　DLBにクロルプロマジン（ウインタミン®・コントミン®）〈ステージ4〉を使うのはピック化した場合です。DLBがピック化することは非常に多く、高齢者のDLBは病期が進むと当然のようにピック化します。ピック化した場合にはやむをえず極少量のウインタミン®やコントミン®が必要になることがあります（図42）。

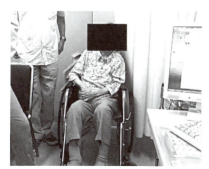
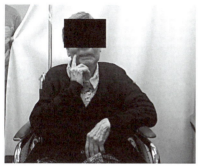

91歳女性、レビー小体型認知症のピック化。
10年前からもの忘れあり。2年前から近医でアリセプト®5mgが処方。興奮、物盗られ妄想があり、数年前から夜中に大声で誰かと話をするような寝言が認められる。最近、家の中に人がいるという幻視が出現。不穏、興奮あり。非道徳的な行為が多く、部屋に唾を吐くなどしていた。
当院初診時のHDS-Rスコアは0点（実施不能）。歩行は不能。寝返りも難しい状態であった。
アリセプト®を半分（2.5mg）に減らし、プレタール®を処方。易怒性と被害妄想は改善したが、幻視と寝言は良くならず、リバスタッチ®に変更したところ、以後、幻視と夜中の大声はなくなった。
しかし脱抑制症状は改善せず、施設で隣の人にお茶をひっかけるといった行為が続いた。ウインタミン®4mgの併用を開始したところ、おとなしくなり非道徳的な行為もおさまった。現在も歩行は困難でHDS-Rスコアは0点（実施不能）のままだが、介護はかなり楽になっている。
現在の処方はリバスタッチ®4.5mg、プレタール®50mg×2、ウインタミン®4mg×1（朝）、抑肝散1包（眠前）。

図42 レビー小体型認知症のピック化を極少量のウインタミン®で治療した症例

7) レビー小体型認知症のパーキンソン症状の治療（表1, 2）

① レビー小体型認知症はパーキンソン病治療薬で容易に悪化

　レビー小体型認知症（DLB）は多くの場合，筋肉のこわばりや無動などのパーキンソン症状も合併しています．具体的には「小股歩行」「易転倒」「ぎこちない動作」などの症状が約半数で認められます．これらの症状を良くするのがレボドパ（L-ドーパ）製剤などのパーキンソン病（PD）治療薬です．診察室では，歩行の様子と，肘関節を動かす歯車様の筋強剛（歯車現象）を確認しなければなりません．

　注意すべきは，DLBは薬剤過敏性であるため，PD治療薬で容易に悪化するということです．PDと同じようなドパミン（DOA）作動薬の使い方をすると，DOA過剰になって幻視などの症状が悪化します．臨床的にこれは非常に多く経験されます．DLBの運動障害はPDのようには薬が効かないので，つい過量投与になってしまうのです．

　またDLBに過量のコリンエステラーゼ阻害薬を使うと，アセチルコリン（Ach）が増え過ぎて興奮したり，DOAが不足しパーキンソン症状が悪化します．簡単に歩けなくなるのです．これも臨床では非常に多くみられる副作用です．

② レボドパ製剤を少量使用

　DLBの治療には，薬の細かなバランス処方が必要です．パーキンソン症状があるからといって，PDの治療方法をそのまま当てはめてはいけません．レボドパ製剤やドパミン賦活剤を十分に効かせるという考え方ではなく，少し足りないくらいの量（low-dose）で治療しなければなりません．

　筆者の経験では，DLBのパーキンソン症状をDOAアゴニストだけで治療するのは困難であり，専門医でなければレボドパ・カルビドパ（メネシット®）などのレボドパ製剤をメインに治療するのがよいと思います．使用量は1日50〜300mgという，PDよりも少なめの量です．

　また抗コリン薬，アマンタジン（シンメトレル®）などはケースによっては使えますが，副作用も多く，プライマリケアで使用するのは避けたほうがよいと思います．セレギリン（エフピー®）などのPD治療薬もDLBの

表1 ▶ レビー小体型認知症の運動障害の治療：推奨パーキンソン病治療薬

レボドパ	単剤	レボドパ	ドパストン® ドパゾール®
	合剤	レボドパ・ベンセラジド	マドパー® ネオドパゾール® イーシー・ドパール®
		レボドパ・カルビドパ	メネシット® ネオドパストン® ドパコール®
ドパミンアゴニスト	非麦角アルカロイド系	プラミペキソール ロピニロール タリペキソール ロチゴチン	ビ・シフロール® レキップ® ドミン® ニュープロ®パッチ
	麦角アルカロイド系	ブロモクリプチン ペルゴリド カベルゴリン	パーロデル® ペルマックス® カバサール®
抗コリン薬		トリヘキシフェニジル	アーテン®
ドパミン放出促進薬		アマンタジン	シンメトレル®
ノルエピネフリンのプロドラッグ		ドロキシドパ	ドプス®
MAO-B阻害薬		セレギリン	エフピー®
COMT阻害薬		エンタカポン	コムタン®
ドパミン賦活剤		ゾニサミド	トレリーフ®

　　　：推奨　　　　：併用で使える

症状を悪化させることが多いので，避けたほうがよいでしょう．

8）レビー小体型認知症のうつ症状の治療（表2）

　SSRIやSNRIなどの比較的弱い薬を使っても，むしろ悪化してしまうことが多く，効果を得ることは稀です．うつ症状はリバスチグミン（イクセロン®・リバスタッチ®）やシロスタゾール（プレタール®）で改善することが多く，筆者は抗うつ薬を使う機会はあまりありません．使うとすれば作用が一番弱いセルトラリン（ジェイゾロフト®）くらいです．

9) レビー小体型認知症の血圧低下への対応（表2）

　レビー小体型認知症（DLB）の患者さんは病期が進行すると血圧が下がってきます。高齢者では，数年前までは収縮期血圧が140mmHg以上あり降圧薬を服用していたのに，DLBになると徐々に血圧が下がり，時に100mmHg以下になることがあります。

　これはレビー変性が自律神経にも及ぶために起こる現象で，純粋型のDLBでも高齢者の通常型のDLBでも起こります。筆者がフォローアップしている患者さんでは安静時の収縮期血圧が60mmHgの方もいます。

　若い患者さんであれば血圧60mmHgでも平気ですが，高齢者は脳血流の循環が悪いので，レビー化による血圧低下が起こると失神してしまうことがあります。高齢者施設の入居者で食後に意識を失い，脳卒中ではないかと救急車で運ばれてくる方がいますが，来院時には血圧が110mmHgであっても，救急隊到着時や施設職員が直後に血圧を測ったときには90mmHgであったということがよくあります。失神の原因は

かんたん治療的
表2 ▶ レビー小体型認知症の症状別推奨治療薬

症状	推奨薬			使用可
認知障害	リバスチグミン（イクセロン®・リバスタッチ®）［コリンエステラーゼ阻害薬］	シロスタゾール（プレタール®）		
幻視・妄想			抑肝散	クエチアピン（セロクエル®）ハロペリドール（セレネース®）
REM睡眠行動障害				クロナゼパム（リボトリール®）
うつ症状				抗うつ薬
パーキンソン症状（歩行障害）			レボドパ製剤	
自律神経症状（血圧低下）			ドロキシドパ（ドプス®）	
ピック症状			クロルプロマジン（ウインタミン®少量）	クエチアピン（セロクエル®）

低血圧発作だというわけです。脳，特に脳幹の血流が悪くなり意識を失うのです。脳虚血が起こると反射的に血圧が上がるので，病院に着いたときには血圧は正常に戻っています。

　高齢者では漫然と降圧薬が処方されているケースがよくあります。高齢者でDLBと診断された場合，また元気がない高齢者で最近血圧が下がってきた場合には，降圧薬は中止しないといけません。

　失神が起こるのは食後，入浴後，排泄後が多いようです。失神を未然に防ぐためには，このようなときに本人がぼんやりとしていないか介護者が注意し，できれば血圧を測ります。血圧が低い場合は，横に寝かせるといった対応だけでかまいません。10分もすると気分が良くなり，元気になります。

　DLBの低血圧にはドロキシドパ（ドプス®）がある程度は有効です。少量から開始します。

DLBへの治療薬使用のポイント

1. 薬剤過敏性に注意
2. 治療の第一選択はイクセロン®・リバスタッチ®。少量で幻視が消える
3. プレタール®も効果的
4. 抑肝散が効果的。幻視を改善させることもある
5. パーキンソン症状にはレボドパ製剤を少量で使う
6. 血圧が低い場合はドプス®が有効なことがある

column レビー小体型認知症に対するグルタチオン点滴治療の効果

レビー小体型認知症の運動障害に有効

　グルタチオン点滴はもともと肝臓病や妊娠高血圧症候群（妊娠中毒症）などで古くから使われている薬剤ですが，パーキンソン病（PD）の運動障害にも有効であることが知られています（351頁「column」参照）。ただし保険適用の量（400mg）よりも多い量を使用するので，多くの施設では保険外で治療されています。

　このグルタチオン点滴治療はレビー小体型認知症（DLB）の運動障害にも有効であり，点滴終了直後に効果を確かめられます[1]。

　図1は当院で実施した治療成績です。患者さん本人と家族に承諾を頂き，グルタチオン1,200mgを生食100mL（または50mL）に溶解し，約15分で点滴投与，終了15分後に効果を判定しました。まったく歩けなかった症例が歩けるようになった場合は「著効」，歩行が改善した場合は「有効」，明らかな改善がない場合は「無効」と判定しています。

　図1の通り，初回の治療でグルタチオン点滴治療は7割近い患者で効果を

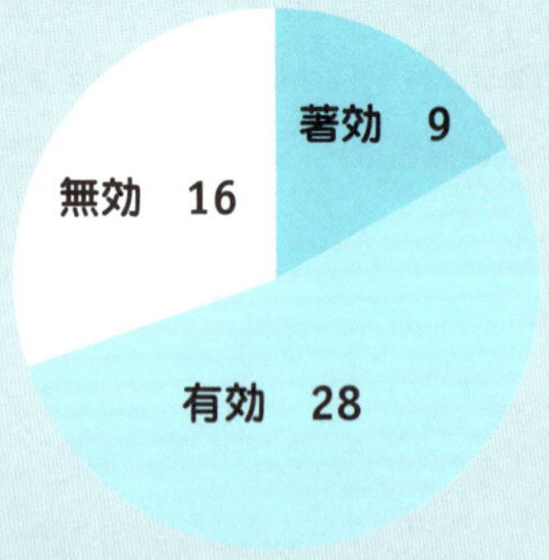

著効　9
無効　16
有効　28

対象：歩行障害を認めるレビー小体型認知症の患者53例
方法：グルタチオン1,200mg＋生理食塩水100mLを15分で点滴し，直後の歩行障害の変化を客観的に評価した。

図1 ▶ レビー小体型認知症に対するグルタチオン点滴治療の効果

認めました。歩行の改善については客観的にも主観的にも明らかであり，多くの患者さんは「足が軽くなった」とか「身体が軽くなった」と表現されます。

当院ではグルタチオン点滴を無料で実施していることもあり，この検討はグルタチオンを1,200mgに限定して実施しましたが，効果がない場合でもグルタチオンを増量すると効果があることが多いようです。1,600mgや2,000mgなど，量を増やせば有効率はさらに高まります。またシチコリンや幼牛血液抽出物（ソルコセリル®）を足すと効果が高まります[1]。

副作用は特にないことが知られていますが，筆者もこれまでに400例以上の治療経験を経て副作用は1例も経験していません。

パーキンソン病の治療や診断目的でも実施

当院ではPDにもグルタチオン点滴治療を実施しています。しかしPDの場合，効果がない症例は増量してもまったく効果が得られないケースがあり，筆者はPDよりもレビー小体型認知症（DLB）のほうがグルタチオン点滴の効果が得られるのではないかと考えています。

問題は効果の持続時間が短いことであり，多くの場合が1日，長くとも数日で効果がなくなります。そのためグルタチオン点滴だけでPDを治すことはできません。ただし，長期間継続することで，PDの運動障害が徐々に改善することはあります。

最近は当院の外来では治療よりも診断目的で実施することが多くなっています。グルタチオン点滴の明らかな効果があれば，歩行障害は脳血管障害や整形外科的な原因ではなく，神経伝達物質の不足が原因であろうと診断できるのです。

運動障害に対するグルタチオン点滴の効果のメカニズムについてはよくわかっていません。有効例は点滴直後に「気分が良くなる」，そして硬い表情が崩れて笑顔になることから，おそらくグルタチオンがドパミン，そしてもしかしたらセロトニンなどの神経伝達を賦活していることが予想されます。実際，グルタチオン点滴は，若年の「うつ」にはまったく効果がないような

ので、筆者は「心が原因のうつ」と「脳が原因のうつ」の鑑別にもなるのではないかと考えています。

レビー小体型認知症や高齢者のレスキューとして

グルタチオン点滴の効果は劇的です。使いこなせば救急病院でも急性期疾患の重要な治療手段となります。あまりに効果があるので、作用時間が短いことは短所ではあっても、使わない理由にはなりません。重症のDLBではレスキューになりますし、救急病院では数多くの疾患、肺炎など内科的疾患でも高齢患者さんのレスキューになります。現在では外来よりも病棟のほうで重要な治療手段となっています（351頁「column」参照）。

グルタチオン点滴治療の症例を図2〜4に示します。

文 献

1) 河野和彦：コウノメソッド流臨床認知症学．日本医事新報社，2015．

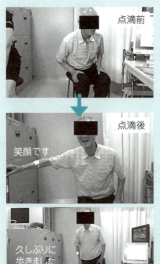

79歳男性、レビー小体型認知症。
1年前から歩行障害が出現。徐々に脚力が弱くなり、トイレにも四つん這いで行くようになった。最近は、トイレに座ると立てなくなっている。
初診時はほとんど歩行できず、車椅子で来院。家の中に見知らぬ男がいるという幻視あり。HDS-Rスコア19点。血圧98／60 mmHg。
レビー小体型認知症と診断し、グルタチオン点滴（1,200mg）を実施した。点滴終了15分後には歩けるようになり、硬い表情であったが笑顔も認められるようになった。本人の話では「身体が軽くなった感じがする」とのこと。リバスタッチ®4.5mgを処方。点滴の効果は1日。2週間に1回程度のグルタチオン点滴を実施し、以後どうにか歩行機能を保つ。2カ月後のHDS-Rスコアは27点に改善。

図2 ▶ グルタチオン点滴直後に歩けるようになった症例①

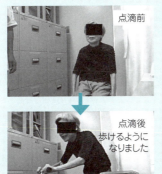
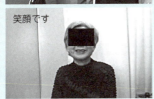

79歳女性，パーキンソン病（PDD疑い）。5年前から歩行障害が出現。3年前から専門医でパーキンソン病の治療を受けている。処方はネオドパストン®100mg×3，シンメトレル®50mg×3。徐々に歩けなくなり，最近はベッドから起き上がるのも，1人で立ち上がるのも困難な状態。幻視，寝言なし。来院時HDS-Rスコア23点。グルタチオン点滴（1,200mg）を実施したところ，点滴終了5分後には手押し車で歩けるようになった。笑顔あり。
シンメトレル®は中止し，ネオドパストン®100mg×3は変更せず，リバスチグミン®4.5mgを処方した。
点滴の効果は1, 2日だが，2年を経過した現在も不定期にグルタチオン点滴を行っており，手押し車でどうにか歩けている。

図3 ▶ グルタチオン点滴直後に歩けるようになった症例②

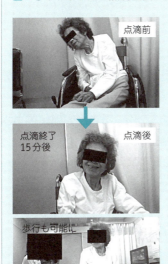

83歳女性，レビー小体型認知症。
都内の病院で治療されていた。高度の認知障害と妄想を主訴に来院。疎通性不良。HDS-Rスコアは0点。歩行不能。嚥下障害があり，食事が摂れない。
重症のレビー小体型認知症と診断。レスキューのためグルタチオン点滴（1,200mg）を実施。点滴終了15分で歩行が可能となり，また笑顔がみられるようになる。
リバスチグミン1.125mgで治療開始。点滴の効果は2日ほどであるが，家でも歩けるようになり，食事が摂れるようになる。
2カ月後にリバスタッチ®2.25mgに増量したところ，逆に食事が摂れなくなり再び1.125mgに戻す。以後1.125mgのまま治療を継続。
現在2年目だが疎通性も良く，笑顔も認められる。つかまり歩きも可能。現在の処方はリバスタッチ®1.125mg，プレタール®細粒25mg×2。

図4 ▶ グルタチオン点滴でレスキューした重症のレビー小体型認知症の症例

5 前頭側頭型認知症（ピック病）の治療

1）前頭側頭型認知症（ピック病）の2つのタイプと症状

本書では前頭側頭型認知症（FTD：ピック病）をレビー小体型認知症（DLB）と同じく純粋型と通常型に分けます。本来はこのような分け方はしませんが，治療を前提に考えた場合，理解しやすいのでこのようなタイプ分けにしています。

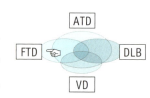

①純粋型

発症年齢が40歳代～50歳代と若く，初期には記憶力の低下をほとんど認めません。脱抑制症状などの性格変化や，同じことを繰り返す（常同行動）などの行動異常が特徴的な，典型的なピック病です。

②通常型

高齢者で強いピック症状を認めるタイプで，多くの場合がアルツハイマー型認知症（ATD）やDLBとの合併例です。他の認知症が併存しているので当初から記憶力の低下があります。

純粋型と異なるのは，発症年齢が異なることと初期からある程度の記憶障害があることであり，脱抑制症状や易怒性，易刺激性などの特徴的な症状は純粋型とまったく同じです。万引きなどの非道徳的な行為が認められることもありますし，性的な問題行動，常同行動，暴食や異食なども認められます。

非専門医が純粋型のピック病と遭遇することは稀ですが，高齢者を中心とする通常型のピック病はめずらしくありません。プライマリケア医でもよく遭遇するはずです。

③ピック病の症状

ピック病の特徴的な症状は，わがまま，子どもっぽさです。じっとしていられない，我慢できない，コロコロと気が変わるなどの症状がみられま

す．そして怒りっぽく，些細なことで激高します．横柄，傲慢で，自分勝手です．

　毎日同じ時間に同じコースを散歩するのが常同行動，周回です．ATDのように道に迷って迷子になることはありません．空間認知は保たれているからです．しかし，わが道を行くので，時に帰宅しなくなります．ATDは道がわからなくなり迷子になりますが，ピック病は確信犯的に迷子になります．そのために事故につながります．

　これらの症状は純粋型でも通常型でも同じように認められます．歯を磨かない，風呂に入りたがらない，美容室に行かなくなる，片づけない，収集癖，いわゆるゴミ屋敷にする（図43）などの症状は，ピック病だけでなくATDでも前頭葉機能が障害されると認められるようになります．

　甘いもの好きなどの食行動の異常はATDでも認められますが，過食や異食などの異常はピック病に特徴的です．

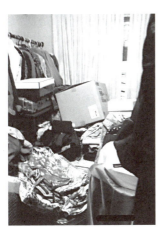

図43 ▶ ピック病の症状：部屋の中がゴミ屋敷状態

75歳女性，ピック病（通常型）．
数年前から物を片づけられなくなり，通販で物を大量に買い，部屋に物があふれるようになった．賞味期限のあるものを腐らせるなど，食品の管理ができない．甘いものが好きでジュースを何本も飲み，菓子を好む．易怒性，興奮あり．
記憶力の低下は認めない．キツネと鳩の指模倣も可能．HDS-Rスコアは26点（遅延再生4点）．

2）前頭側頭型認知症（ピック病）の基本的な治療の考え方

① ドネペジルは使わない

　前頭側頭型認知症（FTD：ピック病）の治療の基本は，ドネペジル（アリセプト®）を使わないことです．これはアルツハイマー型認知症（ATD）のピック化，レビー小体型認知症（DLB）のピック化でも同じですが，前

頭葉の賦活作用の強いアリセプト®をピック病に処方すると，間違いなく易怒性が悪化し，興奮してしまいます。アリセプト®は1mg, 2mgといった極少量でも落ちつきがなくなり，介護困難となります。

また逆に他医で既にアリセプト®が処方されている場合，アリセプト®を中止するだけで興奮性の症状が改善します。

②興奮系の行動・心理症状からコントロール

純粋型のピック病の治療はプライマリケア医ではまず困難です（図44）。若いピック病は症状が強いことが多く，家族も対応に手を焼いているので，まず薬を飲ませることさえも困難です。鎮静も抗精神病薬をうまく使う必要があります。若いピック病の治療は専門医にまかせたほうがよいと思います。

幸いなことに，通常我々が経験するのは比較的高齢の通常型のピック病です。通常型のピック病はプライマリケア医でもどうにか治療できます。

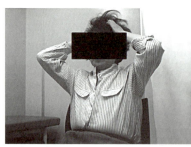

すぐに興奮する。

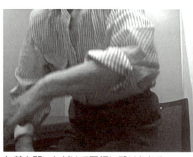

年齢を聞いただけで医師に殴りかかる。

70歳女性（発症は55歳頃），ピック病（純粋型）。10年以上前から夫が何か言うとすぐ怒り，すごい力でつかみかかるようになった。1日中雨戸とカーテンを閉めて過ごす。片づけもしないので，家の中は荒れ放題でいわゆるゴミ屋敷状態となっていた。すぐに興奮するので夫は注意ができない。家事はせず，同じことを繰り返す。ゴミ出しの日ではないのにゴミを出す。

初診時，HDS-Rは実施不能。年齢を聞いただけで医師に殴りかかる。悪ふざけあり。診察室で歌い出す。上記からピック病と診断。警戒すると薬を飲んでくれないので，ウインタミン®細粒4mg×1（夕）から開始し漸増する。

コントミン®12.5mg×3にしたところで，いくらかおとなしくなる。レミニール®4mg×1（夕）を追加するが，嘔気からか警戒され飲んでもらえず，プレタール®25mg×2を追加。たまに興奮はあるが，どうにか介護できている。

4年目の現在の処方はコントミン®25mg×2，プレタール®25mg×2。

図44 ● コントミン®とプレタール®で治療した純粋型の症例

基本的な治療の考え方は，記憶力を改善させることを試みるのではなく，まず陽性症状，興奮系の行動・心理症状（BPSD）からコントロールすることです。

3）前頭側頭型認知症（ピック病）への治療薬の使い方（図45）

①ガランタミン少量治療が第一選択

ピック病に使えるコリンエステラーゼ阻害薬は前頭葉賦活作用の弱いガランタミン（レミニール®）ですが，4mg×1であっても興奮することがあり，治療は簡単ではありません。最初は1週間などの短い日数で様子をみて，もし4mg×1あるいは4mg×2で症状の悪化がないようであれば治療を継続します。そして段階的に無理に増量するのではなく，たとえ少量でも服用可能な量で維持するのです（図46）。

極少量のリバスチグミン（イクセロン®・リバスタッチ®）も使用できることがありますが，うまく治療できることは比較的稀です。使用する場合は多くても4.5mgまでです。

②シロスタゾールの効果がある場合も

筆者は認知機能の維持・改善を期待する場合，シロスタゾール（プレタール®）を使用しています。頭痛や動悸，ほてりなどの症状がまず出ない極少量，25mg×2（細粒を使用）から開始します。副作用があるとピック病の患者さんは警戒して薬を飲んでくれなくなるからです。絶対に頭痛や動悸などの副作用が出ない量で開始することがコツです。

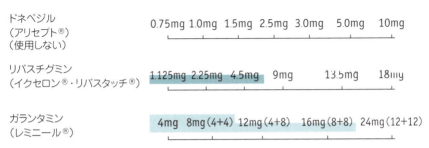

図45 前頭側頭型認知症（ピック病）への治療薬（コリンエステラーゼ阻害薬）の推奨使用量

推奨度を図の帯の幅で示す。幅の広いところが推奨，狭いところが使用可能な範囲。

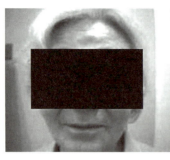

図46 グラマリール®と抑肝散，少量のレミニール®で治療できた症例

81歳女性，ピック病（通常型）。
以前から易怒性，易刺激性あり。何かあると火がついたように怒り出す。行動をとがめると「このやろう！」と大声を出して興奮する。収集癖があり，ビニール袋など物を溜める。掃除や片づけができず，いわゆるゴミ屋敷状態になっている。また，かなりのお金を使い，高価な着物や下着を買う。通販でまったく同じ電化製品（ラジオ）を5個も買った。甘いもの好き。探し物は多いが記銘力はさほど悪くない。
初診時のHDS-Rスコアは28点（遅延再生6点）。指模倣，時計描画テスト正常。幻視，寝言なし。
抑肝散2包を処方したところ，易怒性が改善した。グラマリール®50mg×2を追加後，よけいなお金を使わなくなり，部屋を片づけるようになった。SSRIは無効。
その後レミニール®を4mg×1から追加したところ，記銘力も改善。1年後のHDS-Rスコアは29点（遅延再生6点）。
抑肝散1包（朝），グラマリール®50mg×2，レミニール®4mg×2で治療を継続。

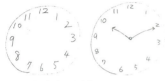

初診時の時計描画テスト

純粋型のピック病に対するプレタール®の効果は明らかなものではありませんが，高齢者であれば認知機能を維持できることがあります。

③ **メマンチン有効例も**

使い方は少し難しいのですが，ピック病にメマンチン（メマリー®）が有効であることがあります。開始量の5mgで興奮することがあるので注意が必要ですが，15～20mgで鎮静できることがあります。しかし，メマリー®に脳神経細胞保護効果があるといっても，過剰投与になると逆に認知機能を悪化させることになるので注意が必要です。

4）前頭側頭型認知症（ピック病）への抑制系薬剤の使い方

① **クエチアピンの副作用に注意**

軽度のピック病の場合，興奮系の行動・心理症状（BPSD）に対し抑肝散〈ステージ1〉も効果を認めることがあります。興奮や不穏には無効であっても，軽い易怒性や収集癖，介護抵抗などであれば抑肝散で対応できることがあります。

通常型のピック病でアルツハイマー型認知症（ATD）との合併である場合はチアプリド（グラマリール®）〈ステージ2〉も有効なことがあります。

またクエチアピン（セロクエル®）〈ステージ3〉もピック病に有効なことがあります（図47）が，セロクエル®の欠点は眠くなることであり，そのため服用してくれなくなることがあります。しかし，高齢者のピック病ではセロクエル®だけでうまく治療できる場合もあるので試してみてよいと思います。

副作用の少ないセロクエル®ですが，もし50mg，75mgで効果が不十分な場合には躊躇なくクロルプロマジン（ウインタミン®・コントミン®）の極少量治療〈ステージ4〉を行います。実際にはセロクエル®を100mg以上の量で使ってもよい場合もあるのですが，効果の予測が困難であり，プライマリケア医にはあまりお勧めできません。

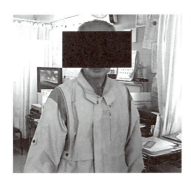

図47 ▶ セロクエル®と抑肝散，少量のレミニール®で治療できた症例

80歳男性，ピック病（通常型）。
以前からもの忘れがあったが，4年ほど前から易怒性が出現し，すぐに興奮する。自分勝手な行動が増え，ところかまわず喫煙する，人の物を盗るなどの行動あり。菓子など甘いものが好きで，砂糖を見つけてはなめ，ジュースを何本も飲む。先日は石鹸を食べた。毎日散歩に出るが道には迷わない。
HDS-Rスコアは初診時から0点。指模倣，時計描画テストは実施不能。アルツハイマーベースのピック病と診断。肝機能障害があり，ウインタミン®は使わずグラマリール®50mg×2と抑肝散2包，セロクエル®25mg（眠前）で治療を開始。不穏，興奮はやや治まるが，人の物を盗る，勝手に人の物を食べる，暴言を吐くなどは改善せず。少量のデパケン®を追加するが歩行が不安定になり，中止。メマリー®を追加したところ5mgで興奮し，10mgで傾眠となり，転倒するようになったので中止する。その後，セロクエル®を25mg×3に増やし，どうにか介護ができるレベルに落ちつく。
4年を経過し，レミニール®4mg×1（朝）を追加し，自分でトイレに行けるようになる。レミニール®4mg×2ではやや興奮気味となったため4mg×1に戻す。以後はセロクエル®25mg×3，抑肝散2包，レミニール®4mg×1（朝）で治療。

② ピック病の行動・心理症状にはクロルプロマジンの極少量治療

　ピック病の興奮系のBPSDに対する一番良い治療方法はウインタミン®・コントミン®の極少量治療〈ステージ4〉です（図48）。これはプライマリケア医にもお勧めできます。

　前述の通り，ウインタミン®・コントミン®開始量は4mg，6mgという極少量であり，様子をみてちょうどよい量まで増量します。錠剤は12.5mg（コントミン®）からなので，これ以下の量では細粒（ウインタミン®）を使用します。

　緊急性がある場合にはコントミン®12.5mgの錠剤を使い，1日量50mg以下で治療を開始します。純粋型のピック病では50mgでも治療困難な場合があり，さらに増量するか，ほかの薬剤を併用する場合がありますが，通常型のピック病であればたいがい50mg以下で治療できます。過鎮静に気をつけ，効きすぎたと思ったらすぐに減量することが大事です。

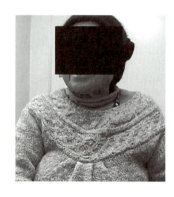

図48 ▶ プレタール®とレミニール®，極少量のウインタミン®で治療できた症例

82歳女性，ピック病（通常型）。
10年以上前からもの忘れあり。易怒性，易刺激性が出現。何か言うとすぐ怒るようになる。
3年前から料理はせず，同居の息子が買ってきたものを食べている。家はいわゆるゴミ屋敷状態。近所のお宅にゴミを捨て，スーパーで万引きをするようにもなり，警察に捕まる。初診時のHDS-Rスコアは19点（遅延再生3点）。指模倣テスト不可。時計描画テスト稚拙。アルツハイマーベースのピック病と診断。プレタール®50mg×2，グラマリール®25mg×2で治療を開始。
2カ月後，HDS-Rスコアは22点に改善。それまで同じことを何度も聞いていたが，言ったことを覚えていて，聞き返さなくなった。
その1年後にまた万引きで捕まる。それまで息子が薬を管理していたが，記憶力が回復したからと薬が中断されていた。HDS-Rスコアも17点と低下していた。プレタール®を再開。易怒性，易刺激性がかなり強いためウインタミン®4mg×2を開始，以後は穏やかになる。
3年目の現在の処方はプレタール®100mg×2，レミニール®4mg×2，ウインタミン®4mg×2。

③ バルプロ酸併用も効果的

　興奮や不穏に暴言・暴力が加わった場合には，バルプロ酸（デパケン®）を併用するのも効果的です．欠点は眠くなることです．100～600mgで使用しますが，通常型のピック病の場合は300mg以下でも効果を認めることがあります（図49）．

　デパケン®の徐放錠（R錠）は剤形が大きく，服用を嫌悪されることが多いので，筆者は普通錠（1錠100mg）をよく使っています．

　デパケン®による鎮静は，レビー小体型認知症（DLB）以外は病型を問わず有効で比較的副作用が少ないので，プライマリケア医でも使いやすいと思います．ただし過鎮静には注意が必要で，効きすぎたら必ず減量します．

図49 ▶ レミニール®，デパケン®，プレタール®，コントミン®で治療できた症例

71歳男性，ピック病（通常型）．
10年以上前から易怒性，易刺激性あり．小学生の孫に馬乗りになり真剣に怒ることがあったらしい．毎朝7時に起床し，9時に散歩に出て11時に帰宅する．道には迷わない．昼食は必ず12時で，午後は2時から午前と同じコースを散歩する．
砂糖を食べる，ジャムをなめる，孫のお菓子を食べる，お菓子を隠すと家の中の食べ物を探す，お釜のご飯をヘラで食べる，人の物を盗るなどの行動があった．
初診時HDS-Rは実施不能．何を聞いても屁理屈を言う．悪ふざけあり．ピック病と診断し，コントミン®12.5mg×2とレミニール®4mg×1で治療を開始し，以後やや落ちつく．
その後メマリー®を追加したところ，20mgでめまいと歩行障害が出現したため，10mgに減量．リバスタッチ®，SSRIは効果なし．レミニール®で会話がやや普通となり，少し効果を認めたが，8mg×2まで増量したところで便失禁が出現し，4mg×2に減らす．
デパケン®を少量から追加．200mg×3でどうにか暴言・暴力がなくなる．
現在の処方はレミニール®4mg×1（朝），メマリー®10mg×1（朝），プレタール®100mg×2，デパケン®100mg×3，コントミン®12.5mg（眠前）．

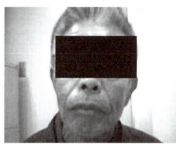
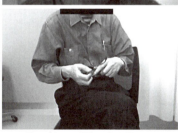

悪ふざけがあり，言うことを聞かない．足を組む様子がみられる．

初診時の時計描画テスト

FTD（ピック病）への治療薬使用のポイント

1. アリセプト®は使わない
2. 若いピック病の治療はきわめて困難
3. 記憶力よりもBPSDの治療を優先させる
4. コリンエステラーゼ阻害薬はレミニール®少量使用
5. プレタール®もある程度効果的
6. 抑制系薬剤はウインタミン®・コントミン®（極少量から）が第一選択

column 脳の手術後に遅発性に発症する認知症

くも膜下出血の術後の認知症

認知症の患者さんを数多く診ていると、くも膜下出血の術後に、遅発性に認知症になる症例を経験します（頻度は数％）。発症するのはたいがい、くも膜下出血の約2年後からであり、症状はきわめてアルツハイマー型認知症（ATD）に近いものです。

術後から認知機能の障害がある場合は後遺症ですが、遅発性の認知症の場合は、術後はほぼ正常であったのに、約2年を経過してから認知機能が悪化するというもので、記銘力障害と遂行機能障害が同時に認められるようになります（図1）。

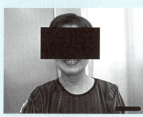
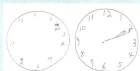
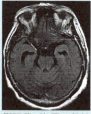

側頭葉、海馬の萎縮は軽度

75歳女性、くも膜下出血手術後2年を経過して発症した認知症。
70歳時にくも膜下出血（右内頸動脈瘤破裂）で開頭クリッピング術、正常圧水頭症のため脳室－腹腔（V-P）シャント術が実施されている。大きな合併症もなく順調な経過であったが、2年を経過して徐々に記銘力の低下が目立つようになった。軽い易怒性と被害妄想があり、意欲がなく何事にも無関心で家事もできなくなり、当院を受診された。
初診時のHDS-Rスコアは12点（遅延再生5点）。指模倣不可、時計描画不良。動作緩慢。リバスタッチ®4.5mg処方後、すぐに化粧をするようになり、自分で美容室に行けるようになる。3カ月後、HDS-R19点（同6点）に改善。その後再び認知機能の低下あり、プレタール®を追加8カ月後にはHDS-R21点（同6点）に改善。プレタール®50mg×1でも頭痛があり、25mg×2で継続。2年を経過し、もの忘れはあるが易怒性や妄想は改善し、穏やかに過ごされている。
現処方はリバスタッチ®4.5mg、プレタール®細粒25mg×2、グラマリール®25mg（朝）。

図1 ▶ くも膜下出血の術後3年で発症した認知症の症例

前交通動脈瘤の破裂後では穿通枝の障害で術後の認知障害が時に認められますが、くも膜下出血後の遅発性の認知症は内頸動脈瘤でも、中大脳動脈瘤でも同様に認められ、破裂部位には関係がないようです。出血による脳の損傷の程度、脳血管攣縮による脳梗塞の存在もあまり関係がありません。

くも膜下出血の約2年後に遅発的に発症する認知症は比較的若い患者が多く、手術時の年齢が74歳以下、特に60歳代のケースが多いようです。

原因は不明ですが、シャント術施行の有無にかかわらず発症することから水頭症は関係ないようです。シャントについては脳内のアミロイド排出に役立つのではないか、ATDの予防になるのではないかとの期待があるのですが、くも膜下出血後に限って言えばその効果はないようです。

脳動脈瘤の手術後に遅発性に発症するピック病（図2、3）

脳動脈瘤の手術後、数年を経過して遅発性にピック病が発症することがあります。これはくも膜下出血後の破裂動脈瘤の手術後だけでなく、未破裂脳動脈瘤の手術後にも出現します。しかも脳動脈瘤の手術部位と関係なく認められます（頻度は同じく数％）。開頭クリッピング術後、多くの場合

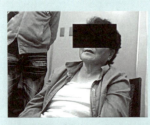

76歳女性、未破裂脳動脈瘤術後のピック病。5年前に眼瞼下垂で発症した右未破裂脳動脈瘤に対してバイパス術による根治術が実施されている。術後経過は良好であった。
3年前から多弁になり、易怒性が出現。大量にじゃがいもを買うなど無計画な買い物が目立つようになった。よけいなことを言う、子どもなど誰にでも話しかけるなど、場所をわきまえない言動が目立ち、甘いものが好きで甘納豆を大量に食べるようになる。被害妄想も認められるようになり、すぐに興奮し、不穏になるため、来院された。
来院時のHDS-Rスコアは25点（遅延再生4点）。かなりハイテンションであり、診察中は医師の説明を聞かず、ずっとしゃべっている。言いわけ、自己主張が多い。幻視、寝言、パーキンソン症状なし。
ピック病と診断。極少量のウインタミン®でハイテンションがコントロールできた。現在の処方はウインタミン®4mg×2、プレタール®細粒25mg×2。

図2 未破裂脳動脈瘤の手術後に遅発性に出現したピック病の症例①

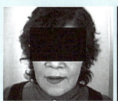
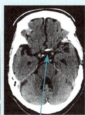
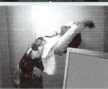

76歳女性，未破裂脳動脈瘤術後のピック病。
6年前に偶然発見された脳動脈瘤（前交通動脈瘤）の手術（左側開頭）を受けている。
3年後より落ちつきがなくなり，場所をわきまえない言動が認められ，もの忘れが目立つようになった。
当院初診時のHDS-Rスコアは17点（遅延再生0点）。指模倣，時計描画はほぼ正常。病識なし。落ちつきがなく，診察中ずっとしゃべっている。「体操をやっているんですよ」と，診察室で体操を始める。「イナバウアーが好きで，いつも練習してるんですよ」と，身体を反らす。脱抑制行動が目立ち，人の言うことに耳を貸さない。グラマリール®50mg×2，プレタール®50mg×2で易怒性と脱抑制行動は治まったが，多弁なのは今も変わっていない。

クリップ

図3 ▶ 未破裂脳動脈瘤の手術後に遅発性に出現したピック病の症例②

約2年を経過して発症します。易怒性や興奮，多弁でハイテンション，場所をわきまえない言動，非道徳的な行為などはまさにピック的であり，家族は介護に非常に苦労します。

この術後のピック病は開頭術後に認められ，血管内治療では認められません。このことから手術侵襲が何らかの影響を及ぼしていると考えられます。

当院の受診患者さんをみる限りは，手術を受けた施設は様々であり，技術的な差異はあまり関係がないようです。

遅発性に認知症化する原因は？

くも膜下出血後の認知症にしても術後のピック病にしても一部の医師が感じているだけで，その存在はほとんど知られていないと思われます。

CTやMRIの画像を詳細に検討しても，前頭葉や側頭葉の変化は一定ではなく，脳梗塞やある程度の脳の萎縮性変化はあっても，発病した症例と発病しない症例で形態的にはその差を見出すことはできません。

①くも膜下出血の術後の認知症に共通している画像上の所見

　くも膜下出血の術後の認知症に共通しているのは，画像上の白質の虚血所見など，いかにも脳循環が低下していそうな所見があるということです。くも膜下出血を起こすと脳血管の血管壁に炎症が起こり，狭窄性の変化が起きます。これが脳血管攣縮です。ある一定以上の虚血になると脳梗塞になりますが，脳梗塞には陥らなくてもその後の慢性的な脳循環不全が起きます。このことから，脳全体あるいは局所の脳血流の低下が認知症を誘発している可能性があります。

　脳血流が関係しているのであれば脳血管性認知症（VD）と考えてもよいのですが，臨床症状はまさにATDなので，脳血流低下が関与したATD（混合型認知症）と考えたほうがよいかと思われます。

②出血による遅発性の障害？

　また出血による遅発性の障害も考えられます。赤血球（血液）が海馬などの脳の重要な部位に何らかの悪影響を与えている可能性があります。脳挫傷後の認知障害はよく経験されます。頭部打撲などによる比較的軽微な頭蓋内出血でも遅発的に認知症をまねくことがあり，血管外に出た血液が脳障害の原因になっている可能性があります。

　未破裂脳動脈瘤の手術後のピック化については，前頭葉の障害よりも側坐核などの前脳基底部の障害が関係しているのかもしれません。

　脳下垂体の近傍にある前脳基底部は術中に血液が垂れ込む部位です。術後のピック病は未破裂の中大脳動脈瘤の手術でも起きます。中大脳動脈瘤の手術は前脳基底部からは離れた部位なので，もしかしたら垂れ込んだ血液が微小な脳血管に悪影響を与え，側坐核などの神経核に何らかの悪影響を与えているのかもしれません。

術後に発症する認知症の治療は？

①くも膜下出血の術後の認知症

　くも膜下出血の術後の認知症でもコリンエステラーゼ阻害薬がある程度

は有効です。筆者は認知機能が急速に悪化する場合はリバスチグミン（イクセロン®・リバスタッチ®）を使い，比較的緩徐である場合はガランタミン（レミニール®）を使っています。

認知機能の改善で最も効果的なのはシロスタゾール（プレタール®）であり，筆者はプレタール®をコリンエステラーゼ阻害薬との併用，あるいは単独でよく使います。プレタール®は多くの場合，少量でも効果的です。また脳循環を考慮し，あまり血圧を下げすぎないようにしています。

②脳動脈瘤術後のピック病

破裂／未破裂脳動脈瘤の術後のピック化は，認知症のピック病の治療と同じです。易怒性やハイテンションなど，興奮系の行動・心理症状（BPSD）は抑制系の薬剤を使いコントロールします。そして認知機能の改善に関しては，筆者はほぼ全例でプレタール®を使っています。少量のレミニール®も有効です。

◎

脳ドックが頻繁に行われ，未破裂脳動脈瘤が数多く発見される時代になりました。しかし手術が成功し，脳動脈瘤が完璧に治療できても認知症化すれば患者さんのためにはなりません。生活の質は大きく低下します。

脳神経外科医は手術が終わればすべてが終わりなのではなく，術後の認知症化が遅発的にも起こりうることをぜひ知って，外来での慎重なフォローアップを行って頂きたいと思います。そして認知症化の際の対応についても知って頂ければ幸いです。

column 　特発性正常圧水頭症の治療について

　「治る認知症」としてテレビなどのマスコミでもよく取り上げられる特発性正常圧水頭症ですが，その診断と治療について筆者の考えを記そうと思います．認知症の患者さんを数多く診ている脳神経外科医の意見です．

正常圧水頭症の症状

　正常圧水頭症とは，脳の中や脊髄の外側を流れる髄液が溜まり，脳室と呼ばれる脳の中の髄液のプールが拡大し，周囲の脳を圧迫するためにもの忘れや歩行障害，トイレ問題（排尿が間に合わない）などの症状が認められるようになる病気のことです．

　正常圧水頭症はくも膜下出血などでよく認められますが，その中で原因がわからないものを「特発性正常圧水頭症」といいます．高齢者の認知症では数％を占めると言われています．

　もの忘れ症状は，主に記憶の障害と意欲の低下です．ぼんやりして反応が遅くなったりすることもあります．アルツハイマー型認知症（ATD）のような易怒性や妄想などはあまりありません．

　歩行障害は，歩幅（足の間隔）がやや広く，すり足，または小刻みなちょこちょこ歩きです（図1）．

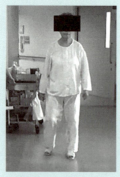

図1 ▶ 特発性正常圧水頭症の歩行
やや歩幅が広く，すり足や小刻みでゆっくりと歩く．

トイレ問題は，排尿が間に合わないことで失禁が認められるようになります。

診断と治療方法

診断はCTやMRIなどの画像検査で容易ですが，手術適応を決めるためには髄液排除試験（タップテスト）を行います。これは腰に針を刺し（腰椎穿刺），髄液を30mLほど排除することで，前述の症状が改善するかどうかを調べるテストです（図2）。テスト前後の評価を行うために1〜3日程度の入院を必要とします。このタップテストで効果を認めればシャント手術が考慮されます。

シャント手術には，頭とお腹の中を細い管でつなぐ脳室−腹腔シャント（V-Pシャント）と，腰の部分の脊髄腔とお腹の中とを細い管でつなぐ腰椎−腹腔シャント（L-Pシャント）があります。シャントは過剰に溜まった髄液を腹腔に逃がして脳脊髄圧を下げることで，もの忘れ症状や歩行，トイレ問題を改善させます。

シャント手術による改善効果は，歩行障害が9割，もの忘れが5割，トイレ問題が6割程度です。症例によっては劇的に改善することもあります。

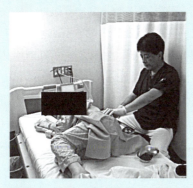

図2 ▶ タップテスト
局部麻酔で腰椎穿刺（ルンバール）を行い髄液を30mLほど排出させ，歩行障害やもの忘れ，トイレ問題などの症状の改善をみる。

少なくないシャント手術の問題点

　良いことずくめのようですが，実は多くの脳神経外科医はこのシャント手術に積極的ではありません。認知症に対する理解が乏しいこともありますが，合併症も少なくないからです。合併症のためにベテランの脳神経外科医ほどシャント手術に消極的であり，特発性正常圧水頭症の治療が脳神経外科の中でもメジャーにならない原因のひとつになっています。

①シャント手術後のオーバードレナージ

　シャント手術後によく経験されるのが硬膜下血腫です。これは髄液を流しすぎるために起こる合併症でオーバードレナージ（過剰排出）といいます。オーバードレナージをできるだけ少なくするために20年以上前から圧可変式バルブや，流れ過ぎ防止の装置が使われるようになっていますが，それでもオーバードレナージは多く経験されます。

　シャント手術の一番の問題点は，感染や閉塞，L-Pシャント後の腰や足の痛みよりも，このオーバードレナージです。筆者はシャント装置の直列法（2個の装置を直列で連結する）や，アンチサイフォンデバイス（流れ過ぎ防止装置）の使い方などをいろいろと工夫しましたが，このオーバードレナージの問題が克服できないケースを多く経験しました。

　よく，術前と術後の脳室の大きさをCTやMRIで表したものを目にしますが，筆者が考えるに術直後に脳室が縮小するというのは，正常圧水頭症においてはかなりのオーバードレナージです。髄液の引き過ぎです。萎縮した高齢者の脳はコンプライアンスが低い（脳の柔軟性がない）ことが多く，容易に過度の低髄圧になってしまいます。

　筆者は30年近く前から数多くのシャント手術を行ってきましたが，何度もこの問題に直面し，冷や汗もかいてきました。オーバードレナージはV-PシャントだけでなくL-Pシャントでも生じることがあります。チューブが脊髄硬膜を貫通するところで横漏れが起こるからです。

②シャント装置の問題点

　シャント装置を一度設置すると，毎日100mL以上の髄液が髄腔から腹

腔に流れ続けます。脳脊髄腔の容量は150mLしかないのに100mL以上の髄液が排出されるのです。圧可変式バルブでできるだけ流れないように最大圧に設定しても100mL以上の髄液が流れます。対して突発性正常圧水頭症という病態は，1日10mLあるいは20mLほどの髄液が減るだけで治療には十分なのです。この乖離に問題があります。

　筆者はこの問題を解決するには圧可変式ではなく定量式のバルブを使うしかないと考え，新しいアイデアを持って（詳細な設計図を描いて）ある製造元の米国本社の責任者とも話をしましたが，反応はいまひとつでした。欧米では製造元も含めて高齢者の特発性正常圧水頭症に対する理解があまりないようです。現状では既存の圧可変式バルブを使うしかありません。

シャント手術で良くならない場合の薬物治療

　特発性正常圧水頭症の患者さんにはATDやレビー小体型認知症（DLB）などの変性性認知症を合併している患者さんが多数います。そのため，せっかくシャント手術をしても，もの忘れだけでなく歩行障害もあまり良くならないことがあります。

　シャント手術を行っても効果に乏しい場合には，リバスチグミン（イクセロン®・リバスタッチ®）が非常に効果的です。やはり大事なのは少量で使うことで，開始は2.25mgか4.5mg，維持量は多くても9mgまでです。特発性正常圧水頭症の患者さんでも過量投与で歩行困難になります。筆者はほとんど4.5mgで維持しています。徐脈性の不整脈や高度の心不全さえなければ使えます。

　他のコリンエステラーゼ阻害薬ではなくイクセロン®・リバスタッチ®を使う理由は，歩行も改善させるからです。認知機能の改善も特発性正常圧水頭症ではイクセロン®・リバスタッチ®が最も優れています。

　また，何らかの理由で特発性正常圧水頭症と診断されてもシャント手術ができない場合（手術不適応例），タップテストさえもできない場合にもイクセロン®・リバスタッチ®は有効です。

V章
認知症のかんたん治療〈病棟編〉

急性期病棟のせん妄と認知症治療

1 急性期病棟医こそ認知症を学ぶべき

1) 急性期病棟の現状

　大学病院であろうと市中の救急病院であろうと，現在の病院は高齢の入院患者さんであふれています。

　首都圏近郊の当院においては入院患者さんの過半数が高齢者であり，75歳以上の方も大勢いらっしゃいます。脳神経外科に入院する脳卒中の患者さんはほぼ全員高齢者です。内科の入院患者さんは肺炎など70歳以上の高齢者が大半を占め，整形外科は転倒・骨折などの80歳以上の高齢者がほとんどです。そして一般外科では90歳でも大腸がんの手術を行う時代です。

　この現状は急性期病棟であればどこの病院でも同様だと思います。そして共通した悩みは，入院患者さんのせん妄と認知症化（入院後に"ボケ"てしまう）です。中には入院前から認知症の方もいらっしゃいます。認知症を数多く診ている急性期の医師（筆者）がみるに，入院されている患者さんの半数が認知症とその予備軍です。この現状もおそらく全国どこの病院も同じでしょう。

　入院患者さんの認知症は急性期の治療を実に困難なものにします。点滴を自己抜去する，ドレーンを引っ張る，尿バルーンを抜く，そしてベッドから降りようとして転落，あるいは転倒して頭を打つ——。

　これらの困った行動を抑制するために手足を拘束する安全帯が当然のように用いられ，鎮静のための薬剤が投与されます。

ベンゾジアゼピン系の睡眠薬は認知症やせん妄を誘発し，抗精神病薬は使い方を間違うと認知症を悪化させ，時に生命の危機に陥らせることもあります。

　せん妄や認知症化は入院期間を延長させ，自宅復帰を困難なものにします。これは急性期病棟を含め，すべての病院の悩みだと思います。

2) 入院患者のせん妄と認知症化にどう対応するか

　この現状を打開するには，急性期病棟の医師も認知症への理解と対応を身につけることです。

　手術をするだけではなく，点滴の指示を出すだけではなく，医師がせん妄と認知症の最低限の治療の知識を身につけるのです。不穏や暴力的行為，徘徊を看護師まかせにするのではなく，きちんとした対応ができるようになることです。すべてを医療スタッフまかせにするから皆が疲弊するのです。

　これは医療の専門化，細分化という時代の流れからすると逆行する考えですが，せん妄や認知症についても精神科などの専門家が対応するという理想的な医療は，大学病院など大規模な病院であればともかく，一般の病院では非現実的です。どこの病院にも精神科医や神経内科医がいるわけではありません。むしろ，いるほうが稀でしょう。

　そのため内科医であっても外科医であっても，また整形外科医であっても，自分の患者さんは自分で良くする，悪化させない，人まかせにしないという考え方が必要です。

　もちろん多くの医師は，せん妄や認知症に関するトレーニングは積んでいませんし，忙しい診療でその機会もないでしょう。専門書でじっくりと学ぶ時間もないと思います。そのためにこの章を書きました。この章に書いてあることだけを覚えて頂ければ，すべてではないにしても，病棟の患者さんのせん妄と認知症，そして認知症化もほとんど治療できます。

　治療は非常に「かんたん」です。せん妄の教科書や専門書よりも簡単に，できるだけわかりやすく書きましたので，ぜひマスターして下さい。

2 せん妄とは何か

　せん妄とは脳が混乱した状態であり，その原因は多くが意識障害です。加齢や脳血流の低下などで脳の機能が落ちているところに，感染症や脱水症などの身体的な負荷が加わり，あるいは入院や手術などのストレスなどが関係し，脳が正常に働かなくなった状態です。

　狭義のせん妄は急性に発症し，不穏や興奮など，あたかも精神病のような症状が出現するものですが，せん妄は注意障害や不眠だけのこともあれば，幻視や妄想，錯覚など，認知症と同じような症状で発症することもあります。また記憶障害や見当識障害など，認知症とまったく同じ症状が認められることもあります。

　せん妄と認知症の違いは，せん妄は数時間〜数日の経過で発症するのに対して，認知症は数カ月単位の経過で徐々に認められるようになることです。しかし現実には，入院前から興奮などの行動・心理症状（BPSD）があれば明らかですが，もの忘れがあっても家族や介護者は「年齢相応」と考え，認知症とは認識していないケースも多く，入院後に症状が明らかになった場合，両者の区別は困難です。また入院後のせん妄から本当の認知症になる，あるいは入院後に軽い認知症から重症の認知症になるケースも多く，鑑別は簡単ではありません。

　しかし，難しく考える必要はありません。せん妄と認知症の治療方法はある程度共通しています。せん妄と認知症の正確な区別ができなくても，基本を押さえれば治療は「かんたん」なのです。

1) せん妄は意識障害である

　意識レベルと認知障害から，せん妄と認知症の関係を説明したのが 図1 です。

　簡単に言うと，認知症は意識レベルよりも脳の認知の働きが低下した状態ですが，せん妄は主に意識（覚醒）レベルが落ちたために脳の働きが低下した状態であるということです。

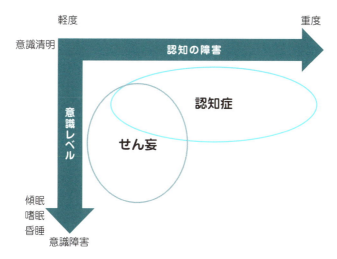

図1 せん妄と認知症の関係
せん妄と認知症の関係を意識レベルと認知障害の程度から図示した。
認知症は意識レベルよりも認知の障害のために脳の働きが低下した状態であるが，せん妄は主に覚醒レベルが落ちたために脳の働きが低下した状態である。

　ここで注意して頂きたいのは，認知症の中でレビー小体型認知症（DLB）あるいはアルツハイマー型認知症（ATD）でもレビー様（っぽい）の患者さん（隠れレビー）は，入院後に一気に症状を悪化させることが多いということです。
　DLBは意識障害を伴う認知症であり，入院後のレビー症状の悪化はせん妄と区別できないことがあります。DLBあるいは隠れレビーは，高齢者ではかなりの確率でいるので注意が必要です。
　筆者は入院時にこのDLB患者さん，あるいは患者さんのレビーっぽさを見逃さないことがせん妄予防の肝だと思っています。
　DLBの診かたはⅠ章「臨床かんたん診断」で書きましたが，高齢者で元気がなく，歩かせるとよちよち歩き，椅子に座らせると横に傾くのが特徴です。
　また高齢者の場合，脳の循環機能が低下しているので，脳血流が低下する夜間に異常な行動をとるようになることがあります。いわゆる「夜間せん妄」です。これは脳血管性認知症（VD）だけでなく高齢者ではATDで

も容易に起こります。

意識レベルが落ちる原因は様々です。まず注目して頂きたいのは低血圧です。動脈硬化が強く，脳血流が低下している高齢者では，収縮期血圧が110mmHgでも，本人にとっては低血圧のことがあるのです。ですから高齢者の入院後のせん妄を予防する方法のひとつは，血圧を下げすぎないことです。収縮期血圧140mmHgでもよく，血圧を高めに維持できれば，それだけでせん妄の発症は抑えられます。

せん妄は発熱などの身体疾患が誘因になることもありますし，様々な薬剤，時には手術麻酔が原因であることもあります。胃薬であるファモチジン（ガスター®）でせん妄になることもあります。また術後の貧血，低酸素，そして出血に伴う低血圧が誘因になることも多くあります。

2）過活動型せん妄と活動低下型せん妄（表1）

①過活動型せん妄

一般的にせん妄というと，怒りっぽくなったり興奮したりする状態をイメージされるのではないかと思います。記憶力が悪化したり，ここがどこだかわからなくなる見当識障害が起こると「認知症になった」と思われるかもしれません。点滴を引き抜けば「不穏」と思うでしょう。幻覚が出れば「○○さんがおかしくなった！」と病棟スタッフが慌てるはずです。

これらの興奮系の症状は認知症の行動・心理症状（BPSD）の陽性症状と同じです。異なるのは，せん妄では突然に発症するということです。既存の認知症の悪化もあるので厳密には区別できないですし，脳のメカニズムを考えると本質は同じなのですが，一時的な症状なので，うまく治療するとすぐに良くなります。

これらの興奮系のせん妄を「過活動型せん妄」といいます。

表1 ▶ せん妄の分類

過活動型せん妄	不穏，興奮，幻覚（特に幻視），妄想，不眠など
活動低下型せん妄	無気力，無関心，無表情，食欲低下，傾眠など
混合型せん妄	過活動型と低活動型の症状が混在

②活動低下型せん妄

　一方，元気がなく，日中も眠っていたり，食事も摂らなくなるなど，入院後に元気がなくなる，意欲がなくなるせん妄もあります。これが「活動低下型せん妄」です。一見うつ状態に見えることが多いので「うつ病？」と思われるかもしれず，過活動型せん妄とは真逆の症状なので，せん妄とは思われないかもしれません。

　この活動低下型せん妄も，認知症のBPSDの陰性症状と同じです。認知症とは異なり入院患者さんのせん妄の場合は，過活動型せん妄よりもこの活動低下型せん妄で苦労することが非常に多くあります。なぜなら元気がなくなり食事が摂れなくなると，退院させることができなくなるからです。

③混合型せん妄

　過活動型せん妄と活動低下型せん妄を行き来したり，症状が混在するせん妄もあります。これを「混合型せん妄」といいます。

3 せん妄の治療

　せん妄はまず身体疾患を治療することが大事ですが，併せて部屋の明るさや音，身体拘束などの様々な環境要因にも注意を払わなければなりません。もちろんスタッフによるケアも大事ですが，医師を含め多くの医療スタッフは，ケアだけではどうしようもないことをよく知っているはずです。

　ケアや対処の方法などは専門の教科書に譲り，本書では薬物治療を前提にした治療方法のみを説明します。

　以下の治療法はエビデンスはなく，ガイドラインにもまったく沿わない，当院だけで行っている方法です。経験的な治療方法ですが，非常に効果的ですので，ぜひ参考にして下さい。

1）新しいせん妄治療の考え方

　せん妄は意識（覚醒）レベルが低下したために脳の働きが低下した状態であると述べましたが（図1），「過活動型せん妄」「活動低下型せん妄」と

意識レベルとの関係を少し詳しく説明したいと思います。本書の治療はおそらくどこにもないまったく新しい発想に基づく治療方法ですが，この治療の理解のために必要な知識です。

① 意識レベルとせん妄の関係

図2は意識レベルとせん妄の関係です。わかりやすく言うと，**活動低下型せん妄は意識レベルが少し低下した状態で，過活動型せん妄は意識レベルが活動低下型せん妄よりもさらに落ちた状態**です。おおまかな目安をJapan Coma Scale〔JCS（3-3-9度方式）〕で表現すると，だいたいⅠ〔1〜3（1桁）〕のレベル，軽度の意識障害です。

意識が清明な状態であれば不安だけなのですが，少し意識レベルが落ちればうつ症状が認められるようになり，さらに意識レベルが落ちるとアパシー（無関心・無意欲）になります。ここまでが活動低下型せん妄です。

これ以上に意識レベルが落ちると妄想が出たり，周囲の状況がわからなくなり不穏となったり，抑制されると暴力的な行為が認められるようになります。さらに意識レベルが下がると幻覚，特に幻視が認められるようになります。

実際にはレビー小体型認知症（DLB）などの認知症の混在があり簡単ではないのですが，おおまかなイメージでいうと図2のようになります。

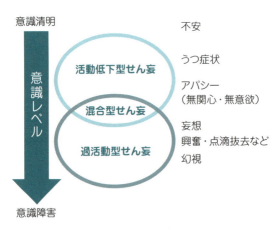

図2 意識レベルとせん妄の関係

②ベンゾジアゼピン系薬と抗精神病薬

睡眠薬やエチゾラム（デパス®）などの**ベンゾジアゼピン系薬がせん妄や認知症を誘発しやすいのは，覚醒度を下げる，意識レベルを下げるからです。**

ベンゾジアゼピンはγ-アミノ酪酸（GABA）という脳の抑制系の神経伝達物質の作用を強め，脳の働きを抑制させる方向に働きます。そのため抗不安作用や鎮静，催眠作用，筋弛緩作用，抗痙攣作用があるわけですが，問題なのは脳全体の働きを抑制するということです。

これに対して抗精神病薬は，線条体など基底核や，中脳など脳幹からのドパミンの作用を弱めて大脳を抑制するのですが，脳全体の働きを抑制するわけではありません。主にドパミンに関係する脳活動だけを抑制するのです。ここが両者の違いです。

ベンゾジアゼピン系薬として有名なのは抗不安薬であるデパス®や，トリアゾラム（ハルシオン®）などの睡眠薬です。これらがせん妄の原因になるのは，脳全体の活動を抑制するからです。覚醒度を下げるためにせん妄を誘発するのです（**図3**）。

健康な方であれば多くの場合問題ないでしょうが，認知症予備軍の高齢者や，高齢の入院患者さんではベンゾジアゼピン系薬でせん妄が起きやすくなります。

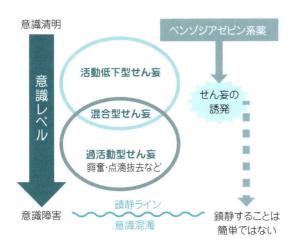

図3 ▶ ベンゾジアゼピン系薬がせん妄を誘発する理由

また，せん妄ではないのですが，入院時に不穏や興奮が認められるようになった患者さんが実はドネペジル（アリセプト®）を服用している場合がかなりあります。そのような場合にはアリセプト®を中止して下さい。3日目には嘘のようにおとなしくなります。アセチルコリンの補充が必要と考えられたら，リバスチグミン（イクセロン®・リバスタッチ®）4.5mgをアリセプト中止後3日目から貼付開始して下さい。

③覚醒させるせん妄治療

抑制系の薬剤を使ってせん妄を鎮静する場合，意識レベルでいうと意識混濁のレベルにまで意識を下げる必要があります（図3）。

ベンゾジアゼピン系薬で意識混濁のレベルにまで覚醒度を下げることは簡単ではありません。軽いせん妄であればおとなしくなるでしょうが，中途半端に覚醒度を下げると逆に興奮することがあります（奇異反応）。

ベンゾジアゼピン系薬よりも効果的なのは抗精神病薬を適量で使うことです。しかし，ここまで本書を読まれてきた方は気づくのではないでしょうか。鎮静させるだけがせん妄の治療方法ではありません。覚醒させればよいのです。

鎮静させる治療は様々なリスクを伴います。患者さんの日常生活動作（ADL）レベルを下げ，時に認知症が悪化し，肺炎の合併率も増えます。また入院患者さんの死亡率の上昇にもつながります。

本書のせん妄治療で主役になるのは認知症治療薬であるイクセロン®・リバスタッチ®です。認知症治療薬であるイクセロン®・リバスタッチ®で活動低下型せん妄だけでなく，過活動型せん妄も治療できます（図4, 5）。

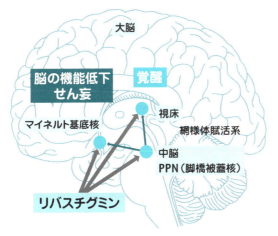

図4 新しいせん妄治療：リバスチグミン（イクセロン®・リバスタッチ®）で脳を覚醒させる

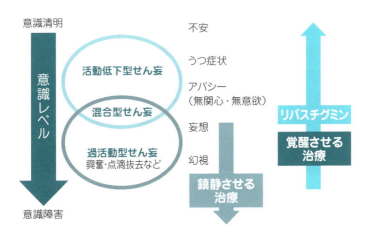

図5 新しいせん妄治療の考え方

2) 過活動型せん妄の治療

　急性期病棟で一般的な，興奮するせん妄の治療法です。イメージとしては我を失っていた患者さんが，リバスチグミン（イクセロン®・リバスタッチ®）で我を取り戻す感じです。抗精神病薬を使って鎮静させるよりも格段に安全であり，しかも効果的です。

① 過活動型せん妄の治療法

　イクセロン®・リバスタッチ® 4.5 mg（低体重者には 2.25 mg）を貼付します。一番小さいパッチは 4.5 mg ですが，ハサミで切って使ってもまったく問題はありません。

　タイミングは発症後できるだけ早いほうが効果的です。効果は40分〜1時間ほどで認められるようになります。治療期間は通常1，2日で1，2枚ですが，再発が予想される場合には3日以上使用します。

② 過活動型せん妄の治療上の注意点

a) 効果を認めやすい場合，認めにくい場合

　過活動型せん妄の不穏，興奮ならイクセロン®・リバスタッチ®だけで効果がありますが，もともとある認知症の行動・心理症状（BPSD）なら効果を認めません。むしろ前頭葉が賦活されて，落ちつきがなくなるなど症状が悪化することがあります。その場合にはパッチを剥がします。

　家族などからの情報がないと認知症のBPSDなのか，入院後に発症したせん妄なのかが判断できないことがあります。もともと易怒性がある，興奮しやすい認知症の患者さんであったのならイクセロン®・リバスタッチ®による鎮静効果は得られません。効果があるのは，前日あるいはつい先ほどまで普通で，おとなしかった患者さんが急に不穏になった場合です。ですから入院時に家族から情報を得ておくことが非常に大事です。

　治療成功率は約60％ですが，意識レベルの低下を原因とする，いわゆる純粋なせん妄であれば，これだけで治療できます。

b) せん妄治療に 9 mg 以上は使わない

　本書で紹介する治療量をぜひ守って下さい。せん妄に対するイクセロン®・リバスタッチ®の至適用量は 4.5 mg です。副作用だけでなく，か

えって不穏になるなど逆効果になることもあるので，せん妄の治療に9mgを使ってはいけません。アルツハイマー型認知症（ATD）におけるイクセロン®・リバスタッチ®の規定量は18mgですが，せん妄治療では絶対に18mgを貼ってはなりません。入院患者さんは全身状態が悪いことが多く，18mgを使うと重篤な副作用が出現することがあります。

　循環器系の合併症がある場合には少量であっても症状を悪化させることがあるので，使用は避けて下さい。他のコリンエステラーゼ阻害薬同様，徐脈を悪化させるため，洞不全症候群の患者さんには禁忌です。また心不全を悪化させることもあります。もしリスクがある場合には少量かつ短期間で使うことが大事です。

　また，嘔吐は誤嚥性肺炎の原因になりますので，嘔吐の可能性がある場合には，極少量を使うなど慎重に使用して下さい。もともと嘔気のある場合は，使用を避けます。

　海外では内服薬のリバスチグミンを用いたせん妄の治験が中止されていますが，おそらくこれらの副作用が中止の原因になったと考えられます。一番大事なのは使用量です。思わぬ副作用を回避するために必ず少量で使うことです。

　せん妄に対する治療例を図6～8に示しました。

③効果が不十分な場合

　イクセロン®・リバスタッチ®だけで効果が不十分な場合には以下の薬剤を併用します。

a）シチコリン注

　シチコリン（ニコリン®H）は脳を賦活させる薬剤（脳代謝改善薬）で，古くから脳卒中や頭部外傷後の意識障害に用いられてきました。残念ながら急性期の脳卒中に対する効果は十分なものではなく，現在ではほとんど使われることはなくなりましたが，せん妄には効果があります。

　治療はニコリン®H 500～1,000mgを生食100（または50）mLに溶かして15分ほどで点滴します。ゆっくり静注するか，筋注してもかまいません。1,000mgでは時に興奮に傾くことがありますが，しばらくすると治まります。低体重者や85歳以上の高齢者では効き過ぎることがある

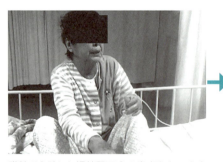
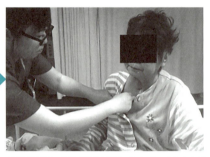

発熱で入院した慢性腎不全の患者さん。夕方までは普通だったが，夜になり突然豹変。点滴を抜去しベッドから降りようとする。

3時間ほど不穏と興奮が続いたため，このままでは危険と判断。リバスタッチ®4.5mgを貼付。

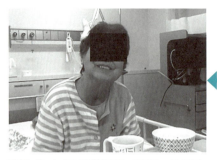
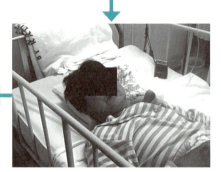

翌朝，まったく元の状態に戻っている。このあと順調に経過し自宅退院となった。処方したのはリバスタッチ®4.5mg1枚のみ。

効果は40分後から現れた。おとなしくなり，我を取り戻した感じであった。睡眠薬も鎮静薬も使わずに寝てしまった。

図6 せん妄に対するリバスタッチ®による治療①
75歳女性，突然「お父さんが迎えに来ているから帰る」と言い出した内科の患者さんの例。

ので，最初は500mgで治療したほうがよいでしょう。

後述しますが，ニコリン®H注は活動低下型のせん妄にも効果があります。

b) 抑制系薬剤の併用

イクセロン®・リバスタッチ®を貼付して1時間を経過してもまったく効果が認められない場合には抗精神病薬の使用を検討します。認知症のBPSDの治療と同じですが，認知症と異なるのは，抗精神病薬の使用は1～数日と，一時的なものにとどめるということです。

経口摂取が可能な場合，イクセロン®・リバスタッチ®4.5mgを貼付し

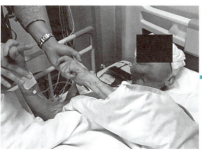

慢性硬膜下血腫の術後の患者さん。術前にはおとなしかったが，術後，夜になり突然暴れ出した。かなり凶暴で，看護師からSOS。

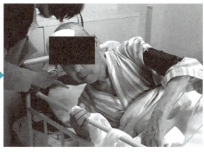

しばらく話をして説得したが，点滴を自己抜去し，大事なドレーンも引っ張り，かなり危険な状態になった。

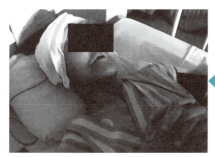

効果は45分後から現れた。長時間暴れていたのが急におとなしくなり，1時間後には寝てしまった。翌日以降はせん妄は起きなかった。

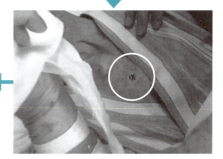

前胸部にリバスタッチ®4.5mgを貼付。

図7 せん妄に対するリバスタッチ®による治療②
79歳男性，術後，夜間に急に興奮するようになった脳神経外科の患者さんの例。

ながら，チアプリド（グラマリール®）25mg×1〜3（最大で50mg×3まで）を使用します。効果が不十分な場合にはクエチアピン（セロクエル®）25mg×1〜3を使います（糖尿病には禁忌）。

　抗精神病薬を使うことに慣れていない場合でも，この2剤を短期間で使うのであれば副作用を心配することはありません。ただし過鎮静になった場合には直ちに減量して下さい。

　それでも効果を認めない場合にはリスペリドン（リスパダール®），またハロペリドール（セレネース®）の使用を考慮しますが，当院ではせん妄に

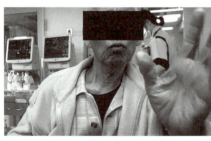
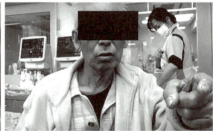

膵臓がんの患者さん。入院3日目。入院後，何も問題はなかったが，2日目の夜から様子がおかしくなった。落ちつきがなくなり，荷物をまとめて「帰る！」と言い出した。興奮してまったく寝なかったとのこと。看護師が「今日は検査がありますよ」と言うと，「早く終わらせろ！ 終わったらすぐ帰る！」と言い，点滴もさせてくれず，すべてのことを拒否。

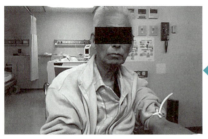
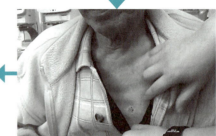

1時間後，落ちつきを取り戻した。拒否していた点滴も，問題なく実施。その後は不穏もなく，リバスタッチ®貼付は7日間で終了した。

家族の了解を得てリバスタッチ®4.5mgを貼付。

図8 ▶ せん妄に対するリバスタッチ®による治療③
75歳男性，入院3日目の夜に突然不穏になった外科の患者さんの例。

イクセロン®・リバスタッチ®を使うようになった2013年以降，リスパダール®やセレネース®を使うことはなくなっています。

図9に過活動型せん妄の治療をまとめました。

④興奮時の対応について

　　せん妄の治療を成功させるには初期の対応が大事です。不穏や興奮が認められたからといってすぐに患者さんの手足を抑制するのではなく，まず，よく話を聞いてあげて下さい。患者さんの正面から，顔をよく見て目を合わせ，できれば笑顔で話を聞くことが大事です。無理に笑う必要はあ

| アルツハイマー型認知症治療薬
リバスチグミン（イクセロン®・リバスタッチ®） | | 4.5mgで治療
（低体重者は2.25mg） |

ポイント
治療期間は原則1，2日。再発が予想される場合は3日以上使用する。

効果が不十分な場合
①シチコリン（ニコリン®H）500mg〜1,000mg
　＋生理食塩水50mL（または100mL）15分で滴下
②チアプリド（グラマリール®）25mg×1〜25mg×3（最大50mg×3）
③クエチアピン（セロクエル®）25mg×1〜25mg×3（糖尿病には禁忌）

リスペリドン（リスパダール®）やハロペリドール（セレネース®）が必要になることはほとんどない。

図9 過活動型せん妄へのリバスチグミン（イクセロン®・リバスタッチ®）による治療

りませんが，にこやかに接して下さい。

　語り口はゆっくりと，落ちついた声で話しかけます。決して大きな声を出したり，叱ったりしないで下さい。大勢で取り囲むとかえって興奮することがあるので，せいぜい2人くらいで対応します。不安を助長するので手首はできるだけつかまず，優しく身体に触りましょう。

　イクセロン®・リバスタッチ®を貼れば多くの場合1時間以内に落ちついてきますので，その間に患者さんに何か苦痛はないか，不安になるようなことはないかを観察し，もし原因になるようなこと（誘発因子）があれば，できるだけその原因を取り除きます。点滴が苦痛であるのなら，可能であれば一時的に点滴ラインを外してもよいでしょう。

column

幻視で発症するせん妄の治療

　過活動型せん妄が幻視で始まる場合の治療法を解説します。幻視（幻覚）の原因は薬剤性のこともありますが，高齢者の場合は，もともとレビー小体型認知症（DLB）である患者さんが，入院後に幻視で発症するケースが多いということを知っておきましょう。入院後に急におかしくなると家族は非常に驚きます。リバスチグミン（イクセロン®・リバスタッチ®）を使えば簡単に治療できる（図1）ので，早々に幻視を消失させましょう。

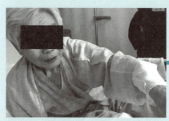

もともと認知症症状はない患者さん。軽いラクナ梗塞で入院となった。
入院後しばらくは順調だったが，入院1週間後に突然，「そこの窓のところに子猫がいる」と言い出した。

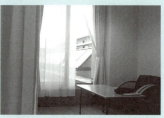

風で揺れているカーテンが猫のように見えるのか，窓のところに「子猫がうじゃうじゃいる」と言うが，子猫はいない。見舞いに来た家族が，突然の変化に驚く。

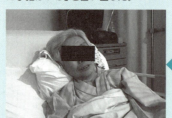

1時間後，「猫はいますか?」と聞くと，「もういないね」と言う。
その後も1週間2.25mgを貼ったが，以後は猫は見えなかった。本人も「カーテンが猫に見えたのかもしれないね」と，幻視のことを覚えている。その後無事に退院された。

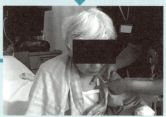

幻視はせん妄を起こしているためと判断し，家族に了解をとり，リバスタッチ®を貼付。体重が39kg以下のため2.25mgとした。

図1　幻視で発症するせん妄へのリバスタッチ®による治療症例
85歳女性，突然，「そこに子猫がいる」と言い出した患者さんの例。

幻視で発症するせん妄はイクセロン®・リバスタッチ®だけでほとんどが治療できます。4.5mg（低体重者には2.25mg）を貼付します（図2）。

効果は40分～1時間ほどで認められます。貼付した1時間後に再度話を聞いてみて下さい。おそらく幻視は改善しているはずです。発症直後であれば，80％以上のケースで幻視を消すことができます。

治療期間は1週間またはそれ以上です。過活動型せん妄の治療よりも治療期間を長くしますが，幻視はDLBが原因になっていることが多いので，いったん幻視が消えても後日再発することがあるためです。初期のDLBの場合，一度幻視が消えてしまえば2.25mgでも予防効果があります。

注意点は過量投与です。体重40kg以上でも逆に元気がなくなる，食欲がなくなる，あるいは脚力が弱くなるなどの副作用が認められる場合にはハサミで切って2.25mgに減量して下さい。幻視で発症する患者はDLBで，薬剤感受性が強いことが多いからです。

イクセロン®・リバスタッチ®だけで効果が不十分な場合には以下を併用しますが，効果がないことは稀なので，実際に併用することは稀です。

アルツハイマー型認知症治療薬 リバスチグミン（イクセロン®・リバスタッチ®）		4.5mgで治療 （低体重者は2.25mg）

ポイント
レビー小体型認知症がある場合，再発が多いので，治療は1週間以上実施したほうがよい。一度幻視が消えれば2.25mgでも効果がある。

効果が不十分な場合
① シチコリン（ニコリン®H）500mg～1,000mg
　＋生理食塩水50mL（または100mL）15分で滴下
② シロスタゾール（プレタール®）50mg×2
③ 抑肝散1包～2包（最大3包）

妄想や不穏が認められる場合にはクエチアピン（セロクエル®）などの抗精神病薬を使うが，必要になることは稀である。

図2 幻視で発症するせん妄へのリバスチグミン（イクセロン®・リバスタッチ®）による治療

① シチコリン

　せん妄と同じくシチコリン（ニコリン®H）が効果的です。500～1,000 mgを生食100（または50）mLに溶かして10～15分ほどで点滴します。高齢者の幻視には500mgでも効果を認めることがあります。

② シロスタゾール

　シロスタゾール（プレタール®）も幻視に効果的です。単独でも効果的ですが，効果を認めるには数日～2週間ほどかかるので，早々の効果を期待する場合にはイクセロン®・リバスタッチ®と併用します。

③ 抑制系薬剤の併用

　妄想や不穏が認められるような場合，イクセロン®・リバスタッチ®で効果が不十分であればクエチアピン（セロクエル®）12.5mg×1～25mg×2を併用します（糖尿病には禁忌）。

　幻視だけの場合，抑肝散だけでもある程度の効果があります。初期であれば1～2包でも有効なことが多いのですが，もし効果が不十分で3包を使う場合には一時的な使用にします。

3) せん妄の予防的治療と入院患者の認知症化の予防

① せん妄・認知症化予防に効果的なリバスチグミン（図10, 11）

リバスチグミン（イクセロン®・リバスタッチ®）が最も有効なのが**せん妄の予防**です。せん妄の発症前に予防的に使用するのが最も効果的です。

せん妄の出現を前もって予想することは困難かと思いますが，75歳以上の高齢者では，かなり高い確率でせん妄が起こるので，当院では「その

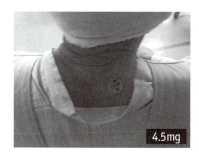
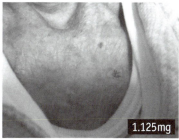

貼付部位はどこでもかまわない。貼付の確認がしやすいのは前胸部や後頸部，背部などだが，腕や足に貼ってもまったく問題はない。
1.125mgや2.25mgは小さいので剥がれてしまうことがあり，その場合には新しいパッチを貼り直す。貼り間違いを防ぐために細書きの油性マジックで日付を書いておくようにするとよい。

図10 せん妄・認知症化の予防的治療：リバスチグミン（イクセロン®・リバスタッチ®）の貼付

アルツハイマー型認知症治療薬 リバスチグミン（イクセロン®・リバスタッチ®）		2.25mgあるいは4.5mgで治療 （75歳以上の高齢者は2.25mgで開始）

ポイント
高齢かつ低体重者の場合は2.25mgでも過量投与になることがあるので1.125mgから開始するのがよい。増量は慎重に行う。
治療は入院中実施するが，ADLの改善が認められる場合は退院後も継続してよい。
出血などのリスクがない場合，シロスタゾール（プレタール®）も効果的であり，50mg×2で開始する。

図11 せん妄の予防的治療と認知症化の予防：リバスチグミン（イクセロン®・リバスタッチ®）による治療

気配」があれば貼付しています。数多くの患者さんを見慣れてくると，高齢者のせん妄の出現は予想できます。筆者の受け持つ脳神経外科の病棟では，イクセロン®・リバスタッチ®を使うようになった現在，せん妄の発症はありません。特に高齢者でよちよち歩きのレビー様の患者さんには予防的治療が効果的です。

　また急性期病棟で入院患者さんのせん妄と同じく問題になるのは，患者さんが入院後に認知症化してしまう（"ボケ"てしまう）ことです。しかしイクセロン®・リバスタッチ®を使えば入院患者さんの認知症化を防ぐことができます。

　認知症と診断されていない患者さんに認知症の治療薬を使うことには抵抗があるかもしれませんが，認知症化させないことは病院だけでなく患者さん，そして患者さんの介護者にも多大なメリットがあります。認知症化してしまって一番困るのは家族，介護者です。介護者のためにも患者さんを認知症化させないようにしましょう。

②せん妄・認知症化の予防の方法

　せん妄の予防には2.25mgまたは4.5mgを貼付します。75歳以上の高齢者であれば2.25mgでも十分なことが多く，不足すると思われる場合には4.5mgに増量します。また予防の場合，低体重者は1.125mgで開始するのが無難です。過量投与になると，まず食欲がなくなります。

　認知症化が予想される場合も同様です。治療は入院中実施しますが，高齢者で，貼付後に日常生活動作（ADL）レベルが上がって調子が良いようであれば退院後も継続してよいと思います。

③シロスタゾールもせん妄・認知症化予防に有効

　もし出血系のリスクがなければシロスタゾール（プレタール®）もせん妄・認知症化の予防に効果的です。しかし予防的治療はイクセロン®・リバスタッチ®だけで効果を認めることがほとんどであり，使用できないケースを除けば，プレタール®が必要になることはほとんどありません。

④ せん妄・認知症化の予防治療上の注意点

a) リバスチグミン使用上の注意点

前述の通り高齢で体力のない患者さんでは4.5mgでも過量投与になってしまうことがあります。その場合には，1.125mgあるいは2.25mgを貼付します。

認知症化の予防は，せん妄の治療よりも長期間になることが多いので，副作用にはより注意して下さい。もし経過中に食欲低下，元気がなくなるなど体調を落とすような場合にはパッチをハサミで切って半分に減量して下さい。4.5mgなら2.25mg，2.25mgなら1.125mgになります。高齢者の認知症化の予防的治療には4.5mg以下の使用と思って下さい。9mg以上が必要になることはほとんどありません。

現在当院では75歳以上の高齢者には，最初の4～6日間ほどは2.25mgで治療を開始しています。そして異常がなければ4.5mgに増量しますが，2.25mgでも効果を感じる場合には，そのまま2.25mgで維持しています。2.25mgでも効果を認めるケースは全体の20％ほどあります。

なお前述の通り，徐脈性の不整脈や心不全がある患者さんへの使用には注意が必要です。重度の場合には使用を避けて下さい。

b) シロスタゾール使用上の注意点

シロスタゾール（プレタール®）には脈拍数を上げる効果があるので，徐脈が問題になるような患者さんには都合がよい場合があります。ただし，プレタール®にも心不全を悪化させる副作用があるので注意が必要です。

筆者は認知症化の予防目的で使う場合には50mg×2で治療しています。もし効果が不十分であれば100mg×2に増量しますが，認知症と異なり，せん妄の予防が目的であれば50mg×2でも十分なことが多いようです。50mg×2でも動悸などの副作用がある場合には中止しますが，可能であれば細粒を用いて25mg×2で治療を継続します。副作用がある患者さんはレスポンダーであることが多く，25mg×2でも効果を認めることが多いからです。

4）術後せん妄の予防（図12，13）

手術後のせん妄予防について説明します。リバスチグミン（イクセロン®・リバスタッチ®）だけでも十分な効果を認めますが，シチコリン（ニコリン®H）を使えばさらに有効です。

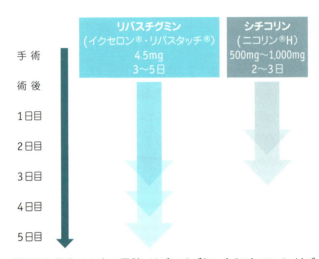

図12 術後せん妄の予防：リバスチグミン（イクセロン®・リバスタッチ®）とシチコリン（ニコリン®H）の使用

ポイント
治療は術後3～5日実施する。
嘔気など異常を認めたときはすぐに剥がす。
過去にせん妄の既往があるなどリスクが高い場合には，シチコリン（ニコリン®H）を併用する。
ニコリン®H 500mg～1,000mg＋生理食塩水50mL（または100mL）15分で滴下。術後2～3日実施。

図13 術後せん妄のリバスチグミン（イクセロン®・リバスタッチ®）による予防

①**術後せん妄予防の方法**

外科手術後のせん妄の予防には，術後，麻酔からの覚醒後にイクセロン®・リバスタッチ®4.5mgを貼付します。使用期間は3〜5日です。

過去にせん妄の既往があるなどリスクが高い場合には，ニコリン®H注500〜1,000mgも併用します。ニコリン®Hは点滴で，生食100（または50）mLに溶かして15分ほどで滴下します。使用期間は2〜3日で十分です。

イクセロン®・リバスタッチ®は術前から開始してもかまいませんが，副作用を回避するために術中は休止したほうが無難です。低体重者あるいは85歳以上の高齢者では2.25mgを貼付します。これだけで術後せん妄が予防できます。

②**術後せん妄の予防上の注意点**

効果を期待して9mg以上を貼付してはなりません。副作用で患者さんの状態を悪化させるリスクが高まります。全身状態が悪い患者さんにはより慎重に使用し，高度の徐脈や心不全のある患者さんには使用を控えて下さい。何らかの異常を認めたときにはすぐにパッチを剝がします。

特に嘔気には注意が必要で，貼付直後に嘔気を認めた場合にはすぐに剝がして対処します。嘔吐は誤嚥性肺炎の原因になるからです。

5) 活動低下型せん妄の治療

入院患者さんの中には元気がなく，寝てばかりで食事も摂ってくれなくなる高齢者がいます．せん妄というと興奮する症状だけがイメージされますが，実は過活動型と同じくらいこの活動低下型せん妄も多いのです．

活動低下型せん妄も，脳活動の低下（軽度の意識障害）であることが多く，リバスチグミン（イクセロン®・リバスタッチ®）で覚醒させることで症状を改善させることができます．

ただし，脳の賦活はアセチルコリン神経だけが担っているわけではありません．ドパミンやセロトニンも関係します．そこでイクセロン®・リバスタッチ®だけで効果を認めない場合，グルタチオン点滴を併用します．

① 活動低下型せん妄治療の方法

イクセロン®・リバスタッチ®は4.5mg（低体重者には2.25mg）を貼付します（図14）．

1～2日観察し，イクセロン®・リバスタッチ®だけで効果が不十分な場合にはグルタチオン点滴（1,000mgから1,600mg）を実施します．

通常は1～2日で効果が現れます．治療成功率はイクセロン®・リバスタッチ®だけで約60％，グルタチオン点滴を併用すれば80％です．もしグルタチオン点滴を併用しても効果が不十分な場合にはシチコリン（ニコリン®H）500mgから1,000mgを併用します．

| アルツハイマー型認知症治療薬
リバスチグミン（イクセロン®・リバスタッチ®） | | 4.5mgで治療
（低体重者は2.25mg） |

ポイント
治療期間は原則数日～1週間程度であるが，継続したほうがよい場合もある．

効果が不十分な場合
① グルタチオン1,000mg～1,600mg
　＋生理食塩水50mL（または100mL）15分で滴下．
② シチコリン（ニコリン®H）500mg～1,000mgをグルタチオン点滴に併用．

図14 活動低下型せん妄のリバスチグミン（イクセロン®・リバスタッチ®）による治療

治療期間は数日～1週間程度ですが，元気がなくて食べられなかった患者さんが，元気が出て食事ができるようになったらグルタチオン点滴は中止します。

イクセロン®・リバスタッチ®は効果を認めた後も4.5mgあるいは2.25mgで入院中継続したほうがよいようです。

② **活動低下型せん妄の治療上の注意点**

ほかの治療も同じですが，イクセロン®・リバスタッチ®の開始量は必ず4.5mg以下にします。また効果がないからといってすぐに9mgに増量することは避けて下さい。もし9mgに増量する場合には，少なくとも2～3週間以上の間隔を設けるようにします。

9mgでは効果がなく，13.5mg以上の量で初めて効果を認めるということがまったくないわけではありませんが，お勧めしません。最も大事なのは重大な副作用を回避することで，安全が第一です。

活動低下型せん妄に対するグルタチオン点滴は1,000～1,200mgくらいで開始し，効果が不十分であれば1,600mgまで増量するのがよいと思います。グルタチオン点滴の副作用は特にありません。

その他の治療方法として，筆者はこれまで活動低下型せん妄の患者さんにニセルゴリン（サアミオン®）やアマンタジン（シンメトレル®），ドロキシドパ（ドプス®），スルピリド（ドグマチール®），また抗うつ薬，そしてドネペジル（アリセプト®）などを使用してきましたが，効果に乏しいことが多く，現在はシンメトレル®以外はあまり使っていません。すべての症例で効果がないわけではないので，試してみるのは悪くないと思いますが，注意すべきはこれらの薬剤には様々な副作用があり，逆に患者さんの活力を奪ってしまうことがあるということです。特にドグマチール®は注意が必要です。使用する場合には副作用に注意し，漫然と使用しないことが大事です。

図15にリバスチグミンとグルタチオン点滴の併用治療症例を示しました。

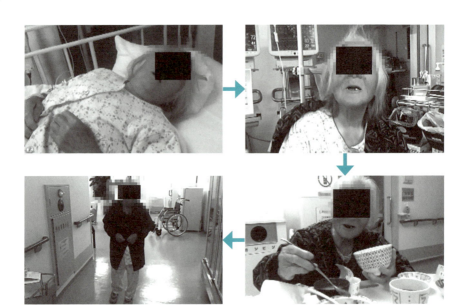

95歳女性，老化・廃用障害。交通事故で整形外科に入院。安静臥床としていたところ，1週間でまったく歩けなくなり，食事を摂らなくなり，胃瘻を検討することになった。リバスタッチ®2.25mgを貼付したところ疎通性は良くなったが，食事は摂ってくれない。
グルタチオン点滴（1,000mg）を実施したところ，直後から元気が出て翌日には食事を摂るようになり，3日目には歩けるようになった。点滴は1週間で終了。無事に自宅に退院となった。

図15 リバスタッチ®とグルタチオン点滴の併用治療症例

column
グルタチオン点滴治療について
――歩けない患者さんが歩けるようになる。
食べられない患者さんが食べられるようになる

パーキンソン病に対するグルタチオン治療

　グルタチオンは体内の主要な抗酸化物質であり，解毒物質です。脳においても様々な有害物質から脳を守る役割を担っています。パーキンソン病（PD）患者さんの脳内ではこの重要な物質であるグルタチオンが減少していることから，イタリアのサッサリ（Sassari）大学のチームがPD患者9人にグルタチオン600mg静注を1日2回，30日間投与したところ，全例で効果が認められ，運動機能の42%が改善したと1996年に報告しました[1]。

　米国においてはPerlmutterらにより，南フロリダ大学でグルタチオン療法の臨床試験が行われています。PerlmutterらによればPDに対するグルタチオンの効果は80〜90%であったということです。一般的には内服では効果がないとされ，グルタチオンの注射剤でのみ効果があります。

　わが国に，PDに対するグルタチオン点滴治療を最初に紹介された柳澤厚生先生によると，グルタチオン点滴だけでPDが治療できた例もあるそうです。

　PDに対するグルタチオンの作用機序はまだわかっていません。Perlmutterらによるとグルタチオンがフリーラジカル・スカベンジャーとして働き，ドパミン受容体の感受性を高めるのではないかと考えられています。

日本国内でのグルタチオン治療

　日本国内においては保険適用外の治療になることからグルタチオン点滴治療を実施している施設は少ないのが実状で，また古い薬であるために製薬会社には適用拡大のメリットがなく，臨床試験が行われることもありません。

　グルタチオンはわが国では40年以上前から慢性肝疾患や薬物中毒，妊娠高血圧症候群などの治療に使われてきました。1アンプル200mgで100円以下，ジェネリックなら50円以下と安価です。しかし適応外の疾患の治

療には保険診療では使えません．このため当院では今のところ無料で実施しており，1回1,000〜2,000mgの範囲で治療しています（図1）．

治療を開始した当初，1,200mg単回で治療したPD 8例に対する治療成績は5例で有効という結果でした．レビー小体型認知症（DLB）では，前述の通り（300頁）PD以上に有効のようです．

PerlmutterらはPDのうつ症状の改善もみられると報告しているのですが，筆者の経験でもPD，DLBでグルタチオン点滴を行った患者さんは点滴直後に表情が明るくなり，笑顔を見せることもあります．グルタチオンがドパミン（DOA）受容体だけでなくセロトニン（Ser）受容体にも働きかけている可能性があるようです．

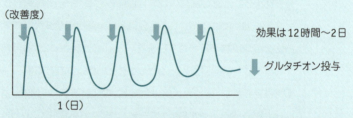

グルタチオン注 1,000mg（5A）〜2,000mg（10A）を生理食塩水 100（または50）mLに溶解し15分程度で点滴投与する．規定量の数倍〜10倍になるが，副作用は特に認めない．
効果は点滴終了直後から認められ，著効例では歩けなかった患者が直後に歩けるようになるなどの明らかな運動障害の改善が認められる．
作用時間が短く，パーキンソン病やレビー小体型認知症に対する効果は一時的であるが，繰り返して治療することで徐々に改善することがある．

図1 ▶ グルタチオン点滴治療の方法

PD治療薬の減量に使用

グルタチオンは代謝が速く，有効例でも効果は1〜数日と一時的です．PDに無効という報告はグルタチオンの効果が一時的であることが理由と考えられますが，1週間に1,2回あるいは月に1,2回の点滴を継続して行うことで徐々に長期の効果を認めることがあります．

また，グルタチオン点滴を繰り返し行うことでPD治療薬の減薬が可能になることが少なくなく，筆者は，現在はもっぱらPD治療薬の数と量を減らすことを目的にしてグルタチオン点滴を行っています。これはPD患者さんの多くが多剤併用，過量投与の弊害で悪化しているからです。

高齢者ではほぼ効果あり

　作用時間が短く，効果が一時的であるのがグルタチオン点滴治療の欠点ですが，単回治療でも元気がない高齢者には非常に効果的です。グルタチオン点滴はPDやDLBでなくても，高齢者には総じて効果があるのです。
　たとえ正常老化であっても廃用障害を認める患者さんや，入院で日常生活動作（ADL）レベルが下がってしまった患者さんを元気にさせることもできます。歩けなかった患者さんがグルタチオン点滴だけで歩行可能になることもあります。
　つまり高齢者ではアセチルコリン（Ach）だけでなくDOAやSerなど，脳内のすべての神経伝達物質が減少しているので，神経の伝達を賦活できれば，意識だけではなく気分から運動障害まで改善するのです。

リバスチグミンとグルタチオン点滴の併用

　Achを増やして覚醒させるのがリバスチグミン（イクセロン®・リバスタッチ®）の作用ですが，すべての患者を元気にさせることはできません。しかし，グルタチオン点滴を併用すると，かなりの確率で高齢患者さんの神経の伝達を賦活させることができます。
　つまりイクセロン®・リバスタッチ®で覚醒させることができても，気分が良くならないと元気が出ず，食事をしてくれないので，覚醒させるだけではだめなのです。
　元気のない高齢患者さんにグルタチオン点滴を実施すると，表情が明るくなり，食事をしてくれるようになります。そして運動能力が上がります。イクセロン®・リバスタッチ®にも脚力を強くする作用があるので，両者を

併用すれば運動障害が改善し，ADLが改善します．食事が摂れてさらに動けるようになれば，入院期間を短縮することができます．

　本書でのせん妄の治療は，脳内のAch, DOA, Serを賦活させればよいというまったく新しい発想による考え方です．イクセロン®・リバスタッチ®，あるいはシチコリン（ニコリン®H）との併用でAchを賦活し，グルタチオン点滴でDOAとSerを賦活するのです（図2）．

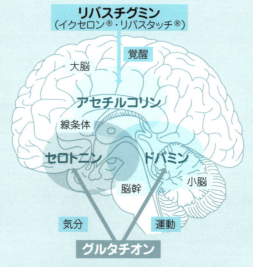

図2● リバスチグミン（イクセロン®・リバスタッチ®）とグルタチオン点滴の効果イメージ

グルタチオン点滴治療の実施方法（図3）

　グルタチオン点滴治療の効果は様々で，症例によりかなり差異はありますが，1,000mg以上で治療すればほとんどの症例で元気になる，歩けるようになる，嚥下が良くなるなど，何らかの効果を認めます．

　標準的には1,200mg（1日1回）を生理食塩水100（あるいは50）mLに溶いて15分ほどで点滴するとよいと思います．1,200mgでは効果が

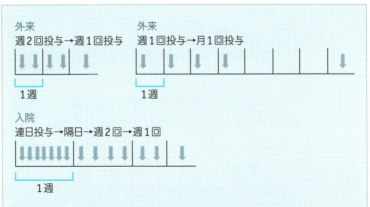

通常は1,200mg（6A）〜1,600mg（8A）を，外来の場合は週に1，2回から月に1回程度実施するが，入院患者の場合は1日1回を連日実施する。
効果が乏しい場合でも，グルタチオンを増量すると効果を認める場合がある。レビー小体型認知症，活動低下型せん妄や，遷延性意識障害などではシチコリン（ニコリン®H）500mg〜1,000mgも併用する。

図3 ▶ 外来・入院治療でのグルタチオン点滴治療の実施方法

なくても，1,400mg，1,600mgだと効果を認めることもあります。逆に1,000mg，800mgで効果を認めることもあります。一応の目安が1,200mg（200mg×6A）というわけです。

　外来では週1，2回〜月1回程度の点滴回数で実施していますが，入院患者さんでは連日実施し，食事が摂れ，ADLが改善した段階で終了しています。活動低下型せん妄の場合は効果発現が速いので，多くのケースが2，3回で治療を終了できます。

　当院では重症の寝たきりの患者さんにも治療を試みています。失外套状態に近い重症患者さんや遷延性意識障害の患者さんの場合，数週間は連日で点滴を行い，その後は隔日あるいは3日に1回というように回数を減らしています。

　意識障害がない場合であれば，身動きできないような85歳以上の高齢者であってもグルタチオン点滴で元気になり，食事が摂れるようになることが少なくありません。

グルタチオン点滴の有効率

　当院の入院患者さんのグルタチオン点滴の有効率は，活動低下型せん妄であればほぼ100％，元気のない高齢患者さんが食事をしてくれるようになるケースが80％以上，失外套状態に近い患者さんや遷延性意識障害の患者さんでは何らかの効果を認めるケースが約30％です。

　原則的にイクセロン®・リバスタッチ®を併用しての治療成績ですが，これまで有効な治療方法がなかったわけですから非常に満足できる数字です。グルタチオン点滴は保険適用外の治療ですが，コストがかかってもDPC（包括医療費支払制度）であれば早く良くなることにメリットがあるはずです。

運動機能の改善（図4）

　またグルタチオン点滴は，脳の障害で硬くなってしまった筋肉を柔らかくします。これも脳内のDOAが関係していると思われますが，寝たきり患者さんの関節の拘縮を柔らかくしますので，関節可動域（ROM）が悪化した患者さんのリハビリテーションにも有効です。肩と肘の関節が柔らか

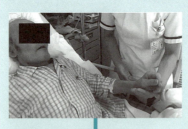

84歳男性，肺炎後の廃用障害で半年が経過。嚥下不能である。関節の拘縮が認められ，リハビリテーションも困難，車椅子にも乗せられない状態であった。

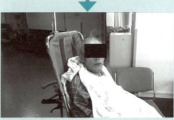

グルタチオン点滴を実施したところ関節の拘縮がとれ，経口からの食事摂取が可能になった。また股関節が柔らかくなったことで屈曲が可能となり，車椅子にも乗れるようになった。

図4 ▶ グルタチオン点滴治療の症例

くなれば,スプーンを口に持っていけるようになります。手足の関節が柔らかくなるだけで,患者さん本人もリハビリテーションスタッフのモチベーションも上がります。

　運動機能の改善ということでは嚥下障害も改善させます。イクセロン®・リバスタッチ®だけでも嚥下機能を改善させ,口の中に食物を溜め込むことが少なくなりますが,さらにグルタチオン点滴を併用すれば,かなりの確率で嚥下が可能になります（図5）。今まで苦労した嚥下訓練の努力が「何だったんだろう」と思うはずです。

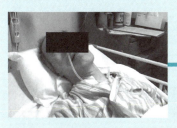
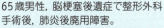
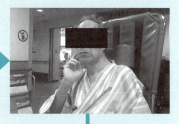
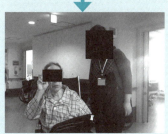

65歳男性,脳梗塞後遺症で整形外科手術後,肺炎後廃用障害。
もともと脳梗塞の後遺症で歩行障害を認めている。大腿骨頸部骨折の術後に肺炎となり,重症化。どうにか一命を取り留めたものの,重度の廃用障害となった。
食事が摂れず経管栄養を実施。胃瘻を検討したが,リバスタッチ®4.5mgとグルタチオン点滴治療（1,600mg）により意識障害と嚥下障害が改善し,再び経口で食事摂取ができるようになり,退院可能となった。

図5　リバスタッチ®4.5mg＋グルタチオン点滴治療の症例

グルタチオン点滴の効果が乏しい場合

　もちろん,グルタチオン点滴の効果がないケースもあります。イクセロン®・リバスタッチ®もそうなのですが,効果が乏しいのは脳内に多数のラ

クナ梗塞があるようなケースです。脳動脈硬化がきわめて強く脳循環が高度に障害されているケースでは効果が乏しいようです。同様に脳血管性パーキンソニズムにも，あまり効果がありません。

　嚥下障害も，仮性球麻痺，球麻痺（脳幹の障害）が原因の場合はグルタチオン点滴の効果を認めません。また脳梗塞の運動麻痺は良くなりません。これはイクセロン®・リバスタッチ®でも同じで，麻痺は良くなりません。

　ただし脳血管障害が原因である場合でも，高齢者では神経伝達物質が低下していることが多いので，著効しなくてもある程度の効果は期待できます。グルタチオン点滴，イクセロン®・リバスタッチ®使用時はこの点を理解して治療されるとよいと思います。

高齢者の多い救急病院にこそ有効

　以上のようにグルタチオン点滴治療は，多くの高齢者を抱える救急病院にこそ非常に有用な治療法です。現在，筆者はPDやDLBよりも外来では重症の認知症患者さんのレスキュー，救急や内科的疾患の高齢者のレスキュー，急性期病棟ではせん妄だけでなく，様々な疾患の元気がない高齢の患者さんに使用しています。

　グルタチオン点滴の治療成功率はきわめて高く，しかも副作用がないことから非常に有効な治療です。保険適用の問題はあるのですが，メリットは多いのでぜひ試みて頂きたいと思います。

　また病院だけでなく訪問診療においても，嚥下が可能となるということで，グルタチオン点滴は非常に有効な治療手段になると思います。

文　献
1) Sechi G, et al：Reduced intravenous glutathione in the treatment of early Parkinson's disease. Prog Neuropsychopharmacol Biol Psychiatry. 1996；20(7)：1159-70.

6）リバスチグミンを用いた遷延性意識障害の治療

①リバスチグミンの遷延性意識障害への使用（図16〜18）

　リバスチグミン（イクセロン®・リバスタッチ®）を用いた遷延性意識障害の治療は筆者の治療経験であり，コンセンサスは得られていません。その点に留意して試みて頂きたいと思います。

　遷延性意識障害の治療は脳梗塞や脳出血など，脳卒中後の意識障害が主になるかと思います。脳幹や視床などの意識に関わる中枢が破壊的に障害されていなければ効果が期待できますが，重症頭部外傷の意識障害の場合はこれらの中枢が破壊的に障害されているケースが多く，イクセロン®・リバスタッチ®の効果を認めるケースはあまり多くありません。

　また，改善が期待できるのは意識（覚醒）であり，脳卒中後の運動麻痺や失語症などの高次脳機能障害は改善しませんので，家族への説明の際にも誤解がないように伝えて下さい。

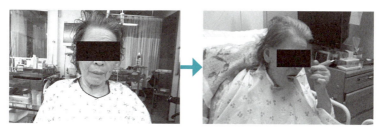

図16 脳卒中後の遷延性意識障害に対するリバスタッチ®の効果：①経口摂取が可能になった症例

82歳女性，脳梗塞後の意識障害（発症3カ月）。
脳梗塞の後遺症で覚醒が悪く，経管栄養で肺炎を繰り返すため中心静脈栄養管理としていた。
リバスタッチ®4.5mg貼付直後から覚醒の状態が良くなり疎通性も改善。徐々に摂食訓練が可能となり，1カ月後には自力で食事が摂れるようになった。

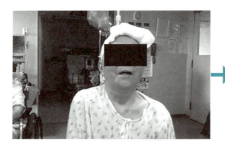
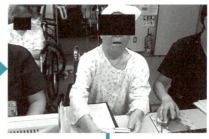
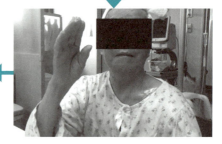
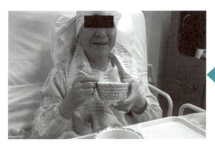

図17 脳卒中後の遷延性意識障害に対するリバスタッチ®の効果：②経口摂取，歩行が可能となった症例

79歳女性，くも膜下出血（右中大脳動脈瘤破裂術後）後の遷延性意識障害。
発症後1カ月以上意識障害が遷延し，中心静脈栄養管理であったが，リバスタッチ®4.5mg貼付の1時間後には表情に変化が表れ，机上の物に興味を持つようになる。翌日には「右手を挙げて」という簡単な指示に応じるようになり，3日目には名前が言えるようになる。その後経口摂取が可能となり，6日目には自分で食事が摂れるようになった。1カ月後に歩いて退院となりリバスタッチ®は中止したが，その後も意識状態は良く，ADLも保たれていた。

| アルツハイマー型認知症治療薬
リバスチグミン（イクセロン®・リバスタッチ®） | → | 4.5mgで治療 |

ポイント
効果を期待して9mg以上で開始してはならない。増量する場合は2週間以上の間隔を設ける。嘔気，嘔吐による肺炎の合併に注意する。

効果が不十分な場合
①シチコリン（ニコリン®H）注500mg〜1000mgを点滴で投与する。
②グルタチオン注1,600mg以上＋生理食塩水50mL（または100mL）15分で滴下する。

図18 脳卒中後の遷延性意識障害へのリバスチグミン（イクセロン®・リバスタッチ®）による治療

②脳卒中の急性期には効果を認めない

　イクセロン®・リバスタッチ®は脳卒中の急性期，つまり脳浮腫がある時期には効果を認めません。重症の脳卒中であれば発症後1カ月間がそれに相当します。早い段階から治療しても効果はありません。急性期は全身状態が悪いことが多く，思わぬ副作用を回避するためにも目安として1カ月を過ぎた時期，意識障害が遷延する場合に治療を実施して下さい。

　効果の程度は様々ですが，意識状態が悪く寝たきりの患者さん，いわゆる植物状態の患者さんでも意思の疎通性を回復させることがありますし，食事が摂れるようになることもあります。軽症例における有効率は約60％ですが，重症例を含めた全体の有効率は約30％です。

③遷延性意識障害の治療法

　急性期を過ぎても意識障害が遷延する場合に，4.5mgを1日1回貼付します。効果を認める場合は，1～2日で変化を認めます。4.5mgで効果を認めないからといっていきなり9mgに増量せず，できれば1カ月，最低でも2週間の間隔を設けて増量して下さい。もし9mgでもまったく効果がなければ13.5mg以上に増量しても効果は期待できません。治療は9mgまでとして下さい。

　効果が不十分な場合はシチコリン（ニコリン®H）の併用が有効なことがあります。ニコリン®Hは500～1,000mgを1日1回点滴で投与します。ニコリン®Hは急性期の脳卒中にはほとんど効果を認めないのですが，慢性期にはイクセロン®・リバスタッチ®の併用が有効なことがあります。

　またイクセロン®・リバスタッチ®で覚醒した後，あともう一息元気にさせたい場合には，グルタチオン点滴治療の併用が有効なことがあります。グルタチオン点滴は1,600mg以上を用い，ニコリン®H 1,000mgと併せて毎日実施します。目安となる治療期間は2週間ですが，2週間以上実施してもかまいません。

　効果を認めた場合，イクセロン®・リバスタッチ®はそのまま継続します。ニコリン®H，グルタチオン点滴は1日おき，2日おきというように漸減していきます。

④遷延性意識障害の治療上の注意点

　意識障害を認めるような重症の患者さんには副作用に対する細心の注意が必要です。徐脈性の不整脈と心不全には十分に注意して下さい。

　治療中に肺炎を合併した場合はイクセロン®・リバスタッチ®を半量に減らすか一時中止して下さい。意識障害の患者さんでは嘔気・嘔吐（逆流による誤嚥）がわからないことが多いからです。

　せん妄も同様ですが，イクセロン®・リバスタッチ®はアルツハイマー型認知症の治療薬であり，保険適用外の使用になりますので，病名と倫理面に配慮して下さい。

　遷延性の意識障害には決め手となる良い治療手段がありません。しかし，せん妄の治療もそうなのですが，イクセロン®・リバスタッチ®は数例使ってみれば必ず驚くような回復がみられる症例を経験されると思います。筆者の経験だけがエビデンスであり，今後の本格的な研究を期待しますが，イクセロン®・リバスタッチ®はきわめて有効なので，ぜひ，だまされたと思って貼ってみて下さい。

◎

　上記のイクセロン®・リバスタッチ®とグルタチオン点滴による治療は，急性期病棟においては非常に有用な方法です。保険適用外であることでコストが問題になると思いますが，DPC（包括医療費支払制度）であれば患者さんの回復を早め，よけいな薬を使わず，入院期間を短縮できることにメリットがあるはずです。また外来や在宅診療においても，この使いこなしを知っておけば，非常に役に立つ場面があるのではないかと思います。

　イクセロン®・リバスタッチ®もグルタチオン点滴も即効性であり，せん妄や意識障害だけでなく，元気のない高齢者のレスキューにも有効です。急性期病棟の医師をはじめ，ぜひ多くの先生方に本治療を試みて頂きたいと思います。

索引

欧文

A
Ach **22, 37, 73, 214**
allosteric potentiating ligand（APL）作用 **140**
ATD **2, 281**
 frontal —— **9, 17**

B
BPSD **203, 220, 231, 253**
 ——に対するメマリー®治療 **166**

C
cAMP response element binding protein（CREB） **172, 190**
clock drawing test（CDT） **38, 45**

D
DLB **2, 21, 281, 288**
DOA **73, 214**

F
FTD **2, 9, 21, 24, 304**
FTLD **17, 27**

G
GABA **235**

H
HDS-R **62, 63**
 ——でのアルツハイマー型認知症の特徴 **64**
 ——での前頭側頭型認知症の特徴 **65**
 ——でのレビー小体型認知症の特徴 **64**
 ——での脳血管性認知症の特徴 **64**
 ——の短所 **65**
 ——の点数と評価 **64**

M
MCI **60, 61, 187, 197**
MMSE **62**

N
NMDA受容体拮抗薬 **161, 221**
 ——の副作用 **86**

O
OK-キツネテスト **39**

P
PDD **282**
PDE3 **172, 190**
PNFA **27**
PPN **136**

R
REM睡眠行動障害 **31**

S
SD **27**
SD-NFT **62, 95**
Ser **73, 214**

V
VD **2, 277**

和文

あ
アセチルコリン **22, 37, 73, 214**
 ——過剰 **73**
 ——欠乏 **158, 159**
 ——作動性神経 **136**
 ——作用 **218**
 ——中毒 **159**

アパシー　236
アマンタジン　221, 231, 236
アミロイドβ　18, 20, 189
アリセプト®（ドネペジル）　70, 90, 221, 223, 236
　　——による胃潰瘍　85
　　——の隔日投与法　99
　　——の休薬期間　160
アルコール依存症　169
アルツハイマー型認知症　2, 281
　　怒りっぽいタイプの——　262
　　普通タイプの——　254
　　レビー・ピックタイプの——　266
　　レビー様タイプの——　257
　　——で障害される部位　8
　　——で発症するパターン　13
　　——と脳血管性認知症の鑑別　33
　　——の記憶障害　58
　　——の症状　34
　　——の治療　247
　　——のフロンタルバリアント　17
　　——への治療薬の使い方　249
　　——への抑制系薬剤の使い方　239
アルツハイマー要素　37
　　——と指模倣テスト・時計描画テスト　57
アルプラゾラム　238
甘いもの好き　26

い

「いつの間にか低血圧」　28, 31
イクセロン®（リバスチグミン）　104, 110, 221, 223, 236, 334
言いわけ　34
意識障害　118, 125, 136, 326
意識レベルとせん妄の関係　330
意味性認知症　27
異食　26

易怒性　24, 61, 74
陰気　35
陰性症状　203, 220, 231, 236

う

うつ症状　28, 31
うつ病との鑑別　54, 59
ウインタミン®（クロルプロマジン）　221, 222, 232, 234
運動障害　115, 116

え

エチゾラム　238
エピソード記憶　57
遠隔記憶　57
嚥下障害　119

か

かんたん治療的 使用薬剤と使用量　221
かんたん臨床アルツハイマー診断　38
過活動型せん妄　328
　　——の治療　334
　　——へのリバスチグミンによる治療　339
過食　26
過量投与　156, 159
ガランタミン　221, 223, 236
　　——の至適用量　144
　　——の多段階増量治療　143
　　——の使いこなし　140
　　——の特徴　140
　　——の副作用　85, 147
改訂長谷川式簡易知能評価スケール　62, 63
海馬　3, 7, 228
覚醒　108, 227
　　——障害　227
活動低下型せん妄　328, 329
　　——の治療　348
　　——のリバスチグミンによる治療　348

感情失禁　35
き
記憶障害　34, 58, 202
　　──が目立つケース　205
記憶力検査　62
脚橋被蓋核　136
虚弱　28, 29
筋強剛（筋固縮）　29, 246
近時記憶　57
く
くも膜下出血の術後の認知症　313
クエチアピン　221, 222, 232, 233
クロルプロマジン　221, 222, 232, 234
グラマリール®（チアプリド）　221, 222, 232, 233
グルタチオン点滴　300, 351, 356
け
軽度認知障害　60, 61, 187, 197
　　──に対するシロスタゾール治療　187
見当識障害　202
幻視　28, 30, 282
　　──で発症するせん妄へのリバスチグミンによる治療　341
こ
コリンエステラーゼ阻害薬　70, 236
　　──とシロスタゾールの併用　176
　　──とメマンチンの併用　164
　　──の覚醒度による使い分け　229
　　──の切り替え時の注意点　158, 160
　　──の原則禁止　22
　　──の効果の予測　55
　　──の特徴　218
　　──の副作用　83
コリン中毒　118
コントミン®（クロルプロマジン）　221, 232, 234

抗うつ薬　222, 237
抗精神病薬　231, 331
高次脳機能　5
高齢者の認知症の発症イメージ　13
高齢者の認知症の病型診断　12
行動・心理症状（BPSD）　202, 220, 253
　　──が目立つケース　205
　　──の出現パターン　203
　　──の症状別推奨治療薬　237
　　──の治療　231, 236
　　──の治療のための分類　203
興奮　24, 74
混合型認知症　11
さ
サアミオン®（ニセルゴリン）　221, 236
し
シチコリン　127, 335
シャント手術　319
　　──のオーバードレナージ　320
シロスタゾール　172, 177, 179, 221, 235, 236
　　──による認知症の治療　172, 192
　　──の作用機序　189, 190
　　──のジェネリック　174
　　──の単独治療　178
　　──の使いこなし　172
　　──の特徴　187
　　──の副作用　191
シンメトレル®（アマンタジン）　221, 231, 236
視床　126
嗜眠　149
失禁　149
失神　28, 31
若年性アルツハイマー病　18
収集癖　26
重症度の推定　54

術後せん妄の予防 346
徐脈 103, 117
消化器症状
 ガランタミンによる—— 85, 147, 150, 265
 リバスチグミンによる—— 115
常同行動 25
神経原線維変化型老年期認知症 62, 95
神経細胞保護作用 141
神経伝達物質 73, 214
進行性非流暢性失語 27
心不全 103, 117
 ——の悪化 191

す

スキンメンテナンス 118
遂行機能障害 16, 58, 202
錐体外路障害 116

せ

セロクエル®(クエチアピン) 221, 222, 232, 233
セロトニン 73, 214
生活上のだらしなさ 26
正常圧水頭症 313
 特発性—— 318
正常老化 15
前帯状回 16
前頭側頭型認知症(ピック病) 2, 8, 9, 21, 24, 234, 304
 ——で障害される部位 9
 ——の2つのタイプ 304
 ——の基本的な治療の考え方 305
 ——の症状 24
 ——の治療 304
 ——への治療薬の使い方 307
 ——への抑制系薬剤の使い方 243, 308
前頭側頭葉変性症 17, 27

前頭葉 5, 228
 ——眼窩部 16
 ——の障害 6
 ——の働き 16
せん妄 238, 324, 326
 ——と認知症の違い 326
 ——の治療 329
 ——の分類 328
 ——の予防的治療 343

そ

ソラナックス®(アルプラゾラム) 238
側頭葉 6

た

タウオパチー 20, 95
タップテスト 319
体幹の傾き 28, 29
体重減少 117, 148, 159
大脳白質 7
大脳皮質 7
脱抑制 17
短期記憶 57, 58

ち

チアプリド 221, 222, 232, 233
遅発性に発症する認知症 313
治療拒否 25
中核症状 202, 220
 ——に使用するコリンエステラーゼ阻害薬 221
 ——の治療 223
昼夜逆転 35
長期記憶 58
超レスポンダー 82, 119

て

デパケン®(バルプロ酸) 235
デパス®(エチゾラム) 238

と

ドネペジル　70, 90, 221, 223, 236
　──少量治療　92, 97
　──少量投与の治療効果　77
　──の隔日投与法　99
　──の至適用量　90
　──の使いこなし　90
　──の副作用　83
　──・マイクロ治療　95, 226
　──を用いたかんたん治療　97
ドパミン　73, 214
時計描画テスト　38, 45
　──1枚目の診断　46
　──2枚目の診断　47
　──3枚目の診断　51
　──全体の評価　54
取り繕い　34
頭頂葉　6
突然死　117

に

ニコチン作用　140
ニコリン®H（シチコリン）　127, 335
ニセルゴリン　221, 236
認知症　60
　──初期診断チェックポイント　59, 60
　──診断の実際　245
　──治療の失敗パターン　164
　──に伴う行動および心理症状　203
　──の周辺症状のコントロール　202
　──の治療を開始するタイミング　66
　──の発症イメージ　12
　──のピック化　16
　──の病型　2
　──の併存イメージ　211
　──を伴うパーキンソン病　282

認知症化　324
　──の予防　343
認知症治療薬　220
　──の作用と副作用　73, 83
　──の少量投与　87
　──の増量規定　80, 156
　──の副作用
認知と覚醒　108, 228

ね

寝言　28, 31
眠気　83, 149
年齢による薬の使い分け　225

の

ノンレスポンダー　82
脳幹　126
脳幹網様体　127
脳虚血発作　11
脳血管性認知症　2, 277
　──で障害される部位　9
　──で発症するパターン　14
　──の2つのタイプ　278
　──の症状　35
　──の治療　269
　──への治療薬の使い方　270
　──への抑制系薬剤の使い方　241, 275
脳血流の低下　277
脳梗塞タイプ（認知症の）　277, 278
脳循環障害タイプ（認知症の）　277, 278, 279
脳卒中後の遷延性意識障害　129, 360
脳動脈硬化　18
脳動脈瘤　314
脳の障害部位と病型　7
脳保護薬　161

は

バルプロ酸　235

パーキンソニズム 73
パーキンソン病 280, 281, 288, 300, 351
パーキンソン様の運動障害 29
歯車現象 29
背外側前頭前野 16
発症のタイミング（認知症の） 12
鳩テスト 42
反応抑制 16

ひ

ピック化 212
ピック病（前頭側頭型認知症） 2, 8, 9, 21, 24, 234, 304
　　──遅発性に発症する── 314
　　──の症状 24, 304
被害妄想 61
非道徳的な行動 25
皮膚症状 118, 290
病識 26, 60
病歴の長さ 54
頻脈 191

ふ

ブチリルコリンエステラーゼ 117
プレタール®（シロスタゾール） 172, 177, 179, 221, 235, 236
　　──OD錠 174, 198
　　──の効果のピーク 197
賦活系薬剤 220
不随意運動 73
不整脈 191
振り向き現象 34
服薬管理 99

へ

ベンゾジアゼピン系薬剤 222, 238, 331

ほ

ホスホジエステラーゼ3 172, 190

歩行障害 28, 29, 115, 119
暴言 24

ま

まだらな症状 35
マイネルト基底核 136

み

未破裂脳動脈瘤 315

め

めまい 149
メマリー®（メマンチン） 161, 166, 221, 223, 236
メマンチン 161, 221, 223, 235, 236
　　──の至適用量 162
　　──の使いこなし 161
　　──の特徴 161
　　──の副作用 86, 163
　　──の目的別2パターン増量治療 166

も

もの忘れ 57, 60
妄想 74

や

やる気の喪失 35
夜間徘徊 35
薬剤過敏性 23, 28, 32, 266, 290

ゆ

指模倣テスト 38, 42
　　──の評価・記録 44

よ

夜中の大声 28, 31
陽性症状 203, 220
　　──に対する抑制系薬剤 232
　　──の治療 231
抑肝散 221, 232, 237, 239
抑制系薬剤 220, 222
　　──の使い分け 239

り

リバスタッチ®（リバスチグミン） 104, 110, 221, 223, 236, 333
リバスチグミン 104, 110, 221, 223, 236, 333
　──とグルタチオン点滴の併用 353
　──による歩行障害の改善 119
　──の意識障害への効果 125
　──の作用メカニズム 136
　──の至適用量 110, 113
　──の少量投与 114, 132
　──の使いこなし 104
　──の特徴 119
　──の半日貼付法 133
　──の副作用 84, 115
　──を用いた遷延性意識障害の治療 359
臨床かんたん診断 21, 67, 215

れ

レスポンダー 82, 228
レセプト 88, 156
レビー化 212

レビー小体型認知症 2, 21, 281, 288
　──で障害される部位 8
　──で発症するパターン 14
　──とFTDの鑑別 21
　──とパーキンソン病の違い 281
　──に対するグルタチオン点滴治療 300
　──の２つのタイプ 280
　──のうつ症状の治療 297
　──の基本的な治療の考え方 287
　──の血圧低下への対応 298
　──の幻視 282
　──の症状 28
　──の治療 280
　──のパーキンソン症状の治療 296
　──への治療薬の使い方 289
　──への抑制系薬剤の使い方 242, 294
レビー病 280, 281
　──とアルツハイマー型認知症との関係 281
レミニール®（ガランタミン） 140, 221, 223, 236

あとがき

「脳外科医なのになぜ認知症を診ているのか？」と，よくたずねられることがあります。最後に，筆者のことを少しお話ししようと思います。

脳外科医の主な仕事は手術です。筆者も，若い頃に手術の神様・福島孝徳先生の下で働いていたこともあり，「三度の飯より手術が好き」な脳外科医です。

手術好きが高じて，手術機器の開発も多く手がけました。脳外科医なら皆が使っているコッドマンのバイポーラピンセット（凝固切開装置）の水が出る部分の構造は，昔筆者が開発し，特許を取得したものです。平川式の頭蓋底用の骨鉗子や，脳ベラを固定するJアーム（フジタ医科器械）などは20年以上のロングセラーになっています。

もともとそれくらいの手術好きですが，実は同じくらい好きなのが外来です。若い頃からおじいちゃん，おばあちゃんたちと話をするのが好きで，あまりに長話をするので，よく外来の師長さんから注意されていました。

脳外科の外来にも認知症の患者さんはたまに来られます。当時はまだ痴呆症と言われていましたが，筆者がお年寄りと話をするのが好きなので，他の先生よりは多く診ていたかもしれません。しかし，当時の治療は今で言うBPSDの治療が主で，診療にあまり喜びを見出せないでいました。

その後，宮崎の病院で働いていた時に，精神科の先生から抗精神病薬の使いこなしを教わりました。その先生は，歳は一回り上，かなりユニークな方でしたが，治療が絶妙で，不穏や興奮を鎮める術はまるで魔法のようでした。

そこから認知症治療に興味が湧き，暴れているおじいちゃんを過鎮静にすることなく穏やかにしたり，妄想がひどいおばあちゃんをうまく落ち着かせるなどして家族に感謝されるようになり，治療の醍醐味を知るように

なりました．

　その先生の治療は当時の私にとっては魔法のようでしたが，実は魔法ではなく，要は抗精神病薬の選択と，処方の調整が絶妙なのでした．どの薬を選択するかは知識だけでなくカンが必要で，処方の調整にはコツが必要です．特に神経に関わる薬はそうです．カンとコツを養うのに大事なのは患者さんをよく診ること，良くするには常識にとらわれないことだと教わりました．

　大学からの派遣で池袋病院に赴任したのが1998年のこと．その翌年にドネペジルが発売になりました．そして，本文にも書いた通り，早々にドネペジルは諸刃の剣であることを実感しました．
　そこで生きたのが宮崎での治療でした．初めの頃はなかなか患者さんを良くすることができず苦労しましたが，処方を工夫し，徐々に治療効果が上がるようになりました．

　当院には「物忘れ外来」はなく，看板には脳神経外科の表記しかありません．それでも近隣の先生方からの紹介と，口コミで患者さんは徐々に増え，救急医療をやりながら，毎日何十人もの認知症患者さんを診るようになりました．かなり大変ですが，当時は地域に認知症を診てくれる医療機関がなかったので，渋々やっているというのが正直なところでした．

　そんな筆者が認知症治療にのめり込むようになったのは，2011年のリバスチグミンの登場がきっかけでした．外来で驚くような著効例を経験し，病棟では意識障害が良くなる症例を経験し，リバスチグミンが使い方次第で「魔法の薬」になることを知りました．
　そこからさらに認知症治療に自分なりの工夫を重ねました．リバスチグミンがせん妄にも有効なこと，ドネペジルもガランタミンも使い方次第でエビデンス以上の効果を発揮すること，また，シロスタゾールも認知症に非常に効果があることがわかりました．そして現在に至ります．

この本を読まれて皆さまはどのように思われたでしょうか。

　リバスチグミンをアルツハイマー型認知症以外の患者さんに使うこと，プレタールを認知症患者さんに使うことは適応外の使用になりますが，抗精神病薬のように本来ならば適応外の薬が，さまざまな疾患に使われているのが現実です。

　この本の治療法はガイドラインに沿わず，適応外使用は一見すると非常識と思われるかもしれません。また，画像診断抜きの認知症診断は物足りなく感じられるかもしれません。しかし，実臨床では，この本が多くの先生方のお役に立つと信じています。

　先生方のところに来られる認知症の患者さんが，少しでも良くなることを祈っています。

　最後に…

　「魔法のくすり」といえばユーミン。中学生の頃から聴いています。スキーをやるようになったのも，映画「私をスキーに連れてって」の世界に憧れたからです。

　ちなみに私がファンクラブの長年の会員で，毎年苗場のコンサートに通っていることは，誰も知らないここだけの話です。

平川　亘

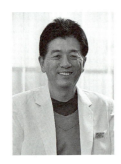

著者

平川 亘（ひらかわ わたる）
誠弘会 池袋病院 副院長，脳神経外科部長

略歴
1988年　鹿児島大学医学部卒業。同・脳神経外科入局
1989年より　東京大学，三井記念病院脳神経外科にて研修
1991年　鹿児島大学医学部脳神経外科
1998年　鹿児島大学大学院博士課程修了（医学博士）
1998年　誠弘会 池袋病院脳神経外科
2002年より現職。埼玉医科大学総合医療センター 非常勤講師

〈所属学会〉日本脳神経外科学会，日本認知症学会，日本脳神経外科認知症学会，日本早期認知症学会，日本意識障害学会，日本老年脳神経外科学会，他

〈役職〉日本脳神経外科認知症学会（2017年発足）設立準備委員，第7回（2016年）関東脳神経外科認知症研究会会長，川越市医師会認知症対策委員

脳卒中，頭部外傷などの一般外来および救急対応にあたる一方，認知症治療にも積極的に取り組み，毎日40人以上の認知症患者を診療している。地域での実地医家向けの講演会多数。

明日から役立つ
認知症のかんたん診断と治療

定価（本体4,500円＋税）
2017年 4月27日 第1版
2017年 6月13日 第1版 2刷
2019年 4月19日 第1版 3刷

著　者　　平川 亘
発行者　　梅澤俊彦
発行所　　日本医事新報社　www.jmedj.co.jp
　　　　　〒101-8718　東京都千代田区神田駿河台2-9
　　　　　電話（販売）03-3292-1555　（編集）03-3292-1557
　　　　　振替口座　00100-3-25171
印　刷　　ラン印刷社
デザイン　大矢高子

© Wataru Hirakawa 2017 Printed in Japan
ISBN978-4-7849-4580-1　C3047　¥4500E

・本書の複製権・翻訳権・上映権・譲渡権・公衆送信権（送信可能化権を含む）は
（株）日本医事新報社が保有します。

JCOPY　〈（社）出版者著作権管理機構 委託出版物〉
本書の無断複写は著作権法上での例外を除き禁じられています。複写される場合は，そのつど事前に，（社）出版者著作権管理機構（電話 03-3513-6969，FAX 03-3513-6979，e-mail:info@jcopy.or.jp）の許諾を得てください。